Der Kindernotfall

Versorgung nach dem ABCDE-Schema

Der Kindernotfall

Versorgung nach dem ABCDE-Schema

Ulrich Atzbach
Alin Schaumberg

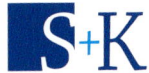

Verlagsgesellschaft Stumpf + Kossendey mbH, Edewecht 2011

Bibliografische Information der Deutschen Nationalbibliothek

Die Deutsche Nationalbibliothek verzeichnet diese Publikation in der Deutschen Nationalbibliografie; detaillierte bibliografische Angaben sind im Internet über http://dnb.d-nb.de abrufbar.

© Copyright by Verlagsgesellschaft
Stumpf + Kossendey mbH, Edewecht 2011
Satz: Bürger-Verlag GmbH, Edewecht
Umschlagfoto: U. Atzbach
Druck: M.P. Media-Print Informationstechnologie GmbH, 33100 Paderborn
ISBN 978-3-938179-79-6

Inhalt

ALS	Advanced Life Support
ASD	Atriumseptumdefekt
ATP	Adenosintriphosphat
AVSD	atrioventrikulärer Septumdefekt
BLS	Basic Life Support
CPAP	Continuous Positive Airway Pressure (kontinuierlicher positiver Atemwegsdruck)
CPR	Cardiopulmonary Resuscitation (HLW, Herz-Lungen-Wiederbelebung)
ERC	European Resuscitation Council
FBAO	Foreign Body Airway Obstruction (durch Fremdkörper bedingte Atemwegsobstruktion)
FRC	funktionelle Residualkapazität
HZV	Herzzeitvolumen
KUSS	Kindliche Unbehagens- und Schmerzskala
MAD	mittlerer arterieller Druck
MAD	Mucosal Atomization Device (Gerät zur nasalen Applikation von Pharmaka)
NIBP	Non-invasive Blood Pressure (nicht-invasive Blutdruckmessung)
OGIB	obere gastrointestinale Blutung
PDA	persistierender Ductus arteriosus botalli
PEEP	Positive Endexpiratory Pressure (positiver endexspiratorischer Druck)
PTV	perkutane transtracheale Ventilation
PFO	persistierendes Foramen ovale
RGT-Regel	Reaktions-Geschwindigkeits-Temperatur-Regel
RSI	Rapid Sequence Induction (schneller Ablauf der Narkoseeinleitung)
SVT	supraventrikuläre Tachykardie
VCD	Vocal Cord Dysfunction (überempfindliche Reaktion des Kehlkopfes auf äußere Einflüsse)
VSD	Ventrikelseptumdefekt

1 Einleitung

Die Angst vor dem Kindernotfall, wer kennt sie nicht? Fragt man Notärzte, Pflege- oder Rettungsfachpersonal, egal ob innerhalb der Klinik oder im Rettungsdienst tätig, welchen Notfallsituationen gegenüber der meiste Respekt, ja vielleicht sogar die meiste Angst besteht, bekommt man fast immer zur Antwort: Kindernotfälle.

Das Kind ist für uns ein ungewohnter Patient. Es ist deutlich kleiner, hat andere Proportionen als ein Erwachsener und wirkt zerbrechlich. Häufig schreit es und nimmt mit seinem teils renitenten Abwehrverhalten keine Rücksicht auf das ohnehin angespannte Nervenkostüm der Retter, die doch eigentlich nur helfen wollen.

Noch schlimmer ist es jedoch, wenn das Kind solch wilde Reaktionen nicht mehr zeigt. Ist es teilnahmslos, apathisch oder gar leblos, so müssen wir als professionelle Helfer innerhalb kürzester Zeit die richtigen Maßnahmen zur Aufrechterhaltung der Vitalfunktionen ergreifen. Und auf einmal gilt es für uns, in die Rolle eines Anästhesisten, Traumatologen, Internisten, Neurologen etc. zu schlüpfen. Und das alles bei einem Patienten, der so ganz anders ist als die Klientel, mit der wir es üblicherweise zu tun bekommen. Schließlich machen Kindernotfälle nur etwa 5 % der Einsätze im Rettungsdienst aus.

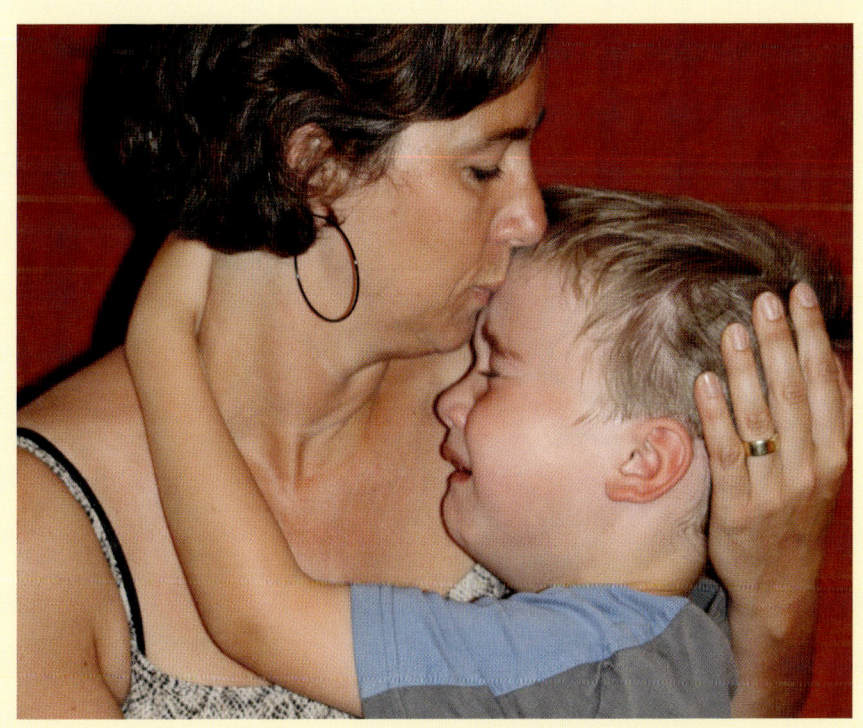

ABB. 1 ▶ Wirkt zerbrechlich und schreit häufig: das Kind als Notfallpatient

»Das Kind ist kein kleiner Erwachsener« ist ein Merksatz, der den meisten Helfern schon in der ersten Ausbildungsstunde zum Thema »Pädiatrischer Notfall« eingepaukt wurde. Auch im Rahmen von Publikationen kommt er immer wieder zur Sprache. Dies trägt nicht gerade dazu bei, einem schwer kranken oder verletzten Kind mit Besonnenheit und Ruhe gegenüberzutreten. Ganz im Gegenteil: Es schürt große Unsicherheiten im Umgang mit kleinen Patienten und es entsteht der Eindruck, dass wir nur wenige der Strategien, die wir beim erwachsenen Notfallpatienten anwenden, auf das Kind übertragen können.

Der pflichtbewusste Helfer bemüht sich deshalb intensiv darum, sein Wissen rund um den Kindernotfall zu vertiefen und zu erweitern. Natürlich findet er zu diesem Zweck ausreichend Literatur. Man findet aktuelle wissenschaftliche Darstellungen, Studien, Fallberichte und Untersuchungen. Im Rahmen von Kongressvorträgen und Symposien befassen sich die Referenten mit dem Thema und stoßen auf Seiten des Auditoriums regelmäßig auf großes Interesse. Die Unsicherheit im Umgang mit den kleinen Patienten scheint sich jedoch auch dadurch nicht verringern zu lassen. Das Management des Kindernotfalls bleibt schwierig, die Unsicherheit groß. Wir werden einfach das Gefühl nicht los, dass uns Grundlagen- und notfallmedizinisches Wissen sowie vor allem Routine fehlen – alles Dinge, die von erfahrenen Pädiatern in ihren Empfehlungen zum Vorgehen beim Kindernotfall vorausgesetzt werden.

»Hat das Kind einen schweren Krupp-Anfall, so werden die entsprechenden Maßnahmen eingeleitet«, so die Aussage eines Kinderarztes im Rahmen eines Kongresses. Der Pädiater hat natürlich völlig Recht mit seiner Aussage. Und sicher weiß er als Fachmann ganz genau, welche Maßnahmen hier zu ergreifen sind. Doch müssen wir als eigentlich *fachfremde* Helfer am Notfallort vor der Ergreifung von *entsprechenden Maßnahmen* wichtige Fragen klären:

- ▶ Woran erkenne ich, dass es sich um einen schweren Verlauf handelt?
- ▶ Welche Maßnahmen sollen zuerst getroffen werden?
- ▶ In welcher Darreichungsform und Dosierung sind die entsprechenden Medikamente zu applizieren?
- ▶ Wie erkenne ich eigentlich sicher, dass es sich tatsächlich um ein Krupp-Syndrom handelt?

Haben wir diese Fragen in einer äußerst stressbelasteten Situation wie dem Kindernotfall endlich beantwortet, kommt uns die Aussage wieder in den Sinn, wonach Kinder keine kleinen Erwachsenen seien. Die Unsicherheit, die wir anfangs noch in den Griff bekommen konnten, kehrt wieder zurück und lähmt unseren Tatendrang. Im Ergebnis bleiben so viele Kinder in der Notfallsituation unversorgt.

Das vorliegende Buch möchte dazu beitragen, das Denken um den Kindernotfall ein wenig zu vereinfachen und dadurch effizienter zu machen. Den Autoren ist zudem daran gelegen, den Merksatz »Das Kind ist kein kleiner Erwachsener« ein Stück weit zu relativieren. Zwar gibt es zweifelsohne gewichtige anatomische Unterschiede zwischen Erwachsenen und Kindern. Der Ablauf der frühen Versorgungsphase ist jedoch exakt identisch. Es gilt dabei, die Vitalfunktionen nach einem klar strukturierten Ablauf zu sichern und aufrechtzuerhalten. Und das gebräuchlichste Schema hierfür ist das ABCDE.

Ziele dieses Buches

Durch die Lektüre des Buches und das Training der wichtigsten »handwerklichen« Fähigkeiten soll es Ihnen ermöglicht werden, die Vitalfunktionen des Kindes in einer sinnvollen Abfolge zu sichern. Mit dem ABCDE folgen Sie hierbei den aktuellen Empfehlungen der wichtigsten Fachgesellschaften. Sie werden lernen, eine kritische Situation von einer nicht kritischen zu unterscheiden und die gewonnenen Erkenntnisse und angezeigten Maßnahmen innerhalb des Teams richtig zu kommunizieren. Des Weiteren sollen Sie dazu in der Lage sein, bereits am Notfallort wichtige Therapien einzuleiten, die direkten Einfluss auf die klinische Weiterbehandlung des Kindes und auf dessen – am besten vollständige – Genesung haben. Als Einstieg in die Versorgung ist es nicht entscheidend, die zugrunde liegende Ursache der Störung zu identifizieren. Wie bereits beschrieben, fehlt uns hierfür üblicherweise die Routine, unter Umständen auch das notwendige tiefer gehende Fachwissen.

Stellen wir dem kleinen Patienten noch irgendwelche Fragen, die der Ursachenfindung dienlich sein könnten, so wird eines schnell klar: Verängstigte Kinder sind uns gegenüber („die Typen in Weiß") keine allzu kooperativen Gesprächspartner. Wichtiger ist es vielmehr, sich folgende Frage zu stellen: »Wovon geht in diesem Moment die Hauptgefährdung für dieses Kind aus?« Hieraus abgeleitet ergibt sich die ebenfalls wichtige Frage nach dem initialen Vorgehen: »Wovon wird dieses Kind in der jetzigen Situation am meisten profitieren?«

Eine Notfallsituation ist im Grunde dadurch gekennzeichnet, dass die Aufnahme von Sauerstoff in den Körper und/oder dessen regelgerechte Anlieferung in das Zielgewebe gestört ist. Mit gezielten Interventionen können wir die Auswirkungen einer lebensbedrohlichen Störung überbrückend behandeln, bis kausale Therapieformen greifen.

Ein Beispiel soll die oben getroffenen Aussagen verdeutlichen: Sie werden zu einem kindlichen Krampfanfall alarmiert. Das Kind – ein fünfjähriger Junge – krampft bei Ihrem Eintreffen nicht mehr, ist aber zyanotisch und weist eine flache und unzureichende Atmung auf. Klar ist: Das Problem, durch welches das Kind in diesem Moment am meisten gefährdet ist, besteht nicht in dem zuvor (möglicherweise) abgelaufenen Krampfanfall, sondern vielmehr in einem mangelnden Übertritt von Sauerstoff in die Blutbahnen. Zuerst gilt es daher, den Atemweg zu sichern und eine ausreichende Sauerstoffvorhaltung innerhalb der Lunge zu gewährleisten. Die Richtigkeit Ihrer einfachen Überlegungen und der eingeleiteten Maßnahmen zeigt sich sogleich: Über die Atemwege, die nicht durch Obstruktionen oder Fremdkörper beeinträchtigt sind, führen Sie eine assistierte Beatmung mit 100 % Sauerstoff durch. Die Zyanose des Kindes ist daraufhin rückläufig. Nun, da die gravierendsten Auswirkungen des (möglicherweise) abgelaufenen Krampfgeschehens beseitigt sind, können Sie sich an die Ursachenfindung machen, das Kind untersuchen und die Eltern entsprechend befragen. War es ein Fieberkrampf? Sind Epilepsie oder Diabetes bei dem Kind bekannt? Oder gibt es gar Anzeichen dafür, dass es sich gar nicht um ein Krampfgeschehen gehandelt hat? Verdichten sich jedoch hierfür die Anzeichen, so können entsprechende weiterführende Maßnahmen wie Fiebersenkung, Wiederherstellung eines normalen Blutzuckerspiegels oder antikonvulsive Durchbrechung eines erneut auftretenden Krampfanfalls vorgenommen werden.

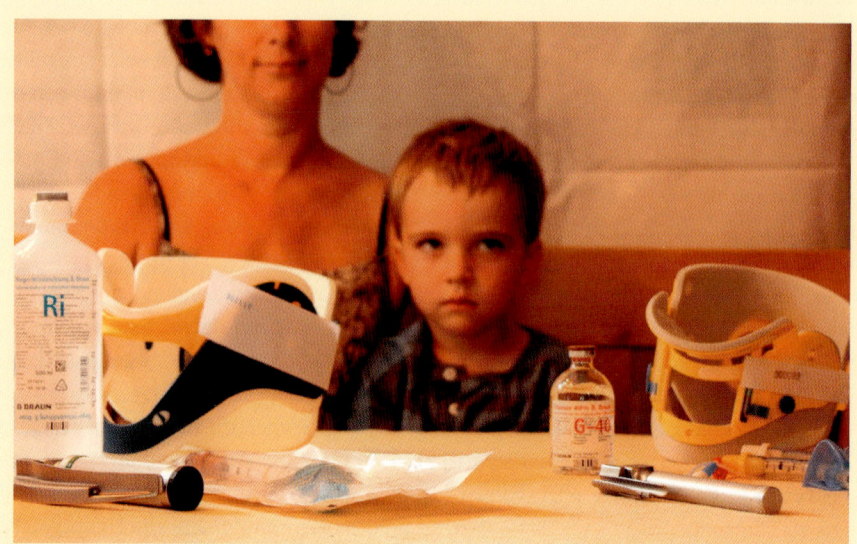

ABB. 2 ▶ Den anatomisch-physiologischen Besonderheiten der Kinder sollte Rechnung getragen werden.

Wichtig ist, hinter dem erkrankten oder verletzten Kind nicht den Patienten zu sehen, der viele schwer zu beantwortende Fragen aufwirft. Vergegenwärtigen Sie sich hingegen immer, dass ein Kind durch die Anwendung der im Folgenden beschriebenen Techniken und insbesondere durch das ABCDE in hohem Maß profitieren wird.

Aufbau des Buches

Im nachfolgenden Kapitel »Beurteilung und Management« werden Sie mit den heute gültigen Grundsätzen der Versorgung eines kindlichen Notfallpatienten vertraut gemacht. Sie werden schnell erkennen, dass es sich bei dem zentralen Thema des Buches, dem ABCDE oder auch »Primary Survey«, um einen kombinierten Untersuchungs- und Behandlungsablauf handelt, der in der gleichen Form auch beim Erwachsenen zur Anwendung kommt. Egal, ob der Patient schwer erkrankt oder Opfer eines Traumas ist.

Die Kapitel, die mit den Buchstaben ABCDE gekennzeichnet sind, weisen allesamt die gleiche Struktur auf. Hinweisen zu den Ursachen und zur Diagnostik folgen Managementtipps, die allesamt schnell und sicher durchzuführen sind. Wichtige Handlungsabläufe werden zusätzlich in Bilderserien illustriert. Am Schluss des jeweiligen Kapitels erfährt der Leser noch Wissenswertes zu den Themen »Erweitertes Management« und zur adäquaten Transporteinleitung und -durchführung.

Die Reanimation gemäß den neuen Leitlinien von 2010 sowie einige besondere Notfallsituationen, wie etwa Verbrennungen und Vergiftungen, werden zum Ende des Buches gesondert besprochen. Zu guter Letzt erhält der Leser noch Trainingshinweise, die eine erste praktische Umsetzung des theoretischen Wissens ermöglichen sollen. Trainingssituationen – wir wissen es alle – können natürlich die Verhältnisse am Notfallort nur bedingt wiedergeben, aber das wiederholte Üben wichtiger Fertigkeiten und ein möglichst realitätsnahes Training in speziell hierfür abgestimmten Szenarien bleiben die besten Möglichkeiten zur Vorbereitung auf den Ernstfall. Und dieser wird – ob wir es wollen oder nicht – irgendwann wieder eintreten.

Auch während dieses Ernstfalls kann der Leser einfach und schnell auf die wichtigsten Informationen zurückgreifen. Hierzu dienen sowohl der »Überblick« als auch die entsprechenden Algorithmen zum Ende eines jeden ABCDE-Kapitels.

1.1 Anatomisch-physiologische Besonderheiten

Wie bereits erwähnt, ähneln sich die Abläufe in der Notfallversorgung von Erwachsenen und Kindern sehr. Nennenswerte Unterschiede finden sich in der Reanimationssituation, in der Dosierung von Medikamenten und insbesondere in den anatomisch-physiologischen Besonderheiten des kindlichen Körpers.

Für den professionellen Helfer besteht jedoch kein Grund, angesichts dieser ungewohnten Stellgrößen verunsichert zu sein. Denn die Fachgesellschaften (z.B. der ERC) haben einfache Vorgaben für die Behandlung von Kindern definiert. Diese ermöglichen es auch in der Notfallsituation, den anatomisch-physiologischen Besonderheiten sehr einfach Rechnung zu tragen.

1.1.1 *Besonderheiten der Respiration*

Das Atemzugvolumen eines Kindes beträgt ca. 5 ml/kg KG. Trotzdem atmet ein Kind schneller, da sein Sauerstoffbedarf mit 6 – 9 ml/kg in der Minute sehr hoch ist (im Vergleich der Erwachsene: 2 – 4 ml/kg in der Minute). Das Atmen selbst ist für den kindlichen Organismus eine recht anstrengende Angelegenheit. Die Atemmuskulatur ist noch nicht so ausgeprägt wie beim Erwachsenen, aus diesem Grund muss das Zwerchfell im Gegensatz zur Interkostalmuskulatur ein höheres Maß an Arbeit verrichten. Und auch dem knöchernen Thorax fehlt es noch an Stabilität. Äußerer Druck auf den Brustkorb kann daher die Atmung schnell beeinträchtigen. Doch damit nicht genug: Dem Gesetz von Hagen-Poiseuille entsprechend ist bei einem Kind der Widerstand, den die Atemluft auf dem Weg in die Lunge überwinden muss, sehr hoch. Dieser Widerstand steigt nämlich bei einer Reduzierung des Tracheadurchmessers um die Hälfte auf das 16-Fache an (r^4). Obendrein atmen Kinder üblicherweise durch die Nase, die im Gegensatz zum geöffneten Mund eine kleinere Pforte für die Ein- und Ausatemluft darstellt. Kommt es im Bereich der oberen Atemwege zu Schwellungen der Schleimhäute, potenziert sich der Widerstand, gegen den das Kind beim Atmen ankämpfen muss.

Konsequenzen:

▶ **Ein Kind ist beim angestrengten Atmen schnell erschöpft.**

▶ **Obstruktionen scheinbar lapidaren Ursprungs (z.B. Schnupfen) führen beim Kind schnell zu einem kritisch erhöhten Atemwegswiderstand.**

Zu einer schnellen Erschöpfung der physiologischen Reserven trägt zudem bei, dass das Kind über eine im Vergleich zum Erwachsenen sehr niedrige funktionelle Residualkapazität (FRC) verfügt. Diese FRC ist der Bereich der totalen Lungenkapazität, der bei einer normal tiefen Ausatmung in den Lungen verbleibt und dabei die Alveolen umspült. Durch die FRC ist gewährleistet, dass es zu einer atemunabhängigen Durchmischung der Frischluft in den Lungen kommt. Hieraus resultiert ein gleichmäßiger Gasaustausch zwischen Alveolen und Blut. Beim gesunden Erwachsenen macht die FRC ca. 40 % der Totalkapazität aus. Beim Kind hingegen sind es nur rund 15 %.

> **Konsequenz:**
>
> **Aufgrund der niedrigen FRC kann es beim Kind im Rahmen einer Atemnotsymptomatik schnell zu einem Abfall des Sauerstoffpartialdrucks im Blut kommen.**

Weitere anatomische Besonderheiten beim Kind stellen die relativ große Zunge, die kurze Trachea, von deren Ende der linke und rechte Hauptbronchus in einer nahezu gleichwinkligen Bifurkation abzweigen, sowie der hoch liegende Kehlkopf dar. Diese Besonderheiten kommen insbesondere dann zum Tragen, wenn ein Kind im Rahmen der Atemwegssicherung intubiert werden muss. Um die große Zunge zu verdrängen und einen Einblick in die relativ nahe angelagerte Stimmbandebene zu erhalten, wird beim Kind üblicherweise ein gerader Spatel (z.B. Miller) verwendet.

Um einen Kollaps der Alveolen zu verhindern, muss die Oberflächenspannung an der Grenze zwischen Alveolargewebe und Luft herabgesetzt werden. Diese Aufgabe übernimmt zum größten Teil der Surfactant. Fehlt dieser oder ist er nicht ausreichend, so führt die erhöhte Oberflächenspannung an der Luft-Flüssigkeits-Grenzschicht der Alveolen zu Atelektasen, intrapulmonalem Rechts-Links-Shunt und Hypoxämie. Der Surfactant wird erst ab der 24. Schwangerschaftswoche vom ungeborenen Kind produziert. Bei Frühgeborenen, insbesondere bis zur 34. Woche, besteht ein mehr oder weniger ausgeprägter Surfactant-Mangel, der zum Atemnotsyndrom des Neugeborenen führen kann.

1.1.2 *Besonderheiten der Zirkulation*

Gastrointestinale Infekte sind jährlich Ursache für den Tod von Millionen von Kindern, insbesondere in den Entwicklungsländern. Nennenswerte Volumendefizite können sowohl durch den Verlust von Plasma (z.B. im Rahmen von gastrointestinalen Infekten, verminderte Flüssigkeitszufuhr) als auch durch den Verlust von festen und flüssigen Blutbestandteilen (z.B. schwere Blutung) entstehen. Durch verschiedene Mechanismen gelingt es jedoch einem Kind sehr lange, ein solches Defizit an zirkulierendem Volumen zu kompensieren (siehe Kapitel 3.3 Circulation). Fatal ist nur, dass diese Mechanismen sehr plötzlich zum Erliegen kommen können.

> **Konsequenz:**
>
> **Ein Volumenmangel ist beim Kind sehr schwer zu erkennen, es droht plötzlich zu dekompensieren.**

Das durchschnittliche zirkulierende Volumen eines Kindes ist proportional höher als das eines Erwachsenen. Tatsächlich verlieren Menschen mit zunehmendem Alter immer mehr an Flüssigkeit. Verfügt das Neugeborene über ein Blutvolumen von 90 ml/kg KG, so liegt es beim Erwachsenen nur noch bei rund 70 ml/kg KG. Flüssigkeitsanteil und Flüssigkeitsbedarf des kindlichen Körpers sind sehr hoch, es werden nur geringe Abweichungen von den Normwerten toleriert. Das gesamte Herz-Kreislauf-System eines Kindes ist noch unverbraucht, die Inotropie (Herzkraft) des überproportional großen Herzens schon ausgeprägt.

Konsequenzen:

▶ Auch vermeintlich geringe Volumenverluste sind beim Kind kritisch zu bewerten.

▶ Die Gefahr einer »Überladung« mit Infusionsflüssigkeit ist beim pädiatrischen Patienten eher gering.

Hinsichtlich der regulären Herzentwicklung ist noch zu beachten, dass sich die im fetalen Kreislauf bestehende Verbindung zwischen der Aorta und der Lungenarterie (Ductus arteriosus botalli) erst nach der Geburt schließt, dies üblicherweise in den ersten Lebenstagen bzw. -wochen. Ebenso verhält es sich mit dem Foramen ovale, einer türartigen Verbindung der beiden Vorhöfe. Kommt es nicht zum Verschluss, so redet man von einem persistierenden Ductus arteriosus botalli (PDA) oder persistierenden Foramen ovale (PFO). Auf diese und andere Herzfehlbildungen wird näher im Kapitel 6.4 eingegangen.

Die peripheren Pulse sind beim Kind wegen des geringen Gefäßdurchmessers, des niedrigen Blutdrucks und der umgebenden dickeren Fettschicht häufig nicht leicht zu tasten. Die A. carotis oder besser noch die A. brachialis an der Innenseite des Oberarms eignen sich besser für eine Pulskontrolle. Ein schneller Puls kann ein Zeichen von Aufregung und Angst sein, aber auch – gerade bei extrem hohen Werten – auf ein zirkulatorisches Problem hindeuten, denn das Kind begegnet einem drohenden Abfall des Herzzeitvolumens insbesondere durch eine Erhöhung der Herzfrequenz. In ähnlicher Weise wie beim Erwachsenen wird die periphere Durchblutung von einem kompensierten Volumenmangel betroffen sein. Eine blasse, marmorierte und/oder kaltschweißige Haut ist immer als Zeichen eingetretener Kompensationsmechanismen zu werten.

1.1.3. *Besonderheiten der Neurologie*

Das Kind, dessen Aktivitäten außerhalb der langen Schlafphasen anfangs ganz auf die Nahrungsaufnahme abgestimmt sind (Saug-Kind), wird zuerst zum »Schau-Kind«, das die Umwelt mit den Augen erfährt und hierfür den Kopf anhebt. Später – ab etwa einem halben Jahr – kommt der Tastsinn (»Greif-Kind«) zum Tragen. Dies ist auch die Zeit, in der sich das Kind ohne Hilfe aus der Rückenlage drehen kann und in der auch die Gefahr besteht, dass es in einem unbeobachteten Moment vom Wickeltisch fällt. Obendrein wird nahezu alles in den Mund gestopft, was essbar erscheint. Mit neun Monaten sitzt das Kind alleine und dehnt seinen Bewegungsraum zuerst durch Krabbeln (»Krabbel-Kind«) und später – ab etwa dem 12. Monat – durch Gehen (»Geh-Kind«) aus. Der Übergang in die unter-

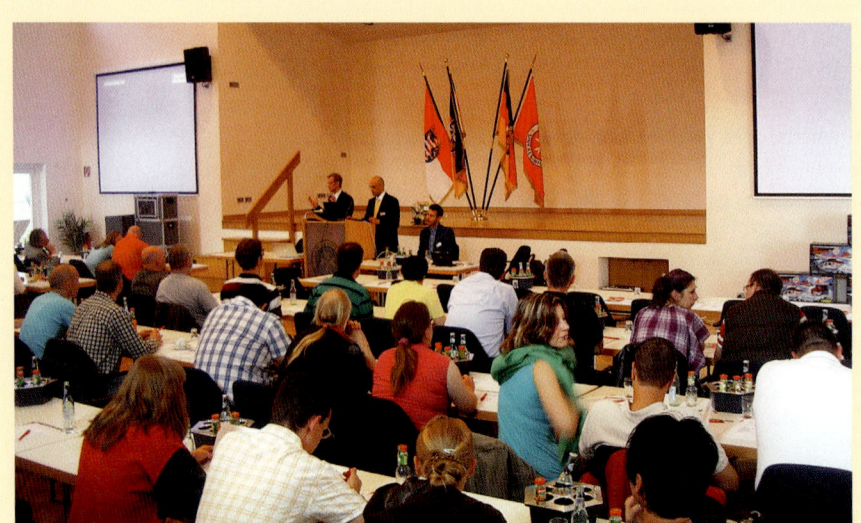

ABB. 3 ▶ Fortbildungsbedarf auf einem sensiblen Gebiet: Der »Kindernotfall« ist immer wieder Thema auf Symposien und Kongressen.

schiedlichen Entwicklungsstufen kann nicht exakt vorhergesagt werden. Nicht wenige Eltern sind zudem angesichts ständig gezogener Vergleiche zu anderen Kindern gleichen Alters verunsichert, ob die neurologische und körperliche Entwicklung im üblichen Rahmen verläuft.

Bis zum Ende des Säuglingsalters kann beim Kind noch ein Babinski-Zeichen erhoben werden, das aber – anders als beim Erwachsenen – nicht als Zeichen für eine Störung der Pyramidenbahnen zu bewerten ist.

Etwa zum Ende des 2. Lebensjahres ist die so genannte »Synaptogenese« – die Bildung neuer Synapsen an den Nervenzellen – abgeschlossen. Während des sechsten Lebensjahres hat das Kind etwa 80 % des Gehirngewichts des Erwachsenen erreicht. Und das, obwohl das Gesamtgewicht nur etwa ein Drittel von dem eines Erwachsenen beträgt.

1.1.4. *Besonderheiten der Wärmeregulation*

Die Wärmeregulationsmechanismen eines Kindes sind noch nicht ausgeprägt. Daneben haben Kinder eine relativ große Körperoberfläche, über die viel Wärme verlorengehen kann. Die schwache Isolation durch eine dünne subkutane Fettschicht begünstigt den Wärmeverlust zusätzlich.

Der Kopf macht bei kleinen Kindern nahezu 20 % der gesamten Körperoberfläche aus. Und da dieser natürlich nicht immer vollends bedeckt sein kann, findet hierüber eine ständige Wärmeabgabe statt. Wärmeproduktion (z.B. durch willkürliche Bewegung oder Kältezittern) und Wärmeabgabe müssen sich in Balance befinden, damit es nicht zu einer Hypothermie kommt. Schon kleine Unachtsamkeiten im Management können zu einer gefährlichen Herabsetzung der kindlichen Körperkerntemperatur führen.

Konsequenz:

Eine als äußerst gefährlich einzuschätzende Hypothermie entsteht bei Kindern deutlich schneller als bei einem Erwachsenen.

Apropos Kinder ...

Am Ende dieser Einleitung sollten wir noch die Frage klären, bis wann wir eigentlich von *Kindern* und wann von *Erwachsenen* sprechen. Medizinisch gesehen gibt es eine ganz einfach zu bestimmende Trennlinie, die besagt: Wenn ein Mensch Zeichen des Einsetzens der Pubertät aufweist, dann gilt er als Erwachsener und wird mit den entsprechenden Strategien behandelt. Sind solche Zeichen noch nicht zu erkennen, haben wir es noch mit einem Kind zu tun.

2 Ablauf des pädiatrischen Notfalleinsatzes

2.1 Untersuchungs- und Managementtechniken

Grundsätzlich gilt, dass der grobe Rahmen des Managements des kindlichen Notfalls dem des Erwachsenen entspricht. Die Szenerie vor Ort muss zunächst hinsichtlich ihrer Gefahrenlage für Patient und Helfer beurteilt werden. Daneben gilt es Zeichen zu registrieren, die mit dem Geschehen in Verbindung stehen oder zusätzliche Hinweise hinsichtlich der zugrunde liegenden Schädigung geben könnten, wie etwa Gerüche, Umgebungstemperatur etc.

In der Folge verschafft man sich einen ersten Eindruck vom Patienten selbst, indem das Gefahrenpotenzial grob abgeschätzt wird. Die Vitalfunktionen werden durch das gemäß ABCDE strukturierte Primary Survey gesichert, wobei Ursache und Ausmaß der Störung zu bestimmen sind. Weitere Untersuchungsgänge, die dem Primary Survey in ihrer Bedeutung nachgeordnet sind, liefern wichtige Informationen zur Diagnosefindung.

Ein gut koordiniertes Management innerhalb des Rettungsteams ermöglicht die Gewinnung wichtiger – beispielsweise fremdanamnestischer – Informationen bereits während des Primary Survey. Entscheidend ist, dass die zur Verfügung stehenden Ressourcen vor Ort genutzt werden und der Patient ohne Zeitverlust versorgt wird. In der kritischen Situation darf die Einleitung eines schnellen Transports nicht durch Maßnahmen verzögert werden, die keinen Einfluss auf die Sicherung der Vitalfunktionen haben.

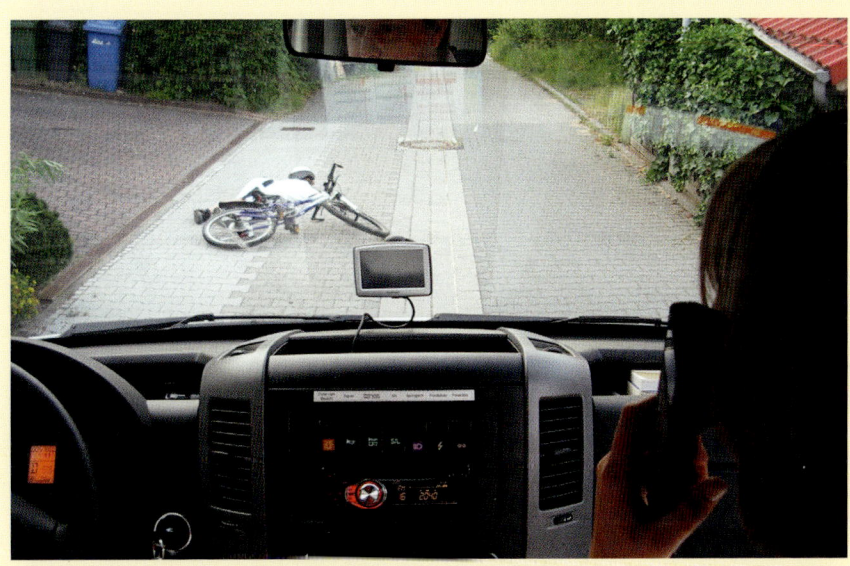

ABB. 1 ▶ Bei der Anfahrt zu Unfällen lohnt es sich, einen kurzen Blick auf die Kinematik zu werfen. Welche Energie wirkte wo auf den Körper ein? Wie war dieser geschützt?

2.2 Die fünf Möglichkeiten der Informationsgewinnung

2.2.1 *Ersteindruck*

Beim Ersteindruck wird in kurzer Zeit die vitale Gefährdung des Kindes abgeschätzt: Maßnahmen werden nicht ergriffen. In der Praxis zeigt sich, dass der Ersteindruck in leicht unterschiedlicher Form von jedem professionellen Helfer erhoben wird. Wichtiger als die Einhaltung eines starren Ablaufs sind hier die Erfahrung des Helfers und der Einsatz der »fünf Sinne«.

Bei einer internistischen Genese gilt es im Rahmen des Ersteindrucks abzuwägen, ob eine schnelle Intervention die Situation verbessern kann. Als Beispiel sei hier die Entfernung eines Allergens bei einer Anaphylaxie oder das Verbringen des Kindes an einen Ort mit feucht-kalter Umgebungsluft beim Pseudokrupp genannt.

Die Abschätzung der Vitalgefährdung des Kindes kann auf unterschiedliche Weise erfolgen. Neben der Inspektion des Hautkolorits und des Muskeltonus gilt es, insbesondere die Reaktionsfähigkeit des Kindes auf veränderte Umweltbedingungen zu bewerten. Denn schreit das Kind angesichts des Erscheinens des Rettungsdienstes, so mag dies zwar den Stress für alle Beteiligten erhöhen; hinsichtlich der Einschätzung der Vitalgefährdung handelt es sich aber um ein positives Zeichen.

Bei einem *Trauma* werden die zugrunde liegende Kinematik und die Energie abgeschätzt, die auf den Körper des Patienten einwirkte. Bei Verkehrsunfällen sind hier Zeichen einer hohen zugrunde liegenden Geschwindigkeit als negative Faktoren zu werten. Dies gilt auch für Höhenstürze oder für Gewalteinwirkungen, die mehrere Teile des kindlichen Körpers betreffen. Sichere Zeichen dafür, dass eine einwirkende Energie zu gering war, um schwere Schäden bei einem kindlichen Patienten hervorzurufen, gibt es hingegen nicht. Schließlich kann nahezu jedes Trauma unter ungünstigen Rahmenbedingungen großen Schaden anrichten.

Ist eines oder sind mehrere der oben aufgeführten Kriterien negativ, so muss davon ausgegangen werden, dass eine kritische Situation mit Störung der Vitalfunktionen vorliegt. Eine Behandlung dieser lebensbedrohlichen Störungen erfolgt im nachfolgenden

TAB. 1 ▶ Kriterien im Rahmen des Ersteindrucks	
Haut:	– blasse, graue oder zyanotische Gesichtsfarbe, Kaltschweißigkeit
	+ rosige, beim Schreien auch tiefrote Gesichtsfarbe
motorische Reaktion:	– fehlende Reaktion, vegetativ gesteuerte Reaktion (z.B. Krämpfe), Apathie, Teilnahmslosigkeit, fehlender oder aufgehobener Muskeltonus (»Floppy Child«)
	+ willkürlich gesteuerte Reaktion (z.B. weg von den Helfern), Angst, Freude, Fixieren der anwesenden Personen
verbale Reaktion:	– stilles oder wimmerndes Kind
	+ artikuliert redendes oder schreiendes Kind
Atmung:	– angestrengt, deutlich zu schnell oder zu langsam, Einziehungszeichen, Nasenflügeln, Apnoe
	+ deutliche Thoraxexkursion, normofrequent, ohne Anstrengung

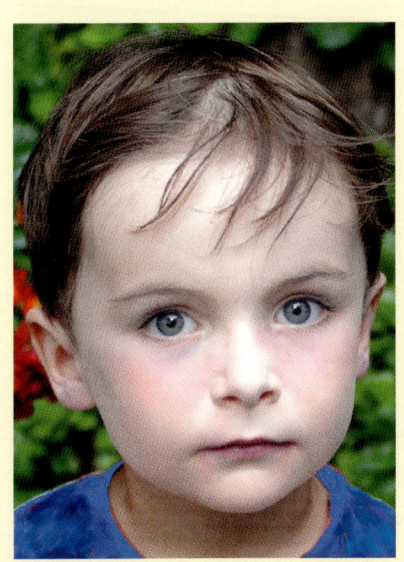

ABB. 2 ▶ Kritische Zeichen: Blässe und Zyanose

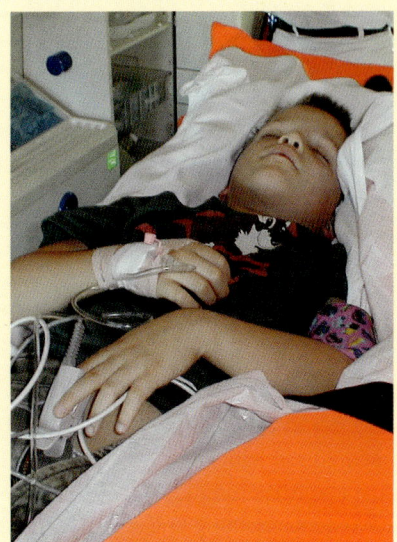

ABB. 3 ▶ Kritische Zeichen: Blässe und herabgesetzte Vigilanz

Primary Survey, dessen Beginn durch nichts verzögert werden darf. Wenn immer möglich, sollte durch Angehörige oder dritte Personen das Alter und gegebenenfalls auch das Gewicht des Kindes in Erfahrung gebracht werden.

Zeitliche Relevanz des Ersteindrucks
Üblicherweise erhebt der erfahrene Helfer den Ersteindruck im Zeitraum zwischen Erreichen bzw. Betreten des Notfallorts und dem ersten Patientenkontakt. Der Ersteindruck sollte möglichst schnell erhoben werden und keinesfalls zu einer Verzögerung des lebensrettenden Managements führen. Als groben Richtwert empfehlen einige Fachgesellschaften einen Zeitraum von 15 Sekunden. Diese Zeitspanne ist jedoch nicht als bindend anzusehen, sondern stellt lediglich eine Orientierungshilfe dar.

2.2.2 *Primary Survey*

Das ABCDE oder auch Primary Survey ist von zentraler Bedeutung innerhalb der Notfallversorgung. In dieser Phase werden die Vitalfunktionen gemäß ihrer Bedeutung für das Überleben und die Überlebensqualität gesichert.

Das Primary Survey kann bei jedem Patienten zur Anwendung kommen, egal ob dieser erkrankt oder verletzt ist, ob es sich um einen älteren oder – wie in unserem Fall von Bedeutung – um einen kindlichen Patienten handelt. Frei übersetzt bedeutet »Primary Survey« soviel wie »erste Begutachtung« oder »erste Inspektion«. Diese Begriffsdefinition ist ein wenig verwirrend. Denn im Gegensatz zum Ersteindruck werden beim Primary Survey nicht nur Informationen gesammelt, sondern auch alle notwendigen Maßnahmen zum

TAB. 2 ▶ Das Primary Survey (ABCDE)		
A	Airway (Atemwege)	Kontrolle und Sicherung der oberen Atemwege Beim Trauma zusätzlich: HWS-Stabilisierung
B	Breathing (Belüftung)	Sicherstellung einer ausreichenden Sauerstoffversorgung der Lungen
C	Circulation (Kreislauf)	Sicherung einer ausreichenden Organ- und Gewebeperfusion
D	Disability (Neuro-Status)	Kontrolle und Einschätzung der neurologischen Funktionen, Krampfdurchbrechung
E	Exposure/Environment (Erhalt einer Normothermie, Erkennen zus. Verletzungen)	Suche nach begleitenden Verletzungen und Wärmeerhalt, Schmerzbekämpfung

Schutz der Vitalfunktionen durchgeführt. Diese Maßnahmen umfassen je nach Situation den Einsatz einfacher Hilfsmittel bis hin zum maximal invasiven Management. Ziel ist die Identifizierung kritischer Störungen und die Durchführung von Erstmaßnahmen zur Wiederherstellung und Aufrechterhaltung der Vitalfunktionen. Beim Primary Survey und der darin festgeschriebenen Gliederung gemäß ABCDE handelt es sich um ein inzwischen weit verbreitetes und etabliertes Verfahren. Es wird von den verschiedenen Fachgesellschaften und zertifizierten Kurssystemen als roter Faden der Notfallversorgung eingesetzt. Ziel des Primary Survey ist es, die Vitalfunktionen so zu sichern, dass eine ausreichende Sauerstoffzufuhr in das Körpergewebe aufrechterhalten bzw. wiederhergestellt und gesichert wird. Liegt dem Notfallgeschehen ein Trauma mit einer ausreichend hohen kinematischen Energie zugrunde, so ist es wichtig, so früh wie möglich die Halswirbelsäule des Patienten zu stabilisieren. Dies bedarf nicht zwangsläufig der Anlage einer Halskrause, die die Bewegungsmöglichkeit der HWS lediglich zu rund 60 % einschränkt. Vielmehr sollte eine manuelle Ruhigstellung erfolgen. Diese erscheint zwar sehr aufwendig, da sie einen Helfer am Kopfende des kleinen Patienten bindet. Aber die große Bedeutung von Verletzungen im Bereich der HWS hinsichtlich des Überlebens und der Überlebensqualität rechtfertigt diesen Aufwand.

Da das Primary Survey sowohl prä- als auch innerklinisch Anwendung findet, erleichtert es zudem bei entsprechendem Ausbildungs- und Trainingsstand der Beteiligten die Übergabe an der Schnittstelle.

Die Buchstaben des Primary Survey haben eine klar zugewiesene Bedeutung, die in Tabelle 2 erläutert wird.

Kritische Zeichen weisen darauf hin, dass entweder die Aufnahme von Sauerstoff in den Körper behindert oder dessen regelgerechte Verteilung innerhalb des Körpers hin zum Zielgewebe gestört ist. Im Rahmen des Primary Survey müssen daher folgende kritische Zeichen schnell erkannt werden:

Kritische Zeichen innerhalb des Primary Survey

A   Atemwege
- ▶ geräuschvolle Atmung
- ▶ Atemwegsobstruktion durch Fremdkörper oder Flüssigkeiten
- ▶ Nasenflügeln
- ▶ Einziehungen

B   Belüftung
- ▶ Apnoe
- ▶ pathologisch langsame oder schnelle Atmung
- ▶ Nasenflügeln
- ▶ auskultatorisch fehlende oder abgeschwächte Atemgeräusche
- ▶ pathologische Atemmuster
- ▶ Einsatz der Atemhilfsmuskulatur
- ▶ niedrige Sauerstoffsättigung des Blutes < 95%

C   Kreislauf
- ▶ fehlender, schwacher oder unregelmäßiger Puls
- ▶ pathologisch langsamer oder schneller Puls
- ▶ abnorme Zeichen der Hautdurchblutung (z.B. verlängerte Rekapillarisierungszeit)
- ▶ relevante äußere Blutungen
- ▶ Hämatome am Rumpf
- ▶ abdominelle Abwehrspannung

D   Neuro-Status
- ▶ Verhaltensänderungen (z.B. Aggressivität, Verwirrtheit)
- ▶ pathologische Flexion oder Extension
- ▶ Vigilanzverlust
- ▶ pathologische Pupillenlichtreaktion

E   Temperaturerhalt/ Exposition
- ▶ hochfiebriges bzw. hypothermes Kind
- ▶ Erkennen zuvor verdeckter relevanter Verletzungen

Innerhalb des Primary Survey gilt es bestimmte Vorgaben zu beachten, die für eine entsprechende Effizienz sorgen

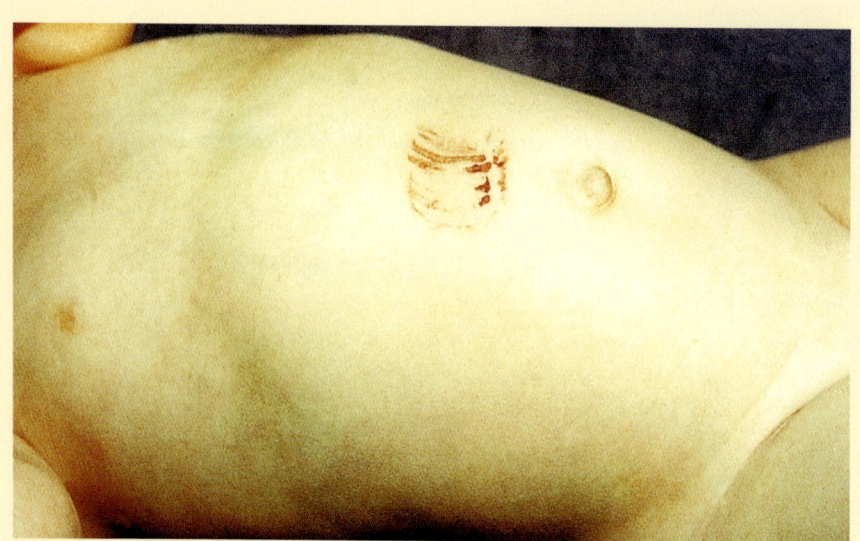

ABB. 4 ▶ Wichtiger Untersuchungsgang bei C: Inspektion und Palpation des Abdomens. Hier: Prellmarken als Zeichen eines stumpfen Bauchtraumas

Regeln für den Umgang mit dem Primary Survey

1. Vital bedrohliche Störungen innerhalb des Primary Survey müssen umgehend beseitigt werden.
   - ▶ *Behandle die Störung zuerst, die am schnellsten zum Tod führen kann. (Treat first what kills first.)*
2. Im Ablauf des Primary Survey darf erst dann der nächste Schritt in Angriff genommen werden, wenn das zuvor erkannte Problem zufriedenstellend behoben ist.
   - ▶ *Behebe das Problem, bevor Du zum nächsten Buchstaben gehst.*
3. Maßnahmen, die eine sofortige Wirkung zeigen, werden zuerst ergriffen. Sind diese nicht ausreichend, so können komplexere Maßnahmen (z.B. invasive Techniken) zur Anwendung kommen.
   - ▶ *Behandle vital bedrohliche Störungen zunächst effizient und schnell.*
4. Treten an irgendeiner Stelle des Primary Survey vital bedrohliche Störungen auf, so wird der Patient als kritisch eingestuft. Diesen Status behält er bis zum Erreichen der Zielklinik.
   - ▶ *Einmal präklinisch kritisch – dauerhaft präklinisch kritisch*
5. Beim kritischen Patienten ist der Faktor Zeit von großer Bedeutung. Der professionelle Helfer soll daher schon während des Primary Survey möglichst viele Informationen sammeln, um die Verweildauer vor Ort auf ein Minimum zu beschränken.
   - ▶ *Untersuche, behandle und sammle gleichzeitig Informationen.*

Hat der Teamleiter das Management fest im Griff, kann er die parallele Durchführung von diagnostischen oder therapeutischen Maßnahmen durch seine Teammitglieder auch vorausschauend koordinieren. Hierdurch weicht er nicht von der Prämisse ab, wonach gilt *»Zuerst ein Problem beheben, bevor es zum nächsten Buchstaben geht«.* Durch die zeitgleiche Einleitung von Maßnahmen verschiedener Bereiche des ABCDE wird das Management vor allem in zeitlicher Hinsicht optimiert.

Durchführung und Erfolg bzw. Misserfolg der von ihm delegierten Maßnahmen muss der Teamleiter ständig kontrollieren und hier gegebenenfalls gegensteuern. Der Ablauf ist mit den Kollegen im Team genau zu kommunizieren, zum Beispiel: »Ich kümmere mich um den oberen Atemweg und evaluiere die Belüftung. Kontrolliere Du bitte die Pulse und die Rekapillarisierungszeit. Schütze das Kind danach mit einer Decke vor weiterer Auskühlung.«

Die wichtigsten Maßnahmen in den Bereichen A, B und C sind so bereits auf den Weg gebracht. Und obendrein wird gleich ein erster einfacher Wärmeerhalt initiiert. Von entscheidender Bedeutung ist es, jedem Teammitglied laut und vernehmlich eine kritische Einschätzung des Patienten mitzuteilen. Diese Einschätzung wird dann getroffen, wenn an irgendeinem Punkt des Primary Survey eine vital bedrohliche Störung erkannt wird. »Das Kind weist ein deutlich verlängertes Exspirium auf und atmet pathologisch schnell.

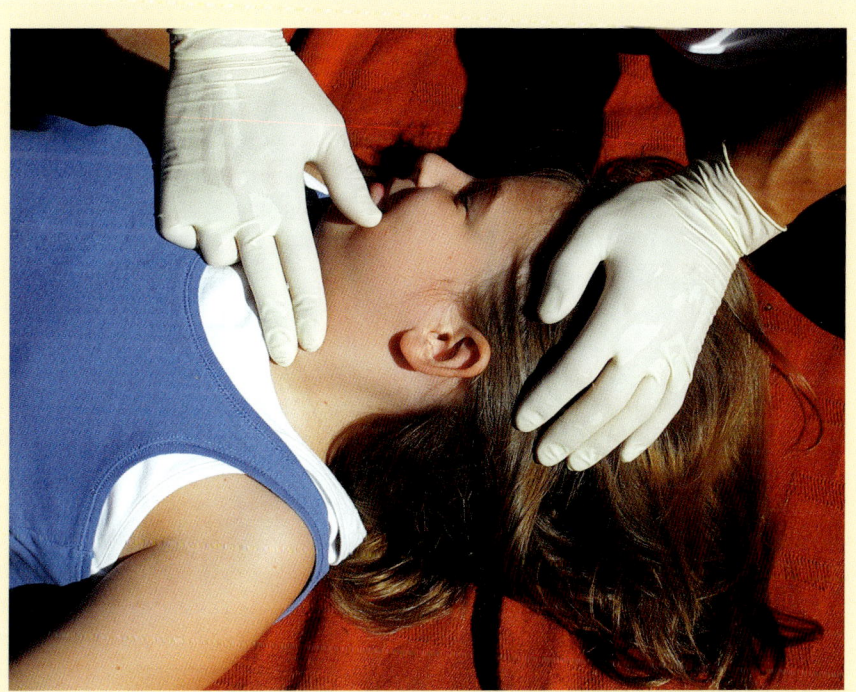

ABB. 5 ▶ Maßnahme zur Einschätzung der Kreislaufsituation: Tasten des Karotispulses bei einem 11-jährigen Schulkind

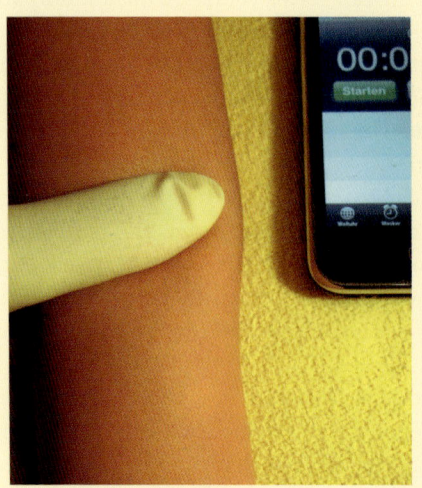
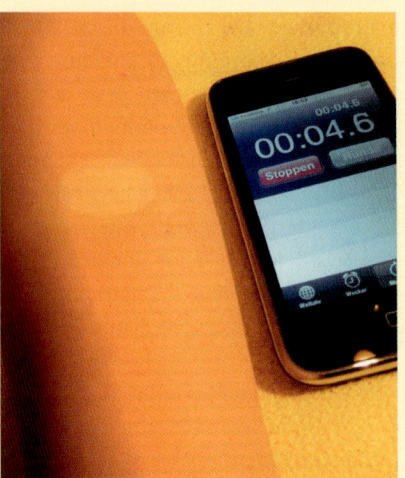

ABB. 6 UND 7 ▶ Deutlich verzögerte Rekapillarisierung: frühes und deutliches Zeichen eines ausgeprägten C-Problems

Wir haben ein B-Problem. Das Kind ist kritisch!« Eine solche Ansage macht den Mitgliedern des Teams unmissverständlich klar, dass die Belüftung der Lungen gestört ist und die Versorgung daher ohne weiteren Zeitverlust vonstatten gehen muss.

Vielleicht wird es während des Primary Survey nicht gelingen, die zugrunde liegende Erkrankung oder das genaue Verletzungsmuster zu ergründen, das zu dem kritischen Patientenzustand führte. Aber ein adäquat durchgeführtes Primary Survey und eine ständige Reevaluation mittels ABCDE sichern bis zur Klinikübergabe die Vitalfunktionen und damit auch das Überleben des Patienten.

Welche Maßnahmen im Rahmen des Primary Survey durchzuführen sind, wird im Kapitel 3 genau beschrieben. Als diagnostische Hilfsmittel benötigt der professionelle Helfer im Primary Survey neben Stethoskop, Pulsoxymeter und Pupillenleuchte gegebenenfalls noch ein BZ-Messgerät. Ansonsten sollten sich die Einsatzkräfte in dieser Situation auf die eigenen Sinne verlassen.

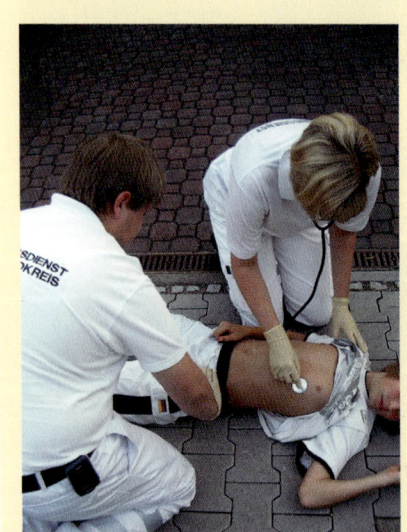

ABB. 8 ▶ Wichtiger Untersuchungsgang zur Verifizierung der Belüftung: Lungenauskultation

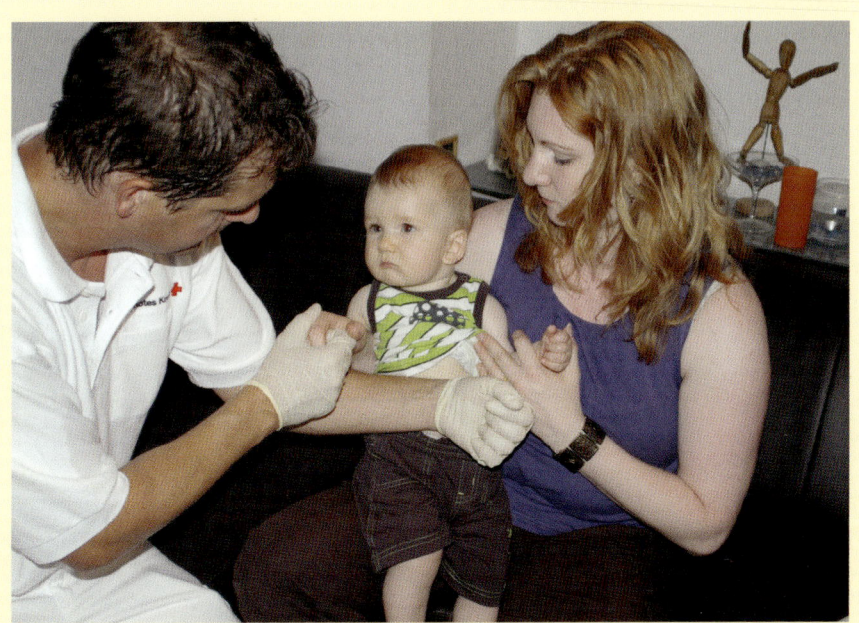

ABB. 9 ▶ Zeichen einer normalen Wahrnehmung der Umgebung: Kind fixiert Helfer mit Skepsis oder mit Interesse

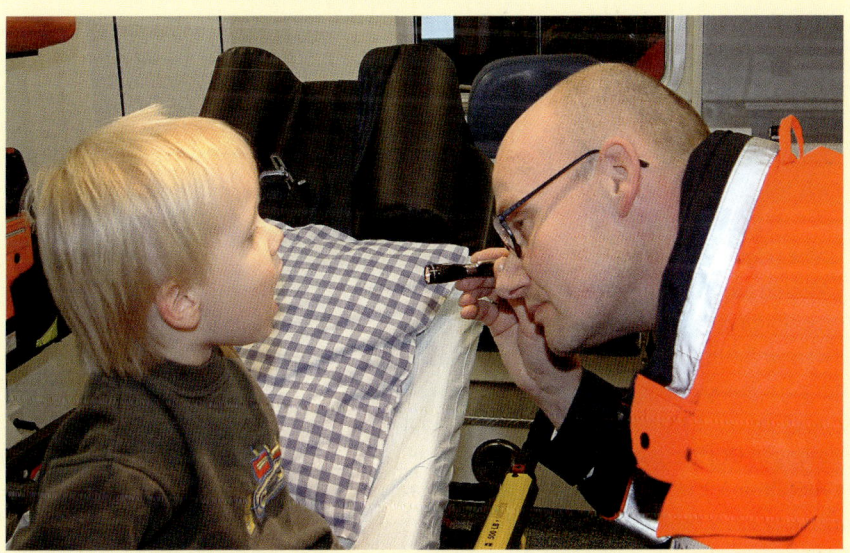

ABB. 10 ▶ Kind kooperiert bei Untersuchung: Körpersprache, Aussehen und Verhalten sprechen für eine nicht kritische Situation.

Zeitliche Relevanz des Primary Survey

Es ist nicht möglich, eine allgemeingültige Vorgabe über die Dauer des Primary Survey zu machen. Beim nicht kritischen Patienten ist das Primary Survey jedenfalls in sehr kurzer Zeit abgeschlossen. Ein ohne Atemnebengeräusche schreiendes, plapperndes oder sprechendes Kind, das eine rosige Hautfarbe aufweist und die Geschehnisse um sich herum adäquat wahrnimmt, wird sehr schnell als nicht kritisch eingestuft werden. Treten aber irgendwo im Verlauf des Primary Survey gravierende Störungen auf, müssen diese behoben werden. Dies ist manchmal mehr, ein anderes Mal weniger aufwendig. Eine ständige Wiederholung des ABCDE gewährleistet, dass bis zur Übergabe in der aufnehmenden Klinik keine vital bedrohlichen Störungen neu auftreten oder sich verstärken.

Noch vor oder während des Transports werden weitere Informationen über die Ursachen der Störung gesammelt. Hierzu dienen die nachfolgend beschriebenen Untersuchungsgänge, deren Einsatz jedoch niemals die konsequente Fortführung des Primary Survey unterbrechen oder verzögern darf.

2.2.3 *Monitoring*

Üblicherweise hat das Monitoring insbesondere dann eine große Bedeutung, wenn eine Kommunikation mit dem Betroffenen schwierig oder unmöglich ist. Es bietet objektivierte Werte und ermöglicht eine Verlaufsdarstellung des Geschehens. Beim kindlichen Notfall ist die Aussagekraft des Monitorings häufig reduziert. Die *Pulsoxymetrie* ist bereits fester Bestandteil des Primary Survey, ebenso wie die Bestimmung des Blutzuckers beim vigilanzgestörten und die Kapnometrie beim intubierten Patienten. Das *EKG* als wichtigstes Monitoring-Verfahren bei der Behandlung erwachsener Patienten mit medizinischen Problemen hilft beim pädiatrischen Notfall nur selten bei der Ursachenfindung. Zu selten sind hier kardiovaskuläre Erkrankungen, die sich im Extremitäten- oder 12-Kanal-EKG zeigen.

Eine *Sonografie* kann dabei helfen, im Falle eines Traumas freie Flüssigkeit im Abdominalbereich aufzuspüren. Das Verfahren kann so wichtige Hinweise auf das Vorhandensein eines C-Problems geben. Die ungewohnte Anwendung beim kleinen Patienten kann jedoch zu einem immensen Zeitverlust führen, deshalb wird diese Form der Untersuchung – auch bei Vorhaltung eines entsprechenden Gerätes im Rettungsdienst – häufig in den Bereich der Klinik verschoben.

In begründeten Fällen sollte die *Körpertemperatur* des Kindes gemessen werden. Kinder kühlen aufgrund ihrer dünnen Haut, des großen Kopfes und der reduzierten Regulationsmechanismen schneller aus als Erwachsene. Eine Hypothermie kann großen Einfluss auf den weiteren Verlauf der Versorgung haben. Die Erfahrung zeigt, dass der gute Vorsatz einer notwendigen Hypothermieprophylaxe allein in der Notfallsituation nicht ausreicht, um auch tatsächlich ein entsprechend umsichtiges Management durchzuführen. Die heute gängigen Ohrthermometer spiegeln zwar die tatsächliche Körperkerntemperatur nicht im Verhältnis 1:1 wider, aber die Messung liefert deutliche Anhaltspunkte hinsichtlich des Vorliegens einer möglichen Hypothermie.

Neben der Hypothermie können natürlich auch erhöhte Temperaturwerte von wegweisender Bedeutung für das Management sein. Schwere Infekte, die Auswirkungen auf

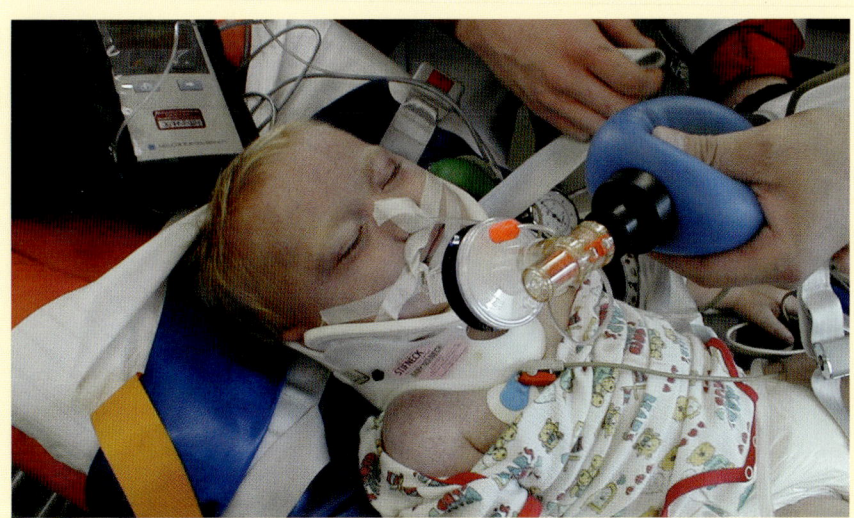

ABB. 11 ▶ Kapnometrie beim intubierten Kind

das respiratorische oder auch zirkulatorische System haben bzw. die Vigilanz des Patienten negativ beeinflussen, gehen häufig mit einem Temperaturanstieg einher. Die erste Erhebung der Körpertemperatur sollte schon früh erfolgen und kann bei entsprechenden Verdachtszeichen auch durchaus als Bestandteil des Primary Survey von Bedeutung sein. Spätestens nach Durchführung einer antipyretischen Therapie sollte die Messung erneut durchgeführt und der Temperaturverlauf dokumentiert werden.

Zeitliche Relevanz des Monitorings

Das Monitoring gewährleistet eine engmaschige Kontrolle des Patienten und spiegelt den präklinischen Verlauf wider. Gelegentlich liefert es bei kindlichen Patienten auch Hinweise auf die Ursache der akuten Störung. Stehen ausreichende personelle Ressourcen zur Verfügung, um ein umfassendes Monitoring zu initiieren, so kann dessen Einsatz auch in der Frühphase der Versorgung erfolgen. Der Fokus liegt aber immer auf dem Primary Survey und der darin enthaltenen Sicherung und Aufrechterhaltung der Vitalfunktionen. Denn merken wir uns immer: Werte können lügen, kranke kinder nicht!

2.2.4 Anamnese / Fremdanamnese

Hier wird zwischen Anamnese (der Patient wird befragt) und Fremdanamnese (Angehörige oder Augenzeugen werden befragt) unterschieden. Natürlich nimmt das Kind selbst wahr, dass irgendetwas mit ihm »anders ist als sonst«. Es kann diese Veränderungen aber häufig nicht ausreichend einordnen oder gegenüber Dritten formulieren. Und die beschriebenen Schwierigkeiten in der Anamneseerstellung werden umso gravierender, je jünger das Kind ist.

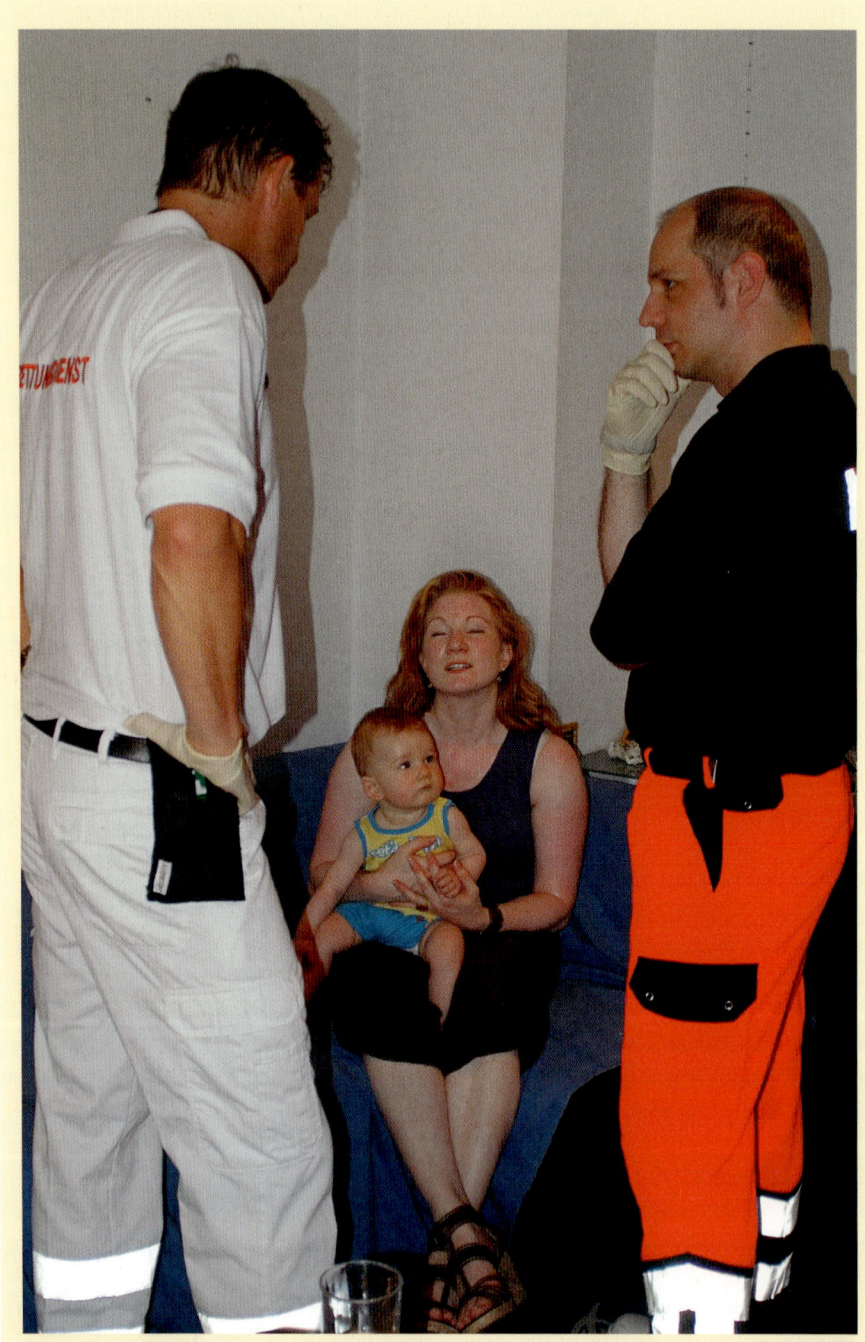

ABB. 12 ▶ Wichtige Form der Informationsgewinnung: Fremdanamnesegespräch mit Angehörigen

Erscheint es möglich, Informationen aus einer Anamnese (das heißt über das Kind selbst) zu ziehen, so sollten keine offenen Fragen gestellt werden. Die Antworten müssten in der eigenen Gefühls- und Erlebenswelt der Kinder in Worte gefasst werden, was ihnen in einer derart belastenden Situation besonders schwerfällt. Vielmehr sollten geschlossene Fragen gestellt werden, die mit Ja oder Nein beantwortet werden können. Werden – beispielsweise nach einem Sturz – Fragen zur Schmerzlokalisation gestellt, so lohnt es durchaus, sich auch nach Schmerzen in Körperpartien zu erkundigen, die offensichtlich nicht betroffen sind. Verneint das Kind die Frage nach vorhandenen Schmerzen, so müssen Schmerzangaben anderenorts umso ernster genommen werden. Kinder erfahren Schmerzen anders als Erwachsene. Eine räumliche Abgrenzung fällt ihnen erfahrungsgemäß schwer. Ein Beispiel ist die typische Projektion vieler Schmerzen in den Abdominalbereich.

Die Fremdanamnese unter Mitarbeit der Eltern ist häufig eine gängige Alternative. Insbesondere Informationen zur Krankheitsgeschichte können mit der so genannten AMPLE-(Fremd-)Anamnese erhoben werden. Weniger geeignet ist diese für die Erhebung von Schmerzcharakteristika. Diese spielen jedoch in der pädiatrischen Notfallversorgung eine untergeordnete Rolle. Das Akronym AMPLE setzt sich aus folgenden Buchstaben und den dazugehörigen Fragen zusammen:

A (Allergien) → Allergien können lebensbedrohliche Störungen in den oberen und unteren Atemwegen, aber auch innerhalb des Herz-Kreislauf-Systems verursachen (A-, B- und C-Problem). Aber Achtung: Finden sich bei Fremdanamnese oder Anamnese keine Hinweise auf eine Allergie, so heißt dies noch lange nicht, dass eine anaphylaktische Reak-

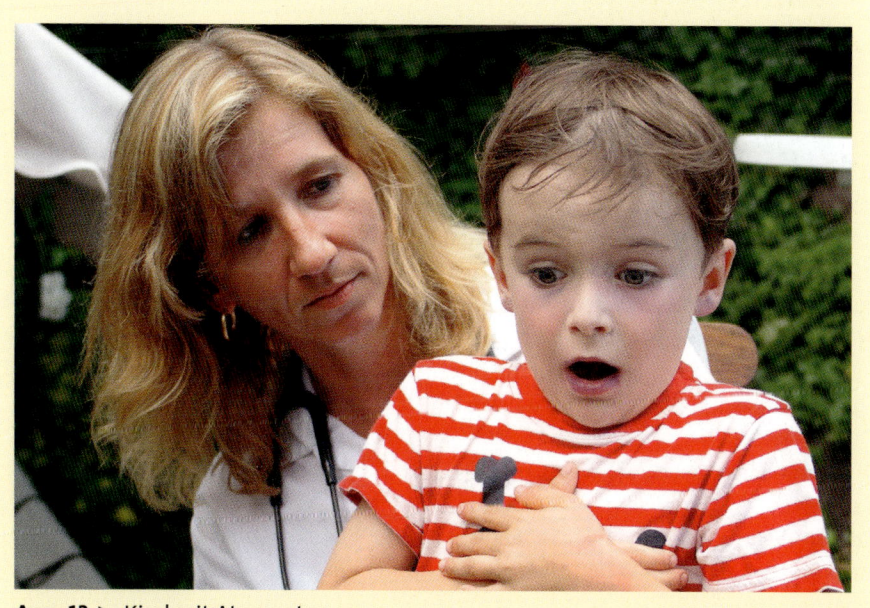

ABB. 13 ▶ Kind mit Atemnot

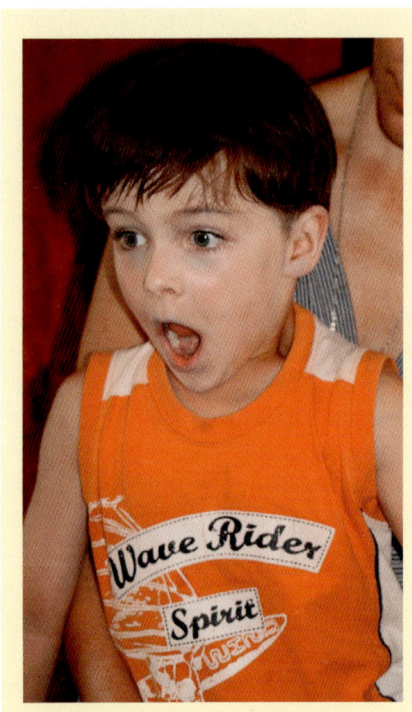

ABB. 14 ▶ Panik als Zeichen einer schweren Atemnot

tion als Ursache der Störung ausgeschlossen werden kann. Auch wenn der Patient bis dato nicht auf bestimmte Stoffe wie Tierhaare, Früchte etc. allergisch reagierte, kann dies irgendwann doch der Fall sein. Denn es bedarf bei der Entstehung einer allergischen Reaktion immer eines vorangegangenen Kontaktes mit dem Allergen, das dann zu einer Sensibilisierung des Organismus führt.

Ist eine Allergie bekannt und das Kind mit dem entsprechenden Allergen in Kontakt gekommen, so muss bei Vorliegen der typischen Zeichen von einer anaphylaktischen Reaktion ausgegangen werden.

Eine Frage, die im Rahmen der AMPLE-Fremdanamnese gestellt werden kann, ist beispielsweise: »Hat Ihr Kind eine Allergie?« Wenn dies bejaht wird, sollte gemeinsam überlegt werden: »Besteht die Möglichkeit (oder die Gewissheit), dass Ihr Kind Kontakt mit dem Allergen hatte?«

M (Medikamente) → Typische Selbstmedikationen durch die Eltern sind beispielsweise die Applikation (häufig rektal) von Antikonvulsiva bei Krampfanfällen und die Gabe von Fieber senkenden Säften bei Infekten oder von Kortisonzäpfchen bei bekanntem Pseudokrupp. Die Frage »Nimmt Ihr Kind dauerhaft oder aktuell Medikamente ein?« kann mitunter verwertbare Informationen liefern. Unlängst vom Hausarzt verschriebene Husten lindernde oder Fieber senkende Säfte deuten auf einen vorbestehenden Infekt hin. Das Gleiche gilt für Antibiotika, die ihrerseits wiederum Auslöser einer bis dahin nicht bekannten allergischen Reaktion sein können. Die meisten Eltern wissen jedoch, warum ihr Kind bestimmte Medikamente verschrieben bekam und auch, welche Nebenwirkungen nicht auszuschließen sind. Detaillierte Informationen zu den zugrunde liegenden Erkrankungen lassen sich eher unter dem nächsten Punkt der AMPLE-Anamnese erheben.

P (Persönliche Vorerkrankungen) → Eltern von Kindern mit chronischen Krankheiten können üblicherweise sehr genau Auskunft über die Krankheitsgeschichte und die bis dato eingeleiteten Therapien geben. Bei wiederkehrenden Ereignissen, wie beispielsweise Krampfanfällen, wird der Rettungsdienst mitunter erst gerufen, wenn eine Abweichung vom üblichen Verlauf beobachtet wird. Das heißt, der Anfall ist besonders ausgeprägt oder lang andauernd oder wird als solcher wahrgenommen. Nicht selten applizieren Eltern auch bei ihnen bekannten Symptomen Medikamente, was insbesondere beim Punkt »M« der AMPLE-Anamnese zum Tragen kommt.

Für Eltern chronisch kranker Kinder ist es sehr wichtig, dass das Kind in Krankenhäusern vorgestellt wird, die mit der Krankheitsgeschichte vertraut sind.

L (letzte Flüssigkeits- oder Nahrungsaufnahme) → Zwei Fragen sollen durch den Punkt »L« der AMPLE-Anamnese beantwortet werden. Zum einen, ob es sich bei dem Kind um einen nüchternen Patienten handelt. Ist nämlich im Rahmen eines A- oder B-Problems eine Atemwegssicherung mittels Intubation oder alternativen Atemwegsmanagements angezeigt, so steigt beim nicht nüchternen Patienten natürlich deutlich die Regurgitations- und Aspirationsgefahr. Zum anderen gilt es, in der Nahrung enthaltene Noxen oder Allergene zu identifizieren, die dem Notfallgeschehen möglicherweise zugrunde liegen können.

»Wann hat Ihr Kind zuletzt gegessen oder getrunken?«, ist hier die einleitende Frage. Und falls die Eltern bei der Nahrungsaufnahme zugegen waren: »Was genau hat Ihr Kind gegessen oder getrunken?«

E (Ereignisse im Vorfeld des Geschehens) → Gerade bei Kindern, die keine chronischen gesundheitlichen Probleme haben und erstmals oder plötzlich erkranken, ist dieser Punkt der AMPLE-Anamnese entscheidend. Es gilt hierbei Auslöser für die plötzliche Gesundheitsbeeinträchtigung zu verifizieren. »Was hat Ihr Kind gemacht, bevor die Symptome aufgetreten sind?« ist die typische Frage zur Identifizierung eines auslösenden Faktors. »Kamen die Symptome plötzlich oder wurde es langsam schlimmer?« Antworten auf diese Fragen helfen dabei, sich langsam entwickelnde Atemwegsprobleme (z.B. infolge von Entzündungen) von einer plötzlich auftretenden Störung wie einem Bolusgeschehen zu unterscheiden. Berichte über Stürze oder sonstige Unfälle weisen – zum Beispiel bei einer herabgesetzten Vigilanz – in Richtung eines zugrunde liegenden Traumas. Eine fokussierte körperliche Untersuchung kann in der Folge helfen, die genaue Ursache der Störung zu verifizieren.

Zeitliche Relevanz von Anamnese und Fremdanamnese

Die Anamnese sollte möglichst früh nach Sicherung der Vitalfunktionen über das Primary Survey oder besser noch parallel zum ABCDE erhoben werden. Das AMPLE-Schema trägt in besonderem Maße dem Umstand Rechnung, dass es im Regelfall die Eltern sind, die für das kranke Kind Rede und Antwort stehen. Auf subjektive Wahrnehmungen wie Schmerzcharakteristika und Intensitätsangaben zur akuten Störung legt die AMPLE-Anamnese keinen Wert. Stattdessen werden die Angehörigen als wichtigste Informationsquelle zur medizinischen Vorgeschichte und zum aktuellen Geschehen befragt. Die Abarbeitung des Schemas dauert – auch bei einer umfangreichen Krankengeschichte – nicht länger als drei bis maximal vier Minuten.

Wie bei den übrigen Möglichkeiten der Informationsgewinnung gilt jedoch auch bei der Fremdanamnese: Das Primary Survey darf durch die Anamneseerhebung weder verzögert noch unterbrochen werden.

2.2.5 *Körperliche Untersuchung*

Lange Zeit galt der so genannte *Body-check* in der Notfallversorgung als Untersuchungsgang oberster Priorität. Ziel des Bodychecks sollte es sein, durch eine konsequente Untersuchung des gesamten Körpers von Kopf bis Fuß einen umfassenden Patientenstatus zu erhalten, der alle notwendigen Informationen zu Erkrankungszeichen bzw. Verletzungsmustern liefern konnte. Angesichts der heutzutage unstrittig großen Bedeutung des Primary Survey ist die Durchführung eines sehr zeitaufwendigen Ganzkörperchecks in der Prioritätenliste weit nach hinten gerutscht. Beim kritischen Patienten ist die Bedeutung bestimmter Bestandteile des Bodychecks, wie beispielsweise die Palpation von Mittelgesichtsknochen, Unterarmen oder der Un-

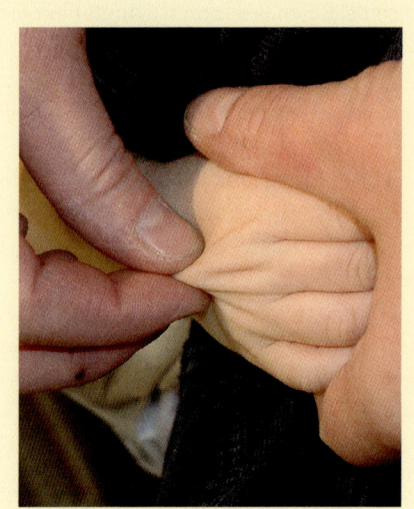

ABB. 15 ▶ Einfache Möglichkeit zur Erkennung einer Dehydratation: Hautfaltentest

terschenkel, ohnehin als gering einzustufen. In der Traumaversorgung findet der Untersuchungsgang heutzutage nur noch beim nicht kritischen Patienten Anwendung.

Ziel der fokussierten körperlichen Untersuchung ist es demnach auch nicht, bei kritisch erkrankten oder verletzten Kindern einen kompletten Patientenstatus zu erheben. Vielmehr soll nach Zeichen gesucht werden, die helfen, eine zuvor gestellte Verdachtsdiagnose zu erhärten.

Wichtige Hinweise auf schwer wiegende Erkrankungen oder Verletzungen enthält Tabelle 3.

> Erstes Ziel der rettungsdienstlichen Versorgung kritisch erkrankter oder verletzter Kinder ist nicht die Suche nach der zugrunde liegenden Ursache, sondern immer die gezielte Sicherung und Aufrechterhaltung der Vitalfunktionen.

TAB. 3 ▶ Hinweise auf schwere Erkrankungen / Verletzungen

▶ Petechien	bei Verdacht auf Vorliegen einer Sepsis
▶ mit Liquor versetztes Blut aus Nase und/oder Ohren	bei Verdacht auf Schädel-Basis-Fraktur
▶ gestaute Halsvenen	beim obstruktiven Schock
▶ stehende Hautfalte	bei einer schweren Dehydratation
▶ Zungenbiss	nach einem Krampfanfall
▶ Urtikaria	bei Verdacht auf eine Anaphylaxie
▶ Einnässen	bei Bewusstlosigkeit (V.a. Krampfanfall)

Das heißt natürlich nicht, dass das Rettungsteam keine Ursachenfindung betreiben soll. In den allermeisten Fällen werden die genannten Methoden der Informationsgewinnung sehr schnell eine Klärung herbeiführen. Gelingt dies aber nicht, muss das Kind ohne Zeitverlust in die ausgewählte Zielklinik transportiert werden. Mit den dort vorhandenen diagnostischen Möglichkeiten lässt sich die Ursachensuche dann intensivieren.

Zeitliche Relevanz der fokussierten körperlichen Untersuchung
Einige gezielte, schnelle Blicke können dabei helfen, eine Verdachtsdiagnose zu erhärten oder zu bestätigen. Der Zeitaufwand, den eine fokussierte körperliche Untersuchung in Anspruch nimmt, ist daher sehr gering. Wie in den nachfolgenden Kapiteln beschrieben, werden viele Teile einer eingehenden körperlichen Untersuchung bereits im Rahmen des Primary Survey durchgeführt. Deren Abfolge orientiert sich jedoch nicht an einem starren »Von-Kopf-bis-Fuß-Muster«.

2.3   Erweitertes Management und Chronologie der Versorgung

Das erweiterte Management erfolgt nach der frühen Sicherung der Vitalfunktionen, das heißt nach dem Primary Survey. Es umfasst alle Maßnahmen, die einer weiteren Verbesserung der Prognose dienen. Einmal mehr ist das Hauptkriterium der Differenzierung zwischen *lebensrettendem* (Primary Survey) und *erweitertem Management* der Faktor Zeit. Bei der Therapie kritischer Störungen muss zuerst dasjenige Mittel zur Anwendung kommen, das auch sehr schnell Wirkung zeigt. Ein Beispiel soll dies verdeutlichen:

Im Rahmen eines allergisch bedingten Asthmaanfalls wird einem fünfjährigen Kind im Primary Survey Salbutamol verabreicht. Das zu Beginn deutlich verlängerte Exspirium als Zeichen eines akuten B-Problems ist innerhalb kurzer Zeit rückläufig. Im Rahmen des erweiterten Managements verabreicht man dem Kind schließlich noch ein Kortisonzäpfchen und gibt ihm einen Teelöffel H_1-Blocker als Sirup zu trinken.

Das vernebelte Salbutamol dockt an den β_2-Rezeptoren der Lunge an und erweitert die Bronchialgefäße. Die Applikation mittels Sauerstoff-Verneblermaske ist einfach durchzuführen und bedarf nicht der Anlage eines intravenösen oder intraossären Zugangs. Die Wirkung von Salbutamol setzt sehr schnell ein und führt häufig innerhalb kurzer Zeit zu einer spürbaren Besserung der zuvor bedrohlichen Symptomatik.

Sowohl Kortisonpräparate als auch Antihistaminika, die beide typische Medikamente des erweiterten Managements darstellen, haben einen deutlich verzögerten Wirkungseintritt. Dieser liegt in der Pharmakodynamik begründet.

Bei verletzten Patienten umfasst das erweiterte Management auch die adäquate Immobilisation von betroffenen Körperpartien. Handelt es sich um einen nicht kritischen Patienten, so können hierfür auch zeitaufwendige Verfahren zur Anwendung kommen. Ist der Patient hingegen kritisch, so muss er nach Durchführung des Primary Survey schnellstmöglich transportbereit gemacht werden. Verletzte Extremitäten müssen hierbei nicht separat geschient werden. Im Notfall reicht auch eine achsengerechte Lagerung und Fixierung auf einer entsprechend gesicherten Unterlage wie dem Spineboard oder einem speziellen Fixierungssystem für Kinder.

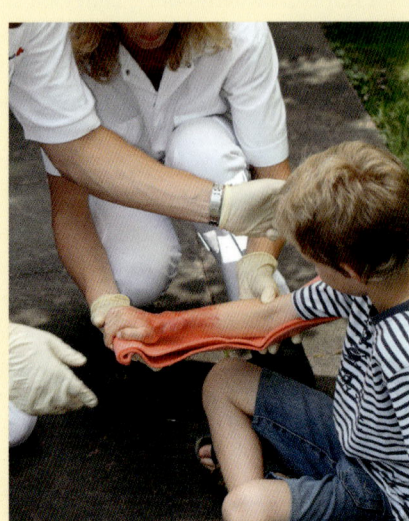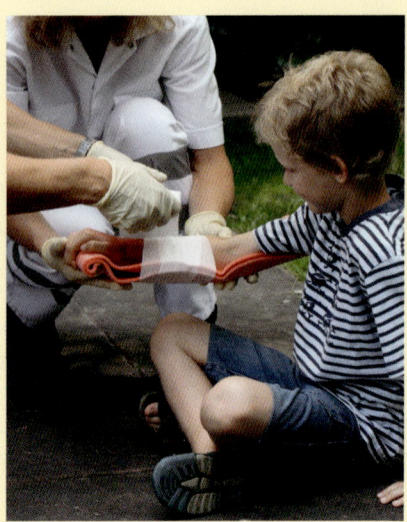

ABB. 16 UND 17 ▶ Maßnahme, für die beim nicht kritischen Patienten ausreichend Zeit besteht: Extremitätenschienung (hier mit Sam® Splint bei V.a. offene Unterarmfraktur)

Bei Vergiftungen gilt es im Rahmen des erweiterten Managements, eine konsekutive Aufnahme des Giftes über den Gastrointestinaltrakt zu verhindern bzw. zu reduzieren. Diese so genannte primäre Giftelimination erfolgt üblicherweise mittels Kohlegabe, sofern das Kind noch ausreichend bei Bewusstsein ist. Daran anschießend kann eine Therapie mit spezifischen Antidota erfolgen, wie sie in Kapitel 6 genauer beschrieben wird.

Eine ständige Neubeurteilung des Patienten gemäß ABCDE verhindert, dass die Vitalfunktionen durch neue oder erneut auftretende Probleme gefährdet werden.

Schließlich ist eine angemessene Betreuung des Kindes von immenser Bedeutung. Wenn immer möglich, sollten Mutter oder Vater bis zum Eintreffen in der Klinik (und darüber hinaus) an der Seite des Kindes bleiben. Blinder Aktionismus ist niemals angesagt, da dies nur zu Verunsicherung, Angst und gegebenenfalls einer weiteren Verschlechterung der Ausgangslage führt.

2.4 Medikamentenapplikation beim Kind

2.4.1 *Allgemeines*

Die Wahl des Zugangswegs für die Gabe von Medikamenten ist zum einen abhängig von der zugrunde liegenden Störung. Zum anderen muss aber auch mit in Betracht gezogen werden, wie sehr die einzelnen Maßnahmen das Kind belasten können. Kinder reagieren in der Notfallsituation besonders ängstlich, wenn Handlungen, die sie selbst nicht kennen oder einschätzen können, von einem ihnen unbekannten Menschen durchgeführt werden. Wenn diese Maßnahmen dann auch noch mit Schmerzen verbunden sind, ist die Kooperationsbereitschaft des Kindes schnell erschöpft. Das Management wird in der Folge deutlich erschwert und verzögert; der Stress bei Helfern, Angehörigen und vor allem beim Kind selbst wächst.

TAB. 4 ▶ Stressfaktoren bei der Medikamentengabe
▶ unbekannte Handlungen
▶ unbekannte Personen
▶ Schmerzen

Es sollte eine Selbstverständlichkeit sein, dass die vorbeugende Anlage von Venenverweilkanülen bei einem Kind ohne gefährdete Vitalfunktionen obsolet ist. Ein direkter Zugang zum vaskulären System ist jedoch bei einer kritisch herabgesetzten Herzleistung oder in der Reanimationssituation zwingend notwendig. Insbesondere dann, wenn größere Flüssigkeitsmengen oder bestimmte Medikamente appliziert werden müssen. Typischerweise ist dies bei einem akuten C-Problem der Fall. Bei Störungen, die andere Bereiche des Primary Survey betreffen, können die wichtigsten Medikamente immer auch auf anderen Wegen verabreicht werden. Von besonderer Bedeutung ist, dass diese Applikationsarten einen schnellen Wirkungseintritt gewährleisten, die dem einer intravenösen Gabe vergleichbar sind.

In Tabelle 5 sind die Zugangswege aufgelistet, die bei der Behandlung von Kindern in der Notfallsituation in Betracht kommen.

TAB. 5 ▶ Zugangswege im Kindernotfall			
Applikationsweg	Indikation	Pharmakon	Primary Survey
rektal	▶ Kortisontherapie	z.B. Prednison	A,B
	▶ Krampfdurchbrechung	Diazepam	D
	▶ Fiebersenkung	z.B. Paracetamol	E
nasal	▶ Krampfdurchbrechung	z.B. Midazolam	D
	▶ Schmerzbekämpfung	z.B. Esketamin, Fentanyl	E
inhalativ	▶ Abschwellung der Schleimhäute der oberen Atemwege	Adrenalin	A
	▶ Bronchospasmolyse	z.B. Salbutamol	B
	▶ Kreislaufunterstützung	Adrenalin	C
intravenös	▶ Volumensubstitution	z.B. NaCl-Infusion	C
	▶ Reanimation	z.B. Adrenalin	C
intraossär	▶ Volumensubstitution	z.B. NaCl-Infusion	C
	▶ Reanimation	z.B. Adrenalin	C
bukkal	▶ Krampfdurchbrechung	z.B. Lorazepam	D
intramuskulär	▶ Kreislaufunterstützung*	Adrenalin*, Esketamin	C*
oral	▶ Fiebersenkung	z.B. Paracetamol	E
* Die intramuskuläre Injektion von Adrenalin bei der Anaphylaxie wird vom ERC auch als primärer Zugangsweg empfohlen (5, 6). Daneben ist noch der orale Zugangsweg von Bedeutung. Hier ist mit einem verzögerten Wirkungseintritt des applizierten Pharmakons zu rechnen.			

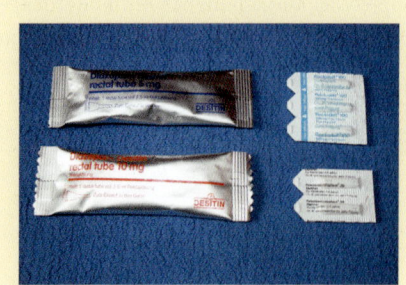

ABB. 18 ▶ Häufig eingesetzte Option der Medikamentenapplikation bei Kindern: Rectiolen und Zäpfchen

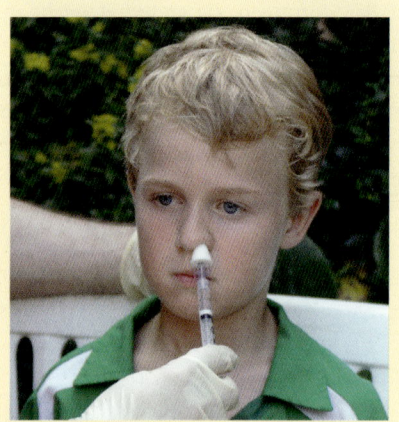

ABB. 19 ▶ Möglichkeit der schmerzfreien und schnell wirksamen Medikamentengabe bei Kindern: nasale Applikation mittels MAD®

Rektale, inhalative, bukkale, intranasale und orale Gaben lassen sich – gegebenenfalls nach kurzer Einweisung – durch einen Elternteil durchführen. Dies reduziert beim Kind aufkommenden Stress. Die nasale Gabe von Medikamenten kann von Kindern auch unter Verwendung spezieller Applikatoren (z.B. MAD®) zudem als unangenehm empfunden werden. Die höheren Dosierungen, mit denen bei der nasalen Applikation von Medikamenten gearbeitet wird, bedingen, dass diese in einer ausreichend hohen Konzentration vorgehalten werden müssen. Ansonsten drohen die notwendigen großen Flüssigkeitsmengen in den Pharynx zu gelangen und dort gegebenenfalls einen Würge- oder Brechreiz oder gar Aspirieren auszulösen (2).

2.4.2 Intravenöse Medikamenten- und Flüssigkeitsgabe

Die Punktion peripherer Venen ist bei Kindern eine äußerst anspruchsvolle Maßnahme. Angst und mangelnde Kooperation der kleinen Patienten bis hin zu heftigen Abwehrreaktionen, schlechte Darstellbarkeit und kleiner Durchmesser der Venen sowie die eigene Unsicherheit des Rettungsdienstpersonals erschweren die Durchführung. Obendrein sind die Venen an den üblichen Punktionsorten wie Ellenbeuge und Handrücken von teils erheblichen Fettschichten überlagert. In der Präklinik häufig punktierte periphere Venen sind:

▶ Handrückenvene
▶ Kopfhautvenen
▶ äußeren Halsvenen.

Zur Anwendung kommen bei Kindern Venenverweilkanülen mit kleinem Innendurchmesser (z.B. blau – 22 G, rosa – 20 G oder kleiner), die einen Durchfluss von bis zu 36 ml/min bzw. 61 ml/min gewährleisten. Butterfly-Kanülen sind für den außerklinischen Bereich wenig geeignet. Im Gegensatz zu den Venenverweilkanülen verbleibt hier die Stahlnadel in der Vene. Bei Manipulationen während der Transporteinleitung und des Transports besteht hierdurch die Gefahr eines paravenösen Durchstechens der punktierten Vene. Zur besseren Darstellung einer Handrückenvene hat es sich bewährt, mittels eines einfachen Gummis eine moderate, aber kontinuierliche Stauung durchzuführen. Ist das Kind bei Bewusstsein, so wird auch das Halten der Extremität durch einen weiteren Helfer unerlässlich sein. Nicht selten muss dem Kind vor der Anlage einer Venenverweilkanüle etwas Sedativum intranasal appliziert werden, um die Angst ein wenig zu mildern und es so kooperativer zu machen.

Liegt der intravenöse Zugang, so sollte die Fixierung neben den üblichen Pflaster- oder Venenverweilstreifen auf jeden Fall mit einer Mullbinde zusätzlich sichergestellt werden. Wenn vorhanden, ist auch die Anlage einer Armschiene durchaus denkbar.

Gerade beim kritischen Patienten sollte, wenn sich die Anlage eines venösen Zugangs schwierig gestaltet, früh an die intraossäre Punktion gedacht werden.

2.4.3 *Intraossäre Medikamenten- und Flüssigkeitsgabe*

Die intraossäre Applikation von Medikamenten und Infusionslösungen hat in den letzten Jahren immer mehr an Bedeutung gewonnen (1, 8). Wurden Empfehlungen ursprünglich im zivilen Sektor nur für die pädiatrische Notfallbehandlung ausgesprochen, so ist spätestens seit Veröffentlichung der Reanimationsleitlinien des ERC und der AHA von 2005 eine Anwendung in allen Altersstufen vorgesehen. Bei der intraossären Technik wird der Markraum von Röhrenknochen oder zuweilen auch platten Knochen mit einer entsprechenden starren Nadel punktiert. Aus dem Knochenmark wird das Mittel über die dort befindlichen gut durchbluteten Gefäße rasch in den Kreislauf transportiert. Im Vergleich mit der i.v.-Injektion bestehen hinsichtlich des Wirkungseintritts, der Wirkstärke und Wirkdauer keine gravierenden Unterschiede (2). Nach aktueller Studienlage kann die intraossäre Punktion als schnelle, sichere und effektive Notfalltechnik zur Etablierung eines venösen Gefäßzugangs bezeichnet werden (4). Der intraossäre Zugangsweg sollte jedoch lediglich zur Überbrückung eingesetzt werden und in der aufnehmenden Klinik nach spätestens einem Tag durch einen peripher- oder zentralvenösen Zugang ersetzt werden.

Indiziert ist die intraossäre Punktion beim kindlichen Notfall:

▶ in der Reanimationssituation

▶ nach spätestens drei vergeblichen Versuchen der Etablierung eines intravenösen Zugangs

▶ nach einem Zeitraum von spätestens 90–120 Sekunden, die erfolglos für die Suche nach alternativen Gefäßzugängen beim kritischen Patienten aufgewandt wurden (4).

Zur Durchführung der Maßnahme stehen dem Rettungsteam heutzutage verschiedene Geräte zur Auswahl, die große Unterschiede in Aufbau, Funktionsweise und natürlich auch im Preis aufweisen. Bei der *Cook®-Nadel*, einem der ersten Systeme für die intraossäre Punktion, wird die Außenschicht des Knochens (Kortikalis) durch die Kraft des Anwenders durchstoßen. Hierzu muss gleichzeitig zur Kraftausübung in Richtung des Knochens eine abwechselnd links- und rechtsdrehende Bewegung der Nadelspitze erfolgen. Das gleiche Vorgehen erfordert der Einsatz der *Jamshidi®-Nadel*, die sich aber äußerlich

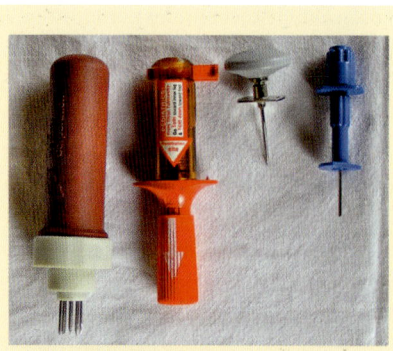

ABB. 20 ▶ Diverse Punktionssysteme (FAST®, BIG®, Cook®- und Jamshidi®-Nadel)

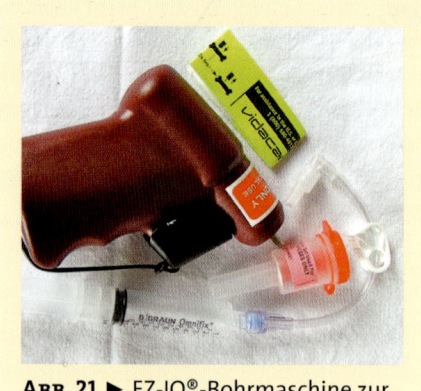

ABB. 21 ▶ EZ-IO®-Bohrmaschine zur intraossären Punktion

von der Cook®-Nadel dadurch unterscheidet, dass sie nicht über einen großen Knauf am proximalen Ende verfügt. Die *Bone Injection Gun* (BIG®) arbeitet mit einem Federmechanismus, bei dem die Nadel in einer zuvor eingestellten Tiefe in den Knochen eindringt. Bei der *EZ-IO®* handelt es sich um eine batteriebetriebene Bohrmaschine, bei der die Nadel unter geringem Druck in die Markhöhle eingebracht wird.

Ein weiteres System, das so genannte *FAST1®*, ist für die Anwendung bei Kindern unter 12 Jahren nicht geeignet, da es auf dem »Handgriff des Brustbeins« (Manubrium sterni) eingeführt werden muss. Den notwendigen Impuls erzielt das Gerät wie die BIG® durch einen Federmechanismus.

Alle genannten Geräte zur Durchführung einer intraossären Punktion verfügen über ein Lumen, das auch eine forcierte Volumentherapie beim kindlichen Notfall ermöglicht. Ob das Lumen auch für eine großzügige Infusionsgabe beim Erwachsenen ausreicht, wird von verschiedenen Autoren unterschiedlich bewertet. Messungen zeigen, dass beispielsweise mit der EZ-IO® eine Applikation von bis zu 165 ml kristalloider Flüssigkeit pro Minute erreicht werden kann. Ob eine höhere Flussrate – gerade im Hinblick auf die heutzutage eher zurückhaltende Infusionstherapie beim schweren Trauma – überhaupt eine Indikation hat, ist fraglich. Tatsächlich ist es zudem möglich, auch Blut über die Kanüle zu applizieren (5).

Durchführung der intraossären Punktion

Bei Kindern bis sechs Jahren ist als Punktionsort das obere Schienbein (proximale Tibia) am besten geeignet. Dies immer unter der Maßgabe, dass keine regionalen Schädigungen oder Frakturen des Knochens vorliegen, die nahezu die einzigen Ausschlusskriterien für die Durchführung der Maßnahme darstellen.

Ein bis zwei Zentimeter unterhalb des nach vorne gewölbten und gut tastbaren Schienbeinhöckers (Tuberositas tibiae) wird die Nadel in der Mitte der abgeflachten Tibia aufgesetzt. Die Punktionsstelle muss vor der Durchführung desinfiziert werden, damit keine Keime von der Hautoberfläche in das Innere des Knochens gelangen. Danach wird die

Durchführung einer intraossären Punktion

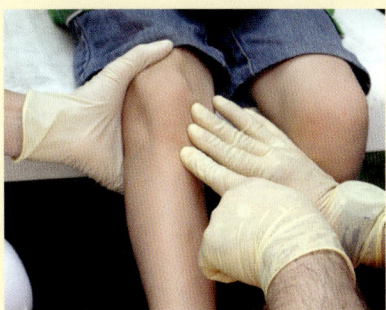

ABB. 22 ▶ Aufsuchen des Punktionsortes zwei Finger unterhalb der Schienbeinoberkante (Tuberositas tibiae)

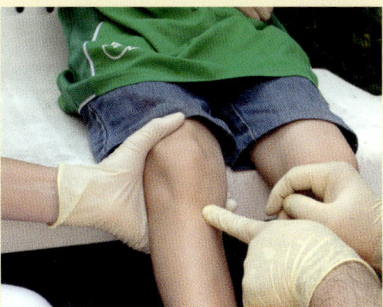

ABB. 23 ▶ Kontrolle und Vorbereitung der Desinfektion des Punktionsortes

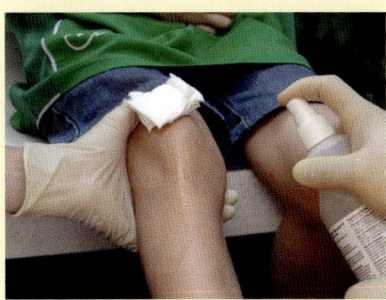

ABB. 24 ▶ Desinfektion des Punktionsortes

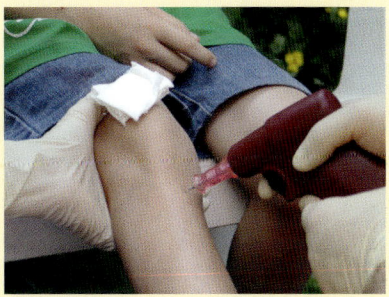

ABB. 25 ▶ Punktion des Knochens, hier mit der EZ-IO®

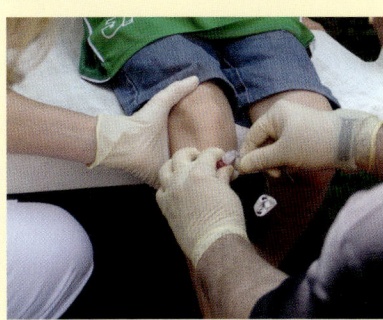

ABB. 26 ▶ Fixierung und Anschluss der Zuleitung

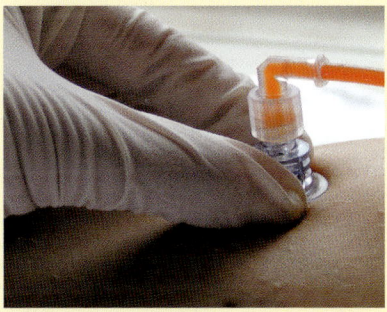

ABB. 27 ▶ Aspirieren von Markflüssigkeit zur Verifizierung der richtigen Lage. Achtung: Vor Einspülen von Flüssigkeit oder Medikamenten muss beim nicht bewusstlosen Patienten zur Verhinderung stärkster Schmerzen eine lokale Anästhesie, zum Beispiel mittels Lidocain 2 %, erfolgen.

Kortikalis entweder mittels eines Federmechanismus (BIG®) oder durch Drehung (manuell mittels Cook®- bzw. Jamshidi®-Nadel oder halbautomatisch mittels der EZ-IO®) überwunden, bis die Nadelspitze in der Markhöhle zum Liegen kommt. Bei größeren Kindern und Erwachsenen ist die Kortikalis, also der feste äußere Bereich des Knochens, am beschriebenen Punktionsort schon recht dick. Ein manuelles Gerät wie die Cook®-Nadel sollte daher bei Kindern über sechs Jahren eher an der unteren (distalen) Tibia zum Einsatz kommen.

Diverse Versuchsreihen legen den Schluss nahe, dass die intraossäre Punktion – und hier insbesondere die halbautomatische Durchführung mittels EZ-IO® – mit nur geringen Schmerzen für den Patienten verbunden ist. Diese seien in etwa mit denen einer Anlage einer üblichen Venenverweilkanüle vergleichbar.

Bei der Anwendung der EZ-IO® sowie der manuellen Geräte ist beim Eindringen in die Markhöhle ein plötzlicher Widerstandsverlust erkennbar. Nach Sicherstellung einer Fixierung gemäß den Angaben des Herstellers muss die Spongiosa – das Geflecht dünner Knochenbalken innerhalb der Markhöhle – noch ausgedehnt werden. Hierzu werden unter leichtem Druck 10 ml NaCl-Lösung über die Nadel appliziert. Diese notwendige Dehnung provoziert jedoch beim bewusstseinsklaren Patienten einen sehr starken viszeralen Schmerz, der durch die Gabe eines Lokalanästhetikums verhindert werden kann. Dieses appliziert man unter langsam steigendem Druck bis zum Erreichen einer lokalen Schmerzfreiheit. Das beschriebene Verfahren ist nicht mit dem oberflächlichen »Quaddeln« zu verwechseln, bei dem Schmerzreize aus den Nervenendigungen der Muskeln und der Knochenhaut (Spongiosa) reduziert werden sollen.

Nach lokaler Betäubung und Dehnung der Spongiosa können Medikamente und Infusionslösungen über den intraossären Zugang appliziert werden. Die Dosierung der Medikamente bei der intraossären Applikation entspricht der bei der intravenösen Gabe.

Literatur:

1. Adams HA et al. (2010) Infusionstherapie im Rettungsdienst. Intensivmedizin und Notfallmedizin 47: 370-380

2. Bastigkeit M (2008) Medikamente in der Notfallmedizin. 7., überarb. Aufl. Stumpf & Kossendey, Edewecht, S. 29 ff.

3. Bernhard M et al. (2010) DGAI Info – Die intraossäre Infusion in der Notfallmedizin. Anästhesiologie und Intensivmedizin 51 (Supl): 615-620

4. Bernhard M et al. (2010) Invasive Notfalltechniken; intraossäre Punktion, Notfallkoniotomie und Thoraxdrainage. Notfallmedizin up2date 5: 41-45

5. Eich C et al. (2010) Die intraossäre Infusion in der Kindernotfallmedizin und Kinderanästhesie. Anästhesiologie und Intensivmedizin 51:75-81

6. European Resuscitation Council (2005) European Pediatric Life Support (Manual)

7. European Resuscitation Council (2010) Guidelines for Resuscitation 2010. Section 8: Cardiac Arrest in Special Circumstances

8. Osthaus WA, Stümpelmann R (2010) Volumentherapie im Kindesalter. Notfallmedizin up2date 5(2): 117-131, unter: https://www.thieme-connect.de/DOI/DOI?10.1055/s-0030-1249837

3 Das ABCDE-Schema

3.1 A – Airway – Atemwege

3.1.1 *Allgemeines*

Im Gegensatz zum Erwachsenen, bei dem Herz-Kreislauf-Stillstände häufig eine kardiale oder thromboembolische Ursache haben, sind die meisten Herz-Kreislauf-Stillstände von Säuglingen und Kleinkindern durch eine Hypoxämie bedingt. Aufgrund dieser Tatsache hat das Freimachen und Freihalten der Atemwege beim pädiatrischen Notfall höchste Priorität. Ohne einen offenen Atemweg kann der lebenswichtige Sauerstoff nicht in die Lungen gelangen. Aufgabe der Atmung ist zum einen die Beladung des Blutes mit Sauerstoff und zum anderen die Regulation des Säure-Basen-Haushalts über die CO_2-Konzentration des Blutes. Die Atemmechanik dient der Belüftung (Ventilation) der Alveolen, durch deren Wand O_2 in das Blut und CO_2 aus dem Blut diffundieren kann. Während eines Notfallgeschehens ist der Sauerstoffbedarf des Körpers besonders hoch. Dies liegt an verschiedenen Stressoren, wie zum Beispiel der Ausschüttung von Katecholaminen.

Viele der Vorgehensweisen im Rahmen der Säuglings- und Kindernotfälle ähneln denen beim Erwachsenen. Trotzdem gilt es, auch die anatomischen und physiologischen Besonderheiten von Säuglingen und Kleinkindern zu beachten, die uns nicht zuletzt wegen der viel kleineren Dimensionen ein filigraneres Arbeiten abverlangen.

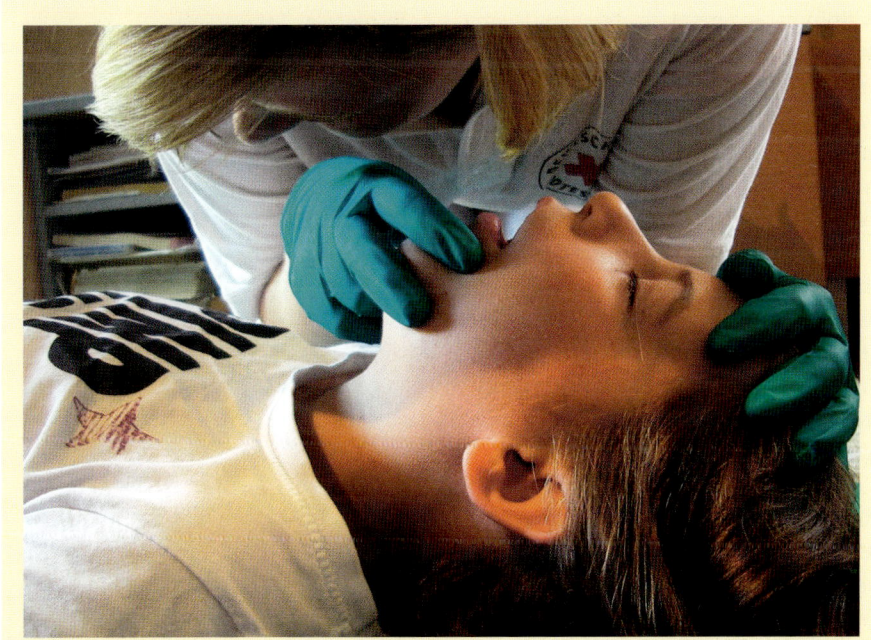

ABB. 1 ▶ Atemkontrolle bei geöffnetem Mund mittels Sehen, Hören und Fühlen

3.1.2 Ursachen des akuten A-Problems

Von einem A-Problem spricht man, wenn die oberen Atemwege teilweise oder komplett verlegt sind. Eine ausreichende Ventilation von Luft und dem darin enthaltenen Sauerstoff hin zur alveolar-kapillären Membran der Lungen ist eingeschränkt oder gar nicht mehr möglich. Der Sauerstoffbedarf des Körpers wird nicht ausreichend gedeckt und es kommt zu einer Hypoxämie. Grundsätzlich können drei Ursachen zu einer Verlegung der oberen Atemwege führen:

- ▶ mechanische Verlegung
- ▶ entzündliche Prozesse
- ▶ strukturelle Schädigungen, zum Beispiel infolge von Traumata.

Mechanische Verlegungen

Die Aspiration von *Fremdkörpern* ist im Säuglings- und Kleinkindesalter eine der häufigsten Ursachen für eine teilweise oder komplette Atemwegsverlegung. Betroffen sind meistens Kleinkinder im Alter zwischen einem und drei Jahren, doch können auch sehr junge Säuglinge betroffen sein. Typische Fremdkörper, die zu einem Bolusgeschehen führen können, sind beispielsweise Nüsse oder kleine Spielzeugteile. In der Akutsituation kommt es häufig zu Hustenanfällen. Die Kinder würgen und es entwickelt sich schnell eine Zyanose. Beim Eintreffen des Rettungsdienstes kann die Symptomatik bereits abgeklungen sein. Ist der Fremdkörper im Gewebe fixiert, präsentiert sich das Kind nicht selten unauffällig. Ein Stridor besteht hier eher selten. Kommt es allerdings zu Erstickungsanfällen und pathologischen Atemgeräuschen, so ist davon auszugehen, dass sich der Fremdkörper im Bereich der Trachea oder vor der Stimmbandebene befindet. Tracheale Fremdkörper können jederzeit nach oben geschleudert werden und zu einem reflektorischen Herzstillstand oder zu einem Laryngospasmus führen.

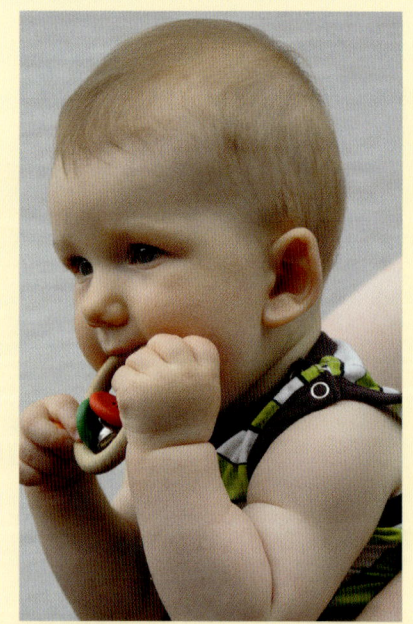

ABB. 2 ▶ Nüsse, kleine Spielzeuge oder abgebrochene Teile größerer Gegenstände können den oberen Atemweg verlegen

Zu einem *Laryngospasmus* kommt es auch häufig im Rahmen der Narkoseeinleitung bei nicht ausreichender Narkosetiefe (2, 14). Die Inzidenz ist hier gemäß den neuesten Untersuchungen überraschend hoch (POCA-Studie, 4).

Im Bereich von Rachen und Kehlkopf verringert sich der Muskeltonus bei einem Vigilanzabfall. Besonders in Rückenlage kann es infolgedessen zu einer Verlegung der oberen Atemwege durch Weichteile (weicher Gaumen und Epiglottis) kommen. Diese ist meist unvollständig und imponiert durch ein schnarchendes Geräusch bei der Ein- und Ausatmung.

Neben festen Fremdkörpern kann der obere Atemweg natürlich auch durch *Flüssigkeiten* wie Blut, Schleim und Erbrochenes verlegt sein. Durch eine Absaugung – günstigstenfalls in einer gesicherten seitlichen Position – kann das Problem beseitigt werden. Allerdings kann durch vermehrtes Absaugen eine Hypoxie bei Säuglingen und Kleinkindern ausgelöst werden. Auch ein Laryngospasmus kann durch vermehrtes und tiefes Absaugen provoziert werden. Daher gilt der Grundsatz: So viel wie nötig, so wenig wie möglich Manipulationen mit Absaugkathetern im Mund-Rachen-Raum vornehmen.

Im Gegensatz zu einem Bolusgeschehen treten Atemwegsverlegungen durch Weichteile und durch Flüssigkeiten häufig rezidivierend auf. Die Atemwege müssen also auch im Anschluss an eine erfolgreiche Therapie engmaschig kontrolliert werden.

Einen Sonderfall für ein plötzlich auftretendes Atemwegsproblem kann die so genannte *Vocal Cord Dysfunction* (VCD) darstellen. Hierbei handelt es sich um eine überempfindliche Reaktion des Kehlkopfes auf äußere Einflüsse, die zu einem Verschluss der Stimmritze mit teils als lebensbedrohlich wahrgenommener Atemnot führt. Auslöser können neben organischen oder seltenen neurologischen Ursachen insbesondere psychische Faktoren sein. Gerade in Phasen mit emotionalen Stressspitzen (Schule, Prüfungen) kann es zu diesen Anfällen kommen.

Entzündliche Prozesse

Zu den entzündlichen Prozessen der oberen Atemwege zählen *Infektionen und allergische Reaktionen*. Schwere allergische Reaktionen sind auch bei Kindern immer häufiger zu beobachten. Da die Allergien in der Regel bekannt sind, ist hier die Anamneseerhebung von besonderer Bedeutung. Notfallmedizinisch relevant sind überwiegend allergische Reaktionen des Typs I bzw. vom Soforttyp. Diese Reaktionen finden bei Kontakten mit Inhalations- (Pollen oder Tierhaare), Kontakt- (z.B. Nickel oder Kosmetika), Ingestions- (z.B. Nahrungsmittel), Injektions- (Arzneimittel, Insektenstiche) oder Infektionsallergenen wie beispielsweise Mikroorganismen statt. Bezogen auf den Atemweg können allergische Reaktionen als Rhinitis, Quincke-Ödem, Asthma bronchiale oder als atopische Form mit Schwellung der Schleimhaut der oberen Atemwege als klinisches Bild imponieren.

Häufige Krankheitsbilder in Bezug auf die entzündlichen A-Probleme sind der Pseudokrupp und die Epiglottitis. Letztere ist seit Einführung der Impfung gegen Corynebacterium diphtheriae (Erreger der Diphtherie) sowie Haemophilus influenzae Typ b (Hib) sehr selten geworden. Pseudokrupp und Epiglottitis unterscheiden sich deutlich hinsichtlich der Histologie, des Verlaufs und vor allem des Gefahrenpotenzials. Denn während sich die Symptome eines Pseudokrupp-Anfalls häufig schon durch einfache Maßnahmen verbessern lassen (Pseudokrupp = unspezifische Entzündung der oberen Atemwege unterhalb der Stimmritze), handelt es sich bei der Epiglottitis (bakterielle Entzündung des Kehldeckels) um eine lebensbedrohliche Situation.

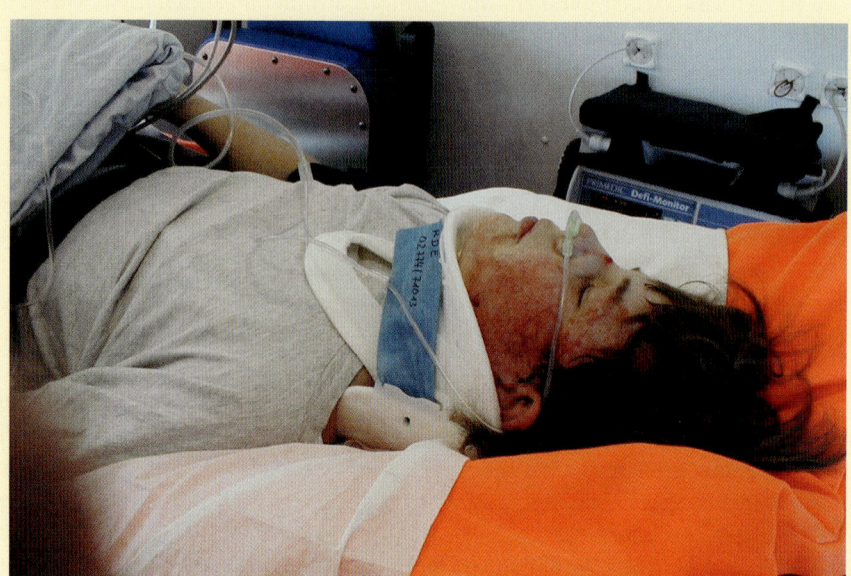

ABB. 3 ▶ Angelegte HWS-Schiene nach Trauma: Der Kopf muss während des Transports zusätzlich fixiert werden, um Manipulationen zu vermeiden.

Strukturelle Schädigungen

Traumata und damit verbundene strukturelle Schädigungen im Bereich der oberen Atemwege sind äußerst seltene Ursachen für ein A-Problem. Hierzu zählen etwa schwere Mittelgesichtsverletzungen, Kehlkopfschädigungen oder Trachealrupturen. Häufig bedürfen solche Verletzungen des Einsatzes chirurgischer Interventionsmöglichkeiten, da die Anatomie der oberen Atemwege hochgradig geschädigt wurde. Neben Traumata kann auch die *Ingestion von Säuren oder Laugen* zu schweren strukturellen Schädigungen der oberen Atemwege führen.

Als Sonderfall sei an dieser Stelle die Tracheomalazie erwähnt, die ihre Ursache in der ungenügenden Stabilität der in der Luftröhre befindlichen Knorpelspangen hat. Dies kann zu einem Kollaps der Luftröhre während der Inspiration führen. Die Tracheomalazie kann sowohl ein Segment als auch die gesamte Trachea betreffen. Sie gilt zwar typischerweise als A-Problem, die Therapie (ständiger positiver Druck in den Atemwegen zur Vermeidung eines Kollaps – CPAP) wird aber ausführlich im B-Kapitel (3.2) besprochen.

3.1.3 Diagnostik des akuten A-Problems

Ersteindruck

Atemwegsprobleme sind in der Regel auf den ersten Blick zu erkennen. Ältere Kinder versuchen unter Umständen gestikulierend auf ihr Problem hinzuweisen. Typische Zeichen, die für ein begleitendes oder isoliertes A-Problem sprechen, sind:

TAB. 1 ▶ Kriterien für ein Atemwegsproblem im Rahmen des Ersteindrucks	
Haut:	Zyanose als Zeichen einer Sauerstoffunterversorgung
verbale Reaktion:	stilles oder wimmerndes Kind, ggf. panische Laute
Atmung:	Nasenflügeln, ggf. inspiratorischer Stridor, schnelle Atmung
körperliche Reaktion:	Panik beim teilweise verlegten Atemweg bzw. Bewusstlosigkeit beim verlegten oder lange teilverlegten Atemweg
Kinematik:	Zeichen für Hochrasanztrauma, ggf. mit Gesichts-, Schädel- oder HWS-Verletzungen

Primary Survey (ABCDE)

Schreit oder spricht das Kind ohne pathologische Atemgeräusche, so kann eine Verlegung der oberen Atemwege ausgeschlossen werden. Ist dies nicht der Fall, so muss umgehend der Mund-Rachen-Raum inspiziert werden. Flüssigkeiten wie Erbrochenes, Schleim oder Mekonium (beim Neugeborenen) lassen sich hierdurch ebenso erkennen wie größere Fremdkörper.

Frühe klinische Zeichen auf das Vorliegen eines A-Problems sind eine verlängerte Inspiration, das »Nasenflügeln« – heftige Bewegungen der Nasenlöcher, synchron zur Atembewegung –, eine Tachypnoe und das Auftreten eines Stridors. Grundsätzlich gilt, dass ein inspiratorischer Stridor Zeichen einer Enge der oberen Atemwege ist, ein exspiratorischer Stridor ist Zeichen einer Enge der unteren Atemwege. Ein schnarchendes Atemgeräusch deutet auf eine partielle Verlegung durch Weichteile hin. Eine Zyanose ist als Spätsymptom einer respiratorischen Insuffizienz zu werten.

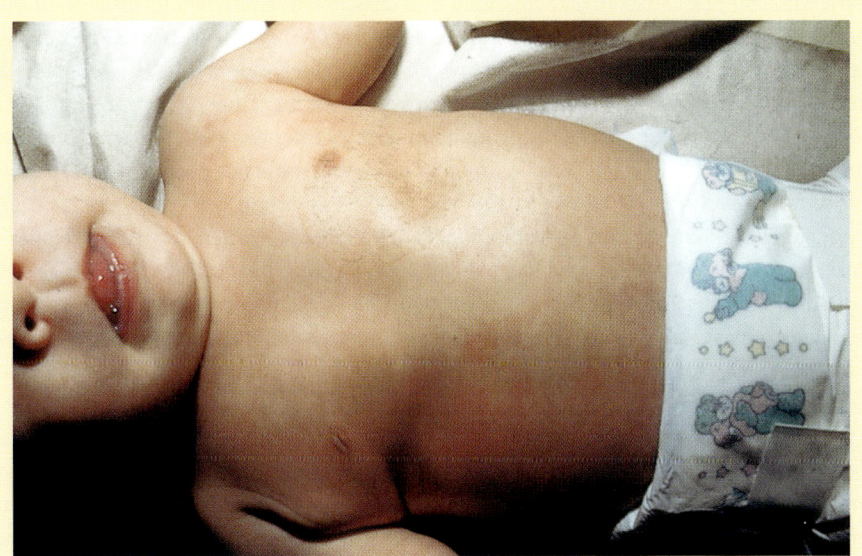

ABB. 4 ▶ Thorakale Einziehungen als Zeichen eines schwerwiegenden A-Problems

Eine A-Problematik hat auch Einfluss auf die übrigen Vitalfunktionen. Zudem hängen die Versorgung der Zellen mit Sauerstoff sowie der Abtransport von CO_2 aus der Peripherie nicht nur von der Atmung ab, sondern auch von der Intaktheit der Sauerstofftransportfunktion des Blutes. Die Minderbelüftung der Lungen kann bei entsprechend langer Dauer Atelektasen und eine Umverteilung des Blutflusses in der Lunge zur Folge haben (Euler-Liljestrand-Mechanismus). Ein B-Problem ist die Folge. Die kompensatorisch erhöhte Atemfrequenz kann bis zu einer völligen Erschöpfung des Kindes führen.

Infolge der Minderversorgung des Gewebes mit Sauerstoff wird auch die Herzfrequenz des Kindes gesteigert, um ein erhöhtes Herzminutenvolumen und damit eine bessere Oxygenierung des Gewebes zu ermöglichen. Der hierdurch ansteigende Sauerstoffbedarf des Myokards kann nicht mehr gedeckt werden, weshalb es bei fortschreitender bzw. länger andauernder Hypoxie zu einem Umschlagen von einer Tachykardie in eine Bradykardie kommt (C-Problem). Wird die zugrunde liegende Atemwegsverlegung nicht beseitigt und ausreichend Sauerstoff zugeführt, kommt es zum hypoxiebedingten Herz-Kreislauf-Stillstand.

Auch das Gehirn benötigt große Mengen Sauerstoff. Ein Problem der oberen Atemwege kann so zu Vigilanzminderungen bis hin zur Bewusstlosigkeit führen (D-Problem). In der frühen Phase oder bei teilweiser Atemwegsverlegung kann das Kind in Panik geraten. Wie schnell eine Eintrübung vonstatten geht, ist von der Art und dem Ausmaß der Stenose abhängig.

Monitoring

Das Monitoring bei einem Säugling oder Kleinkind mit einem akuten A-Problem unterscheidet sich nicht von dem eines Erwachsenen. Grundsätzlich gilt jedoch auch hier, dass der klinische Blick sowie die Beobachtung und Einschätzung des Helfers durch kein Monitoringverfahren zu ersetzen sind. Essenzieller Bestandteil der Basisüberwachung ist die Ermittlung der Atemfrequenz. Diese vermittelt schnell einen Eindruck über den Zustand des respiratorischen Systems. Sowohl eine Bradypnoe als auch eine Tachypnoe mit unzureichendem Tidalvolumen (Atemzugvolumen) führt zu einer verminderten Sauerstoffaufnahme. Im Extremfall ist das Tidalvolumen so erniedrigt, dass nur noch eine so genannte Totraumventilation stattfindet, also eine Hin- und Herbewegung von Luft, die nicht am Gasaustausch teilnimmt. Bei der Versorgung eines akuten A-Problems stellt die Anlage einer Pulsoxymetrie die wichtigste Form des apparativen Monitorings dar. Um exakte Werte erheben zu können, müssen bei Säuglingen und kleinen Kindern Klebesensoren verwendet werden. Neben dem S_pO_2-Wert kann über die Pulsoxymetrie auch die Herzfrequenz ermittelt werden. Über beide Werte lassen sich entsprechend Rückschlüsse auf das Ausmaß der Hypoxie ziehen.

Ergänzt werden kann das Monitoring im weiteren Verlauf des Einsatzes durch die Anlage eines EKG. Dies hat natürlich eine deutlich größere Bedeutung im Rahmen der Behandlung eines hypoxischen Herz-Kreislauf-Stillstands. Und auch bei einer eventuell notwendigen Narkose gehört die Anlage eines EKG ebenso wie die Messung des Blutdrucks zur Mindestanforderung an das Monitoring.

Zuletzt müssen Kapnometrie bzw. Kapnografie zwingend eingesetzt werden, um im Falle einer Intubation die Lage des Tubus zu verifizieren. Der Verzicht auf diese apparative Überwachung hat in der Vergangenheit mehrfach Menschenleben gekostet.

Anamnese / Fremdanamnese

Im Rahmen der Anamnese können unter A (Allergien) Hinweise auf eine allergische Reaktion mit Anschwellen der Larynxschleimhaut erhoben werden. Auch wenn bei dem Kind bis dato keine Allergien bekannt sind, bedeutet dies noch lange nicht, dass eine allergische Reaktion als Ursache des Problems sicher ausgeschlossen werden kann. Erkundigen Sie sich daher nicht nur danach, ob eine Allergie bekannt ist. Ebenso wichtig ist, ob das Kind ggf. Kontakt mit potenziellen Allergenen hatte. Fragen können in diesem Zusammenhang etwa sein: »Hat Ihr Kind bekannte Allergien?« oder »Hatte Ihr Kind vor dem Geschehen Kontakt mit Tierhaaren, Chemikalien, Nüssen etc.?« Informationen über eine Dauermedikation oder eine durch die Eltern eingeleitete Akut-Therapie lassen sich unter Punkt M in Erfahrung bringen. Bei der bekannten allergischen Reaktion ist vor allem von Bedeutung, ob Helfer bereits eine Adrenalingabe mit speziell hierfür entwickelten i.m.-Injektoren durchgeführt haben. Unter dem Punkt P (persönliche Vorerkrankungen) können ggf. Zeichen für kürzlich zurückliegende Atemwegsinfekte erhoben werden. Aber auch begleitende Symptome geben mitunter wichtige Hinweise auf das zugrunde liegende Geschehen. Ein Pseudokrupp-Anfall geht häufig mit leichten Erkältungssymptomen einher, eine Epiglottitis mit hohem Fieber und Schluckbeschwerden. Nahrungsmittel wie Nüsse, Erdbeeren und bestimmte Südfrüchte verfügen über ein hohes Potenzial zur Auslösung schwerer Allergien. Die Klärung, was das Kind bei der letzten Nahrungsaufnahme zu sich nahm, kann bei der Suche nach auslösenden Faktoren einer anaphylaktischen Reaktion helfen. Ist eine Atemwegssicherung einzuleiten, so kann hierbei auch geklärt werden, inwieweit der kleine Patient nüchtern ist. Ereignisse, die mit dem Geschehen in Verbindung stehen, können beispielsweise Insektenstiche oder der Kontakt mit anderen potenziellen Allergenen sein. Eine Obstruktion der oberen Atemwege infolge eines entzündlichen Prozesses entwickelt sich in der Regel über einen längeren Zeitraum (z. B. Minuten oder Stunden). Ein Bolusgeschehen hingegen führt sehr schnell zu schwerster Atemnot.

Körperliche Untersuchung

Das Auftreten von Urtikaria kann auf eine dem A-Problem zugrunde liegende anaphylaktische Reaktion hinweisen. Darüber hinaus lassen sich alle wichtigen klinischen Zeichen auf das Vorliegen einer oberen Atemwegsproblematik bereits im Primary Survey erheben.

3.1.4 Management des akuten A-Problems im Primary Survey

Handelt es sich nicht um strukturelle Schädigungen infolge von Traumata oder Ingestion von Säuren oder Laugen, sollte es das oberste Ziel des initialen Managements sein, die Verlegung bzw. Obstruktion der oberen Atemwege zu beseitigen. Bei mechanischen Verlegungen durch Weichteile, Flüssigkeiten oder Fremdkörper lässt sich dies in der Frühphase der Versorgung sehr effizient durch einfache manuelle Manöver des Atemwegsmanagements realisieren.

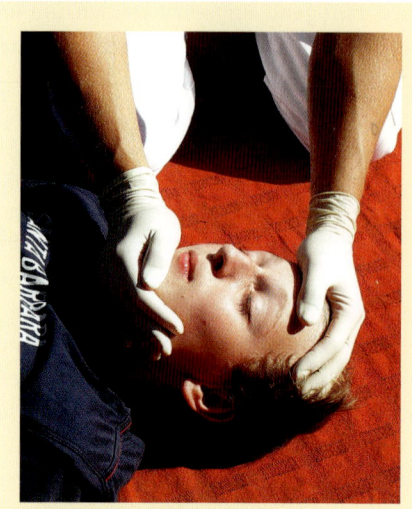

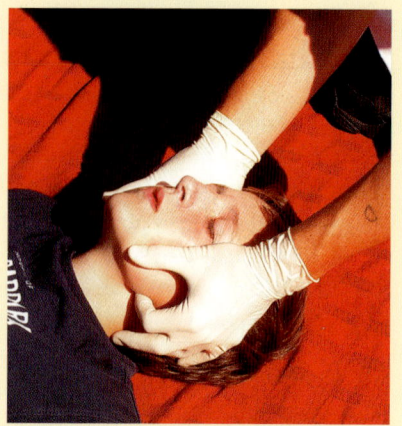

ABB. 6 ▶ Anheben des Kinns zur einfachen Sicherung der oberen Atemwege bei Verlegung durch Weichteile

ABB. 5 ▶ Kinnanhebe-Manöver beim Kind (Head Tilt Chin Lift)

Mechanische Verlegungen

Bei einer Verlegung der oberen Atemwege durch Weichteile infolge eines Vigilanzabfalls stellt das Anheben des Kinns das entscheidende Manöver zur Beseitigung des Problems dar. Der Kopf des Kindes ist während des Anhebens entweder in Neutralposition zu bringen (Chin Lift) oder – bei älteren Kindern – gegebenenfalls leicht zu reklinieren (Head Tilt Chin Lift). Wenn möglich, sollte der Mund hierbei geöffnet werden. Derselbe Effekt lässt sich auch durch den Esmarch-Handgriff (englisch: Jaw Thrust) erzielen. Auf die Reklination des Kopfes muss bei allen Patienten verzichtet werden, bei denen der Verdacht auf eine HWS-Verletzung besteht.

Sind die oberen Atemwege durch *Flüssigkeiten* verlegt, können sowohl biegsame als auch starre Absaugkatheter zum Einsatz kommen. Bei Säuglingen und kleinen Kindern finden üblicherweise flexible Katheter Anwendung. Je nach Größe beigemengter Fremdkörper (z. B. Rückstände fester Nahrung) muss auf eine ausreichende Dicke des Katheters geachtet werden, damit dieser nicht sofort verstopft. Über starre Absaugkatheter (»Yankauer«) vermag man auch sehr zähe und mit Fremdkörpern durchsetzte Flüssigkeiten abzusaugen. Alternativ oder zusätzlich zum Absaugen kann auch eine digitale Ausräumung erfolgen. Es ist stets zu beachten, dass durch das Absaugen – gerade in der Tiefe des Pharynx – Broncho- und Laryngospasmen hervorgerufen werden können, die zu einer Verschlechterung der Situation führen. Daher gilt der Grundsatz, so viele Manipulationen mit Absaugkathetern im Mund-Rachen-Raum wie nötig und so wenige wie möglich vorzunehmen.

Sowohl das Absaugen als auch das Ausräumen erfolgt am besten in Seitenlage, da hierbei Flüssigkeit aus dem unten liegenden Mundwinkel austreten und einer Aspiration besser vorgebeugt werden kann als in Rückenposition. Beim begründeten Verdacht auf Vor-

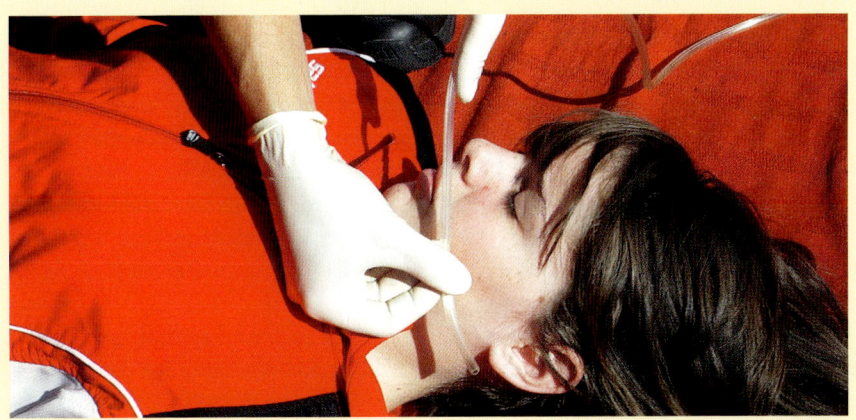

ABB. 7 ▶ Abmessen der Länge des Absaugkatheters entsprechend der Distanz zwischen Nasenspitze und Ohransatz

liegen einer HWS-Verletzung sollte darauf geachtet werden, dass der Patient nicht dauerhaft in der Seitenlage (Recovery-Position) gelagert wird. Während des Absaugens kann zwar auch das traumatisierte Kind in eine seitliche Position gebracht werden. Das Team muss hierbei aber dafür Sorge tragen, dass die Wirbelsäule bis hinauf zum Schädel in einer achsengerechten Position verbleibt (»Drehung en bloc«, so genanntes Log Roll).

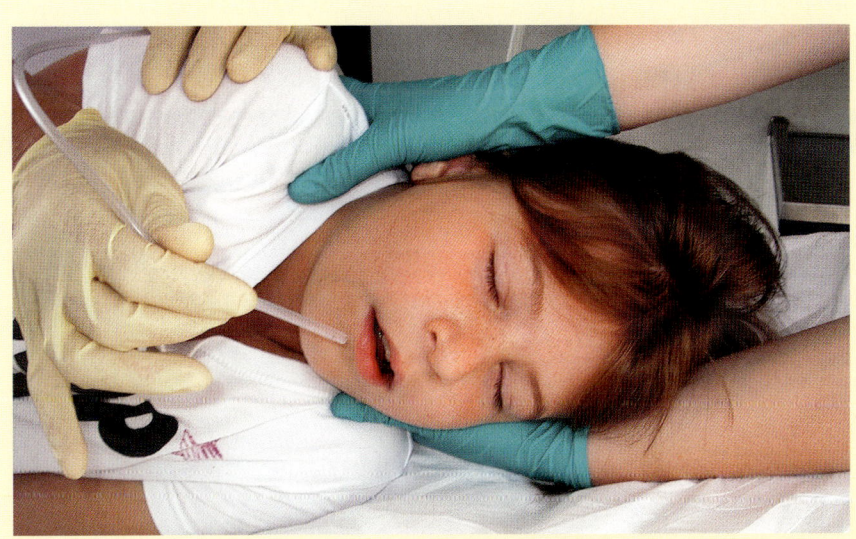

ABB. 8 ▶ Bei Verdacht auf Vorliegen eines Traumas kann bei einer notwendigen Absaugung von Flüssigkeiten aus dem Mund-Rachen-Raum eine Drehung en bloc in eine achsengerechte Seitenlage erfolgen.

Lange Zeit wurde für den Fall einer drohenden Aspiration in Rückenlage die Durchführung des so genannten Sellick-Handgriffs (Krikoid-Druck) als Alternative zur Seitenlage empfohlen. Das Manöver, bei dem der Ringknorpel nach unten gedrückt wird, um so den Ösophagus zu komprimieren, soll eine unerkannte Regurgitation von Mageninhalt verhindern. In neueren Publikationen sind die möglichen Effekte der Maßnahme in Frage gestellt worden, da ihr Nutzen nicht ausreichend belegt ist (10, 14).

Um eine Aspiration zu verhindern, müssen die Atemwege nach Durchführung aller genannten Maßnahmen engmaschig kontrolliert werden. Eine definitive Sicherung der oberen Atemwege vor dem Eindringen von Flüssigkeiten erfolgt entweder mithilfe der Intubation oder des alternativen Atemwegsmanagements.

Die Beseitigung eines *Fremdkörpers* (FBAO = Foreign Body Airway Obstruction = durch Fremdkörper bedingte Atemwegsobstruktion) folgt gemäß den Leitlinien der Fachgesellschaften einem klar strukturierten Algorithmus:

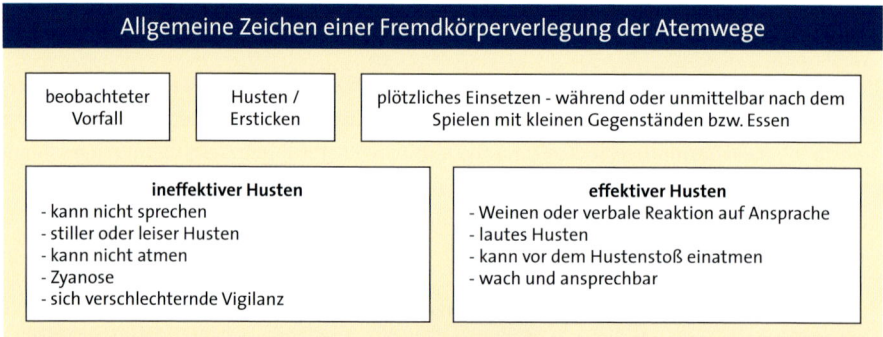

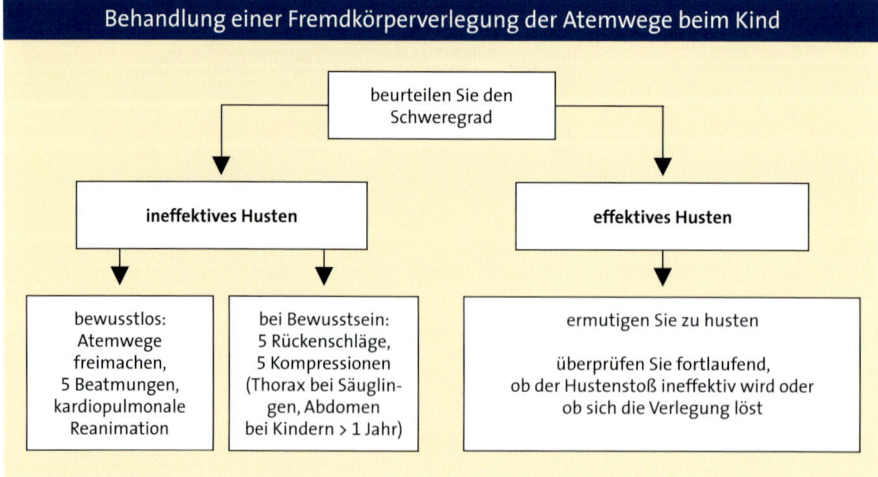

ABB. 9 ▶ Algorithmus FBAO

Hustet das Kind effizient und wird dadurch die Möglichkeit eröffnet, den Fremdkörper zu entfernen, so sollte es hierbei unterstützt werden. In diesem Zusammenhang muss betont werden, dass ein kräftiger Hustenstoß einen höheren Druck auf den Fremdkörper erzeugt als jedes der nachfolgend genannten Manöver aus dem FBAO-Algorithmus.

Ist der Husten ineffektiv, so sollten bei noch vorhandenem Bewusstsein zunächst bis zu fünf Rückenschläge erfolgen. »Zunächst« bedeutet in diesem Zusammenhang, dass bei restlosem Entfernen des Fremdkörpers mit einem der ersten Rückenschläge die weiteren unterbleiben können. Die Rückenschläge erfolgen – in angepasster Intensität – bei Säuglingen und Kindern gleichermaßen. Anders verhält es sich jedoch, falls ein entsprechender Erfolg ausbleibt. In diesem Fall werden Kompressionen zur intrathorakalen Drucksteigerung (Heimlich-Manöver) durchgeführt. Diese erfolgen beim Säugling bis zu einem Jahr in Form von thorakalen Stößen auf Höhe des Druckpunktes der Herzdruckmassage (in der unteren Hälfte des Sternums). Bei Kindern ab einem Jahr werden abdominelle Stöße direkt unterhalb der Rippenbögen durchgeführt. Der hierbei entstehende Druck wird über das Diaphragma auf die Lungen übertragen und soll so den Fremdkörper aus den oberen Atemwegen lösen. Auch die abdominellen (bzw. thorakalen) Stöße werden bis zu fünfmal durchgeführt.

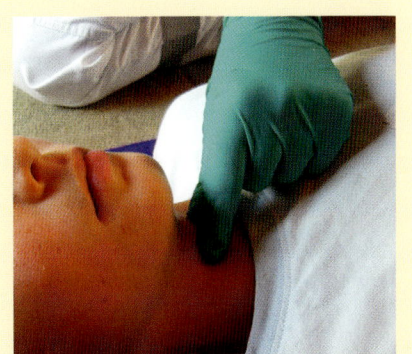

ABB. 10 ▶ Maßnahme ohne eindeutige Evidenz: Sellick-Handgriff (Krikoid-Druck)

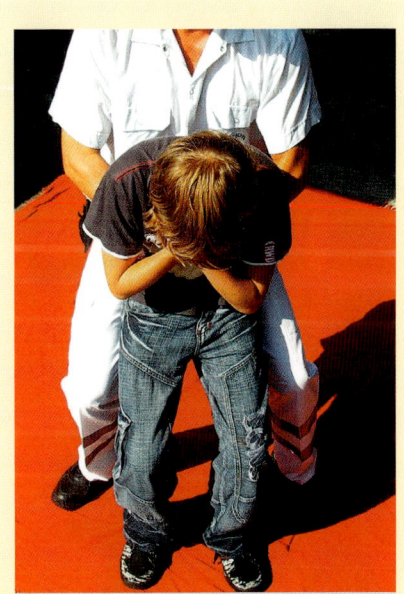

ABB. 11 ▶ Durchführung des Heimlich-Manövers beim stehenden Kind

Tritt nach Durchführung der beschriebenen Maßnahmen keine Besserung ein, so müssen diese bis zum Erreichen eines Erfolgs weitergeführt werden.

Wird das Kind bewusstlos, so ist umgehend mit einer Herz-Lungen-Wiederbelebung zu beginnen (Kapitel 4). Aufgrund der in diesem Fall zu erwartenden Relaxierung im Bereich der oberen Atemwege kann durch die Beatmung in aller Regel eine ausreichende

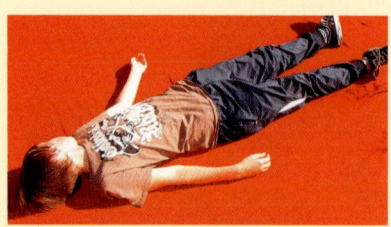

ABB. 12 ▶ Bewusstloses Kind in Rückenlage: Ist ein Trauma ausgeschlossen, kann es in Seitenlage (Recovery-Position) gebracht werden.

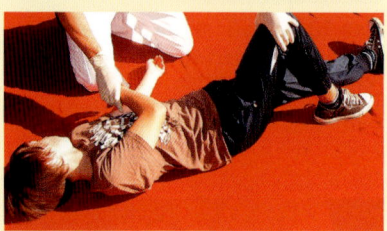

ABB. 13 ▶ Anwinkeln von Arm und Bein auf der vom Helfer abgewandten Seite

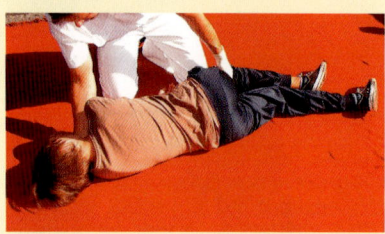

ABB. 14 ▶ Vorsichtiges Verlagern des Patienten in eine gesicherte Seitenposition

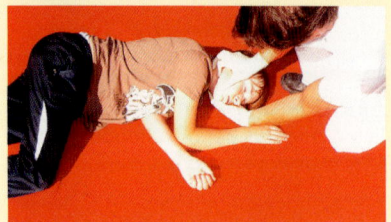

ABB. 15 ▶ Die zusätzliche Durchführung manueller Maßnahmen zur Offenhaltung des Atemwegs ermöglicht eine optimierte Ventilation.

Ventilation am Fremdkörper vorbei sichergestellt werden.

Nach einer erfolgreichen Beseitigung des Fremdkörpers gilt es, die Vitalfunktionen mittels eines konsequent durchgeführten Primary Survey zu beurteilen. Ist das Kind bewusstlos, verfügt aber über freie Atemwege und eine ausreichende Atmung, so kann es in der Recovery-Position gelagert werden. Gegenüber der Rückenposition gewährleistet diese Lagerungsmethode bei Kindern eine Zunahme des Atemwegsquerschnitts auf Höhe der Epiglottisspitze (12, 14) bei gleichzeitig verbessertem Aspirationsschutz.

Entzündliche Prozesse

Im Rahmen einer anaphylaktischen Reaktion sollte das Allergen so schnell wie möglich vom oder aus dem Körper entfernt werden, ansonsten wird die allergische Reaktion des Körpers ständig neu angefacht. Adrenalin erzeugt bei allen Formen des A-Problems infolge entzündlicher Prozesse eine positive Wirkung. Eine bestehende Schwellung der Schleimhaut im Larynx wird reduziert, eine fortschreitende Einengung des oberen Atemwegs verhindert. Darum sollte Adrenalin jedem Patienten mit einem A-Problem, das auf einer akuten Entzündung beruht, appliziert werden. Bei schweren allergischen Reaktionen erfolgt zunächst eine intramuskuläre Gabe (150–500 µg) des Katecholamins. Zusätzlich kann Adrenalin mittels inhalativer Sauerstoffvernebelung (z.B. 2 mg in 5 ml) verabreicht werden. Diese Variante steht im Falle von Pseudokrupp-Anfällen und einer Epiglottitis im Vordergrund.

Eine Intubation sollte bei einem A-Problem infolge entzündlicher Prozesse

TAB. 2 ▶ Differenzierung Pseudokrupp vs. Epiglottitis	
Pseudokrupp	**Epiglottitis**
Kind meist jünger als 3 Jahre	Kind meist älter als 3 Jahre
bellender Husten	kein oder allenfalls minimaler Husten
Heiserkeit	kloßige Sprache
zumindest Getränke werden noch akzeptiert	generelle Nahrungsverweigerung

nur im äußersten Notfall erfolgen. Häufig ist es sinnvoll, das Kind unter Sauerstoffgabe und/oder Maskenbeatmung in die Klinik zu fahren. In aller Regel sind die oberen Atemwege trotz erheblichen Stridors und lauten Hustens erstaunlich wenig beeinträchtigt. Eine assistierte Beatmung ist beim bewusstseinsgetrübten oder analgosedierten Kind möglich, sollte aber beim bewusstlosen Kind nicht durchgeführt werden, um eine Regurgitation zu vermeiden. Dies liegt darin begründet, dass bei den Erstgenannten die Schutzreflexe noch intakt sind, während bei einer Bewusstlosigkeit die Schutzreflexe zum Erliegen kommen und somit die Aspirationswahrscheinlichkeit unter Maskenbeatmung deutlich gesteigert ist. Im Einzelfall sollte eine nasale oder rektale Sedierung durch Benzodiazepine erwogen werden (cave: Gefahr der Ateminsuffizienz).

Atemwegssicherung

Atemhilfen

Der Esmarch-Handgriff stellt, wie bereits erwähnt, eine schnelle und einfache Möglichkeit dar, um eine Verlegung der oberen Atemwege durch Weichteile zu verhindern. Löst man den Handgriff jedoch, droht eine erneute Obstruktion. Durch das Einlegen eines oropharyngealen oder nasopharyngealen Tubus (Wendl- oder Guedel-Tubus) wird dauerhaft eine ausreichende Passage für die Ein- und Ausatemluft geschaffen.

Bei der Einlage eines Guedel-Tubus ist allerdings darauf zu achten, dass das Kind tief bewusstlos sein muss (AVP**U**). Ansonsten können durch die Maßnahme Würgereiz, Erbrechen und unter Umständen sogar ein Laryngospasmus ausgelöst werden. Solche Gefahren sind beim Wendl-Tubus zwar nicht aufgehoben, jedoch deutlich reduziert. Dieser kann auch bei noch erhaltenen Schutzreflexen eingeführt werden und wird – befindet er sich erst einmal in der richtigen Position – auch sehr gut toleriert. Das Abmessen von Guedel- und Wendl-Tuben un-

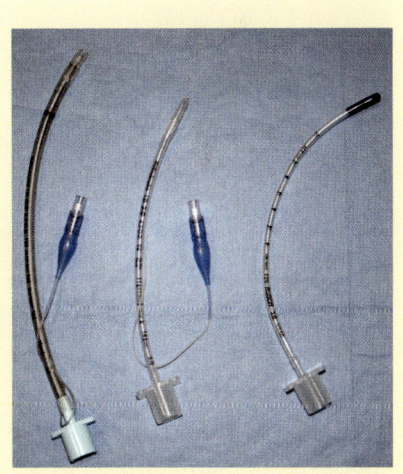

ABB. 16 ▶ Intubationstuben mit und ohne Cuff

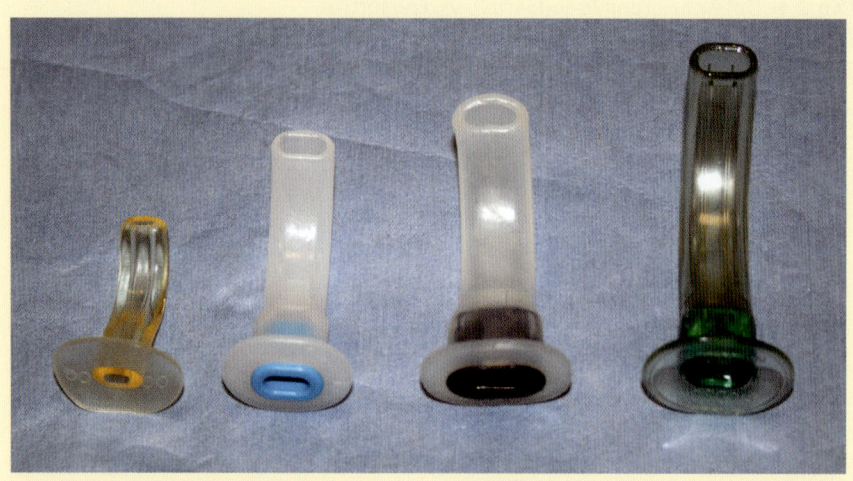

ABB. 17 ▶ Verschiedene Guedel-Tuben (oropharyngeale Tuben)

Einführung des Guedel-Tubus

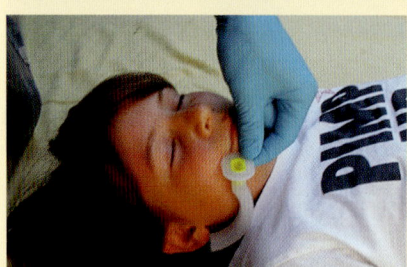

ABB. 18 ▶ Abmessen der Tubusgröße entsprechend der Distanz zwischen Mundwinkel und Ohransatz

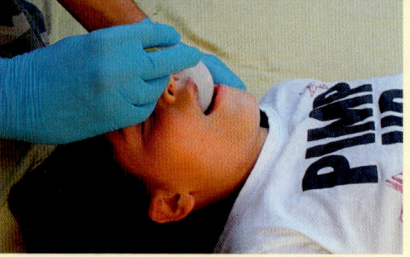

ABB. 19 ▶ Einführen des Tubus mit der konkaven Seite nach oben

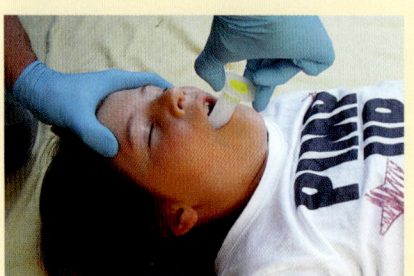

ABB. 20 ▶ Drehung des Tubus zum Aufladen des Zungengrundes

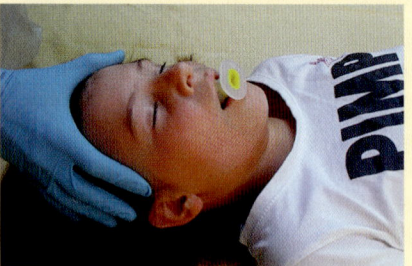

ABB. 21 ▶ Der Guedel-Tubus in Position. Über die entstandene Passage kann nun eine optimierte Sauerstoffgabe oder eine Beatmung erfolgen.

Einführung des Wendl-Tubus

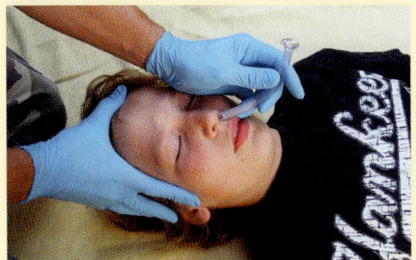

ABB. 22 ▶ Der Außenumfang des nasopharyngealen Tubus muss so bemessen sein, dass er mit geringem Spielraum in das Nasenloch passt.

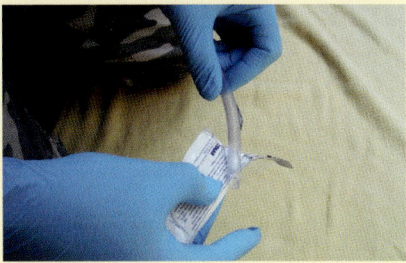

ABB. 23 ▶ Der Tubus muss vor dem Einführen mit Gel gleitfähig gemacht werden. Dies reduziert die Gefahr von Schleimhautschädigungen.

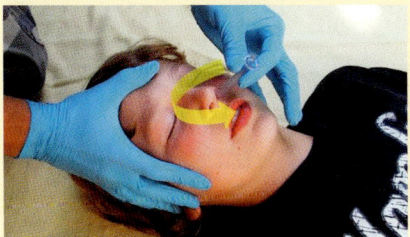

ABB. 24 ▶ Das Vorschieben des Tubus erfolgt unter leichtem Drehen.

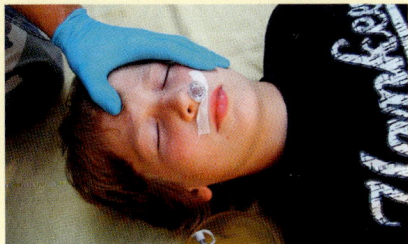

ABB. 25 ▶ Wendl-Tubus in Position. Eine zusätzliche Fixierung mit einem schmalen Pflasterstreifen ist sinnvoll, um Irritationen oder eine Dislokation zu vermeiden.

terscheidet sich nicht vom Vorgehen beim Erwachsenen: Die Länge des Guedel-Tubus entspricht der Entfernung zwischen Mundwinkel und Ohransatz; der Wendl-Tubus sollte so gewählt werden, dass sein äußerer Umfang dem Innendurchmesser des kindlichen Nasenlochs entspricht. Vor dem Einführen ist der Wendl-Tubus gut anzufeuchten bzw. mit einem speziellen Gel auf Wasserbasis einzureiben, um die Gleitfähigkeit zu verbessern und Blutungen bzw. Schleimhautirritationen zu vermeiden.

Beatmungsmasken

Rendell-Baker-Masken passen sich den kindlichen Gesichtsformen recht gut an. Runde Masken mit einem weichen Rand haben einen etwas größeren Totraum. Von Vorteil ist allerdings, dass sie bei Neugeborenen und kleinen Säuglingen häufig besser abdichten als Rendell-Baker-Masken. Säuglingsmasken haben ein Maskenvolumen von ca. 5 ml, was eine beträchtliche Erhöhung des Totraums bei kleinen Atemzugvolumina bedeutet. Um dieselbe Menge CO_2 abatmen zu können, muss das Atemminutenvolumen entsprechend erhöht werden. Wird der Säugling beatmet, ist dies bedeutungslos; für den spontan

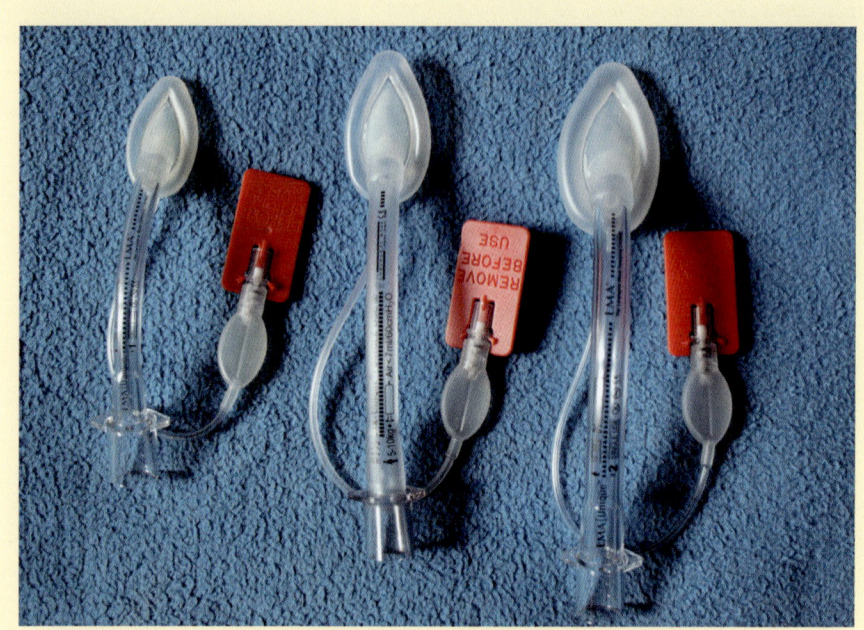

ABB. 26 ▶ Alternatives Atemwegsmanagement: Larynxmasken

atmenden Säugling bedeutet dies eine Zunahme der Atemarbeit. Eine Maskenbeatmung sollte nur zur assistierten Beatmung eingesetzt werden. Ist der kleine Patient tief bewusstlos, sollte möglichst schon vor der ersten Beatmung die Entscheidung für eine supraglottische Atemwegshilfe zum Offenhalten der Atemwege getroffen werden, um ein Überblähen des Magens und damit die Gefahr der Regurgitation von Mageninhalt zu vermeiden. Zwar lassen sich die Beatmungsmasken bei Kindern einfacher abdichten als bei Erwachsenen, allerdings wird der Magen eines Säuglings oder Kleinkindes auch viel schneller mit Luft überbläht, als dies beim Erwachsenen der Fall ist. Zum einen ist der Ösophagusverschlussdruck beim Säugling geringer, zum anderen ist das Magenvolumen bedeutend kleiner. Daher sind schon geringe Mengen Luft ausreichend, um den Magen zu füllen und damit neben einer Regurgitation auch einen Zwerchfellhochstand zu erzeugen. Dieser erschwert die Beatmung zusätzlich, da die Entfaltung der Lunge beeinträchtigt und so der Gasaustausch behindert wird. Als Entscheidungshilfe für oder gegen eine Maskenbeatmung gilt hier natürlich an erster Stelle der Faktor Zeit. Ist es in kürzester Zeit möglich, eine supraglottische Atemwegshilfe vorzubereiten und einzuführen, so sollte diese Alternative sofort genutzt werden. Ist dies nicht möglich, sollte unter Beachtung der möglichen Komplikationen schnellstmöglich mit einer Maskenbeatmung begonnen werden.

Eine Maskenbeatmung beim Säugling ist optimal in der Neutralstellung des Kopfes durchzuführen – allenfalls in der Schnüffelposition. Wird der Kopf des Säuglings oder Kleinkindes hierfür wie beim Erwachsenen überstreckt (rekliniert), führt dies unweigerlich zu einer Atemwegsverlegung.

Supraglottische Atemwegshilfen

Auch in der pädiatrischen Notfallversorgung finden supraglottische Atemwegshilfen wie Larynxmaske oder Larynxtubus immer häufiger Verwendung. Diese werden so genannt, weil sie oberhalb der Stimmbandebene verbleiben. Gerade hier sollte nach dem Motto »Keep it simple« gearbeitet werden. Es gilt Hilfsmittel einzusetzen, die einfach in der Handhabung sind und lediglich eine überschaubare Anzahl von Komplikationen aufweisen. Die naso- oder endotracheale Intubation sollte daher ausschließlich dem erfahrenen Pädiater oder Anästhesisten vorbehalten bleiben.

Larynxmasken sind in den Größen 0–3 für Säuglinge und Kinder erhältlich, wobei sich die Größe der Maske nach dem Gewicht richtet. Sie bestehen aus einem Schaft, der in die Mundhöhle eingeführt wird, und einem aufblasbaren Cuff, der sich um die Glottis schmiegt, diese abdichtet und so eine Ventilation ermöglicht. Das Platzieren der Larynxmaske darf wegen der Gefahr von Reflexen (Laryngospasmus, Erbrechen) nur bei Bewusstlosen oder in tiefer Anästhesie durchgeführt werden. Vor dem Einführen muss der Cuff auf seine Dichtigkeit geprüft und die Maske gleitfähig gemacht werden. Der Mund wird mithilfe des Kreuzgriffes geöffnet und die Maske, laut der Beschreibung des Herstellers, mit der Öffnung nach unten in den Mund eingeführt. Nach Überwindung eines leichten Widerstandes an der Rachenhinterwand kann die Maske in der Regel in optimaler Art und Weise auf dem Larynx platziert und der Cuff aufgeblasen werden. In der Praxis hat sich allerdings das »verkehrte« Einführen der Larynxmaske in die Mundhöhle, die so genannte Rotationstechnik, bewährt. Analog zum Einführen eines Guedel-Tubus wird die Larynxmaske bei Säuglingen und Kleinkindern in der Mundhöhle um 180° gedreht und dann in »richtiger« Lage weiter vorgeschoben. Dies erleichtert oft das korrekte Platzieren der Larynxmaske auf dem Larynx.

Larynxtuben werden ebenfalls blind in den Larynx eingeführt und sind in den Größen 0–2,5 für Säuglinge und Kleinkinder erhältlich. Zwar richtet sich die Größenangabe hier ebenfalls nach dem Gewicht, darf aber mit den Größenangaben für Erwachsene, die sich nach der Körpergröße richten, nicht verwechselt werden. Auch bei der Anwendung des Larynxtubus ist darauf zu achten, dass das Kind entweder bewusstlos oder tief anästhesiert ist, damit beim Einführen die bereits erwähnten Komplikationen Erbrechen und Laryngospasmus vermieden werden. Der Larynxtubus muss ebenfalls vor dem Einführen gleitfähig gemacht werden und wird dann nach Öffnen des Mundes mithilfe des Kreuzgriffes stets mit der Öffnung nach kaudal eingeführt. Ein Drehen ist hier im Gegensatz zur Larynxmaske zu unterlassen, um Schädigungen an der Schleimhaut möglichst zu vermeiden.

TAB. 3 ▶ Larynxtuben für den pädiatrischen Bereich		
Größe des LT	**Patient Gewicht / Größe**	**Farbe des Konnektors**
0	Neugeborene < 5 kg	transparent
1	Babys 5 – 12 kg	weiß
2	Kinder 12 – 25 kg	grün
2,5	Kinder 125 – 150 cm	orange

Intubation

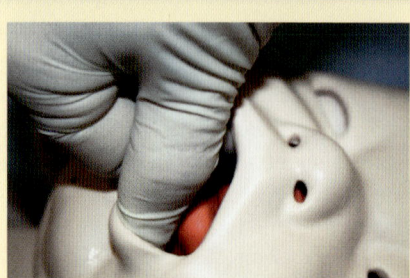

ABB. 27 ▶ Kreuzgriff zum Öffnen des Mundes

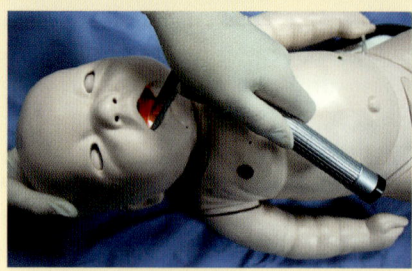

ABB. 28 ▶ Einführen des Laryngoskop-Spatels

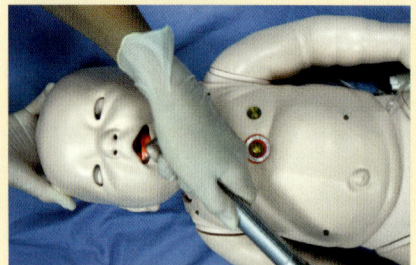

ABB. 29 ▶ Spatel von rechts einführen und dann die Zunge nach links verdrängen

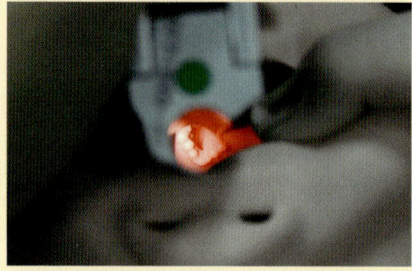

ABB. 30 ▶ Blick auf die Stimmband-ebene über das Laryngoskop

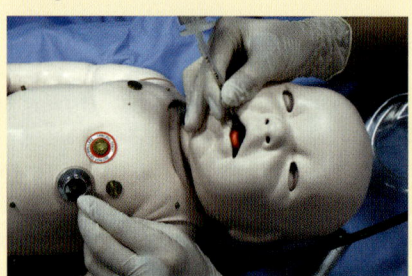

ABB. 31 ▶ Verifikation der Tubuslage anhand verschiedener Methoden. Hier: Auskultation

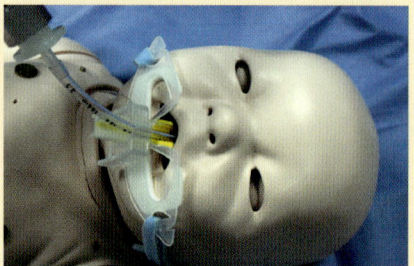

ABB. 32 ▶ Fixierter Tubus nach erfolgreicher Intubation

Intubation

Neugeborene und kleine Säuglinge besitzen die Fähigkeit, gleichzeitig zu atmen und zu saugen. Die Milch gelangt vom Mund in den Hypopharynx, von wo sie beidseits des Larynx in den Ösophagus fließt, während die Atemluft via Nase und Kehlkopf in die Lungen strömt. Um die beiden Passagen zu trennen, bildet die Epiglottis mit dem weichen Gaumen eine Verbindung in den Nasopharynx. Die Epiglottis ist im Verhältnis deutlich größer, weicher und hat eine U-Form, während sie beim Erwachsenen in der Horizontalebene die Form eines leicht gekrümmten Bogens hat. Der Kehlkopf von Säuglingen und Klein- kindern steht viel höher als der eines Erwachsenen. Während sich der Kehlkopf des Säug- lings auf Höhe des dritten und vierten Halswirbels (C3/C4) befindet, wandert er im Laufe des Wachstums weiter nach distal (fußwärts). In der Pubertät befindet er sich auf Höhe des sechsten Halswirbels (C4 – C6). Diese kraniale Lage des Larynx beeinflusst die Bezie- hung der Epiglottis zur Zunge und zum weichen Gaumen. Eine Sicht auf die Stimmbän- der ist im Säuglingsalter nur dann möglich, wenn die Epiglottis bei der Laryngoskopie mit aufgeladen wird (siehe Abb. 30). Bei Kindern im Säuglingsalter (bis zum 1. Lebensjahr) hat sich hierfür ein gerader Spatel (Miller) als praktikabel erwiesen. In manchen Kinderanäs- thesie-Abteilungen wird jedoch auch mit dem gebogenen McIntosh-Spatel intubiert, so- fern das Kind über das Neugeborenenalter hinaus ist.

TAB. 4 ▶ Spatel zur Intubation		
Spatelgröße	MacIntosh	Miller
Nr. 0		Frühgeborene
Nr. 1	Neugeborene, Kleinkinder	Kleinkinder
Nr. 2	Kinder	Kinder
Nr. 3	Erwachsene	Erwachsene
Nr. 4	Erwachsene	Erwachsene

Obendrein befindet sich der Kehlkopf des Säuglings im Vergleich zum Erwachsenen wei- ter vorne (anterior). Die Zunge ist im Verhältnis relativ groß und kann zum einen leicht zu einer Verlegung der Atemwege führen, zum anderen ein echtes Intubationshindernis dar- stellen, da sie beim Bewusstlosen zurückfällt und damit die Sicht auf den Larynxeingang verhindert. Doch damit nicht genug. Die obere Trachea ist nach hinten (dorsal) gerichtet.

Wenn man zum Vorschieben eines na- sal eingeführten Tubus den Larynx als Führungsschiene nutzt, stellt sich nach der Passage der Stimmlippen – bedingt durch den Verlauf der Trachea – ein Knick (Winkel) nach dorsal dar, der das Vor- schieben des Tubus behindern kann. Es ist zu beachten, dass die nasale Intubati- on bei Verdacht auf Vorliegen eines Schä- del-Hirn-Traumas (SHT) nicht durchge- führt werden darf.

Bis zum achten Lebensjahr befin- det sich die engste Stelle des kindlichen Atemwegs subglottisch, also unterhalb der Stimmritze, und zwar in Höhe des Krikoids. Dies kann nach Passage der

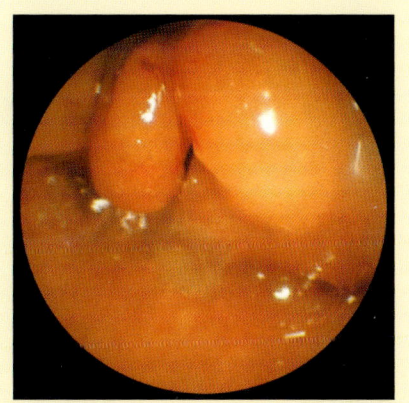

ABB. 33 ▶ Laryngoskopische Sicht auf den Larynx bei Epiglottitis

Stimmritze zu einem weiteren Intubationshindernis führen. Wird der Tubus zu tief vorgeschoben, so kommt er in einem der Hauptbronchi zum Liegen. Da diese im nahezu gleichen Winkel von der Trachea abzweigen, muss dies jedoch – anders als beim Erwachsenen – nicht zwangsläufig der rechte Hauptbronchus sein. Die Summe dieser Fakten macht deutlich, dass der kindliche Atemweg mithilfe der Intubation noch schwieriger zu sichern ist, als dies für den Erwachsenen ohnehin bereits gilt.

Gründe für eine Intubation beim kindlichen Notfall (gemäß ERC):

- ▶ schwere anatomische oder funktionelle Obstruktion des oberen Atemwegs
- ▶ notwendiger Aspirationsschutz
- ▶ Notwendigkeit einer Beatmung mit hohen Beatmungsdrücken
- ▶ Notwendigkeit einer bronchialen oder trachealen Absaugung
- ▶ nicht tolerierbare Verschlechterung der respiratorischen Situation unter Beutel-Masken-Beatmung.

Die Tubusgröße wird mit einer einfachen Formel errechnet. Sie lautet: $\dfrac{\text{Alter}}{4} + 4$

TAB. 5 ▶ Tubusgrößen bei Früh- und Neugeborenen sowie Säuglingen	
bei Frühgeborenen:	2,5 – 3,0 mm
bei Termingeborenen:	3,0 – 3,5 mm
bei Säuglingen bis zu einem Jahr:	4,0 – 4,5 mm

Eine andere Variante zur Bestimmung der richtigen Tubusgröße ist das Abmessen des Außenumfangs des Tubus entsprechend dem kleinen Finger des Kindes (10). Aktuelle Publikationen kommen hingegen zu dem Schluss, dass die Errechnung der Tubusgröße mithilfe der oben genannten mathematischen Formel eine größere Genauigkeit aufweist als die Variante des »kleinen Fingers« (13).

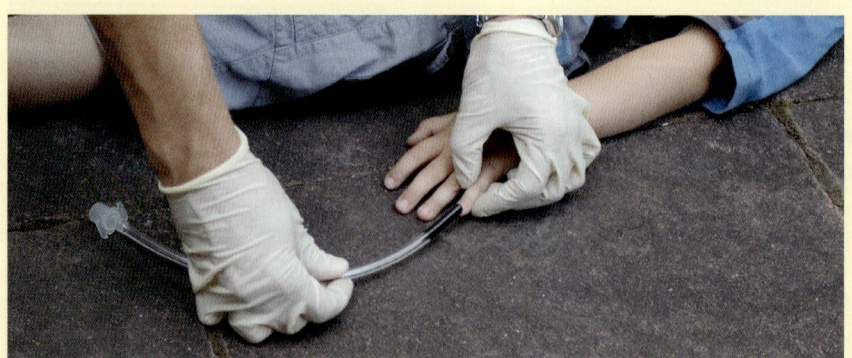

ABB. 34 ▶ Möglichkeit zur schnellen Abmessung des Intubationstubus: Der Außenumfang des Tubus muss hier der Breite des kleinen Fingernagels entsprechen.

Nasale Intubation

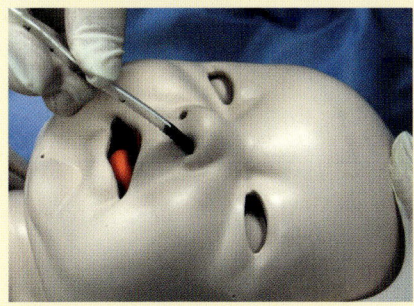

Abb. 35 ▶ Nasales Einführen des Endotrachealtubus (ET)

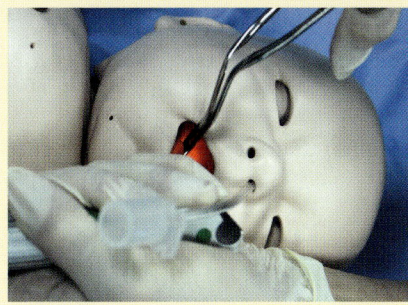

Abb. 36 ▶ Korrekte Platzierung des ET
mittels Magill-Zange

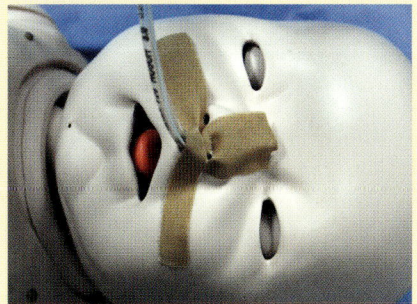

Abb. 37 ▶ Fixierung des ET mittels
Pflaster

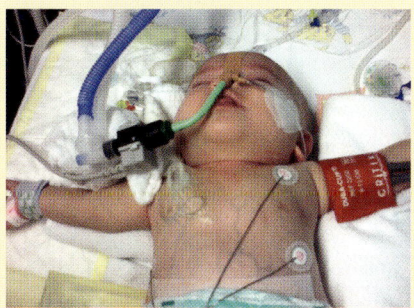

Abb. 38 ▶ Intubiertes Kind nach Klinikübergabe

Auch die kleinsten Tuben stehen in zwei unterschiedlichen Varianten zur Verfügung: mit und ohne Cuff. Tuben ohne Cuff werden bevorzugt in der klinischen Routine eingesetzt, um gerade bei längeren Beatmungszeiten eine Schädigung der Trachealschleimhaut (Nekrosen) zu vermeiden. Hierbei muss die Tubusgröße exakt gewählt werden, damit keine Leckagen entstehen. Dies kann unter Umständen eine Umintubation notwendig machen, die unter klinischen Bedingungen in aller Regel problemlos durchzuführen ist. Anders sieht dies in der Notfallsituation aus: Hier ist der Patient üblicherweise nicht nüchtern; evtl. besteht sogar eine strukturelle Schädigung des Mund-Rachen-Raumes durch ein Trauma. Eine Lösung für dieses Problem kann ein blockbarer Tubus sein. Sollte die Tubusgröße – obwohl berechnet – nicht passen und der Tubus zu klein sein sowie eine deutliche Leckage aufweisen, so besteht die Möglichkeit, den Tubus leicht zu blocken, bis eine Dichtigkeit hergestellt ist. Sollte der Patient in der Klinik doch länger beatmet werden müssen, so besteht dort die Möglichkeit, elektiv eine erneute Intubation vorzunehmen, um Schädigungen der Trachealschleimhaut zu vermeiden.

Traditionell wurden in der klinischen Routine nicht blockbare Tuben bis zu einem Alter von acht Jahren eingesetzt. Allerdings ist in letzter Zeit ein zunehmender Trend hin zu blockbaren Tuben zu beobachten, da diese, wie bereits erwähnt, diverse Vorteile bieten (keine erneute Intubation, dichtes Beatmungssystem). Leckagen sind selten oder gar nicht zu beobachten. Dies ist Voraussetzung für ein konstantes Atemminutenvolumen und eine zuverlässige CO_2-Messung. Zu den Nachteilen der blockbaren Tuben zählen: theoretische Gefahr einer Schädigung von Larynx und Trachea durch den Cuff und dessen Falten, Schleimhautödem, exspiratorischer Stridor, chronische Schädigung der Trachea durch zu hohen Cuffdruck, narbige Stenosierung und ein kleinerer Innendurchmesser.

Das Abmessen der Tiefe, bis zu der der jeweilige Tubus eingeführt werden sollte, kann wiederum mithilfe einer Formel oder einer optischen Kontrolle erfolgen. Errechnen lässt sich die Tiefe, indem man die Hälfte des Lebensalters zum Summanden 12 addiert (Beispiel: 6-jähriges Kind = 15 cm Tiefe). Alternativ hierzu kann eine in der Notfallpraxis häufig angewandte Methode gewählt werden: Ein blockbarer Tubus liegt dann richtig, wenn der Cuff hinter der Stimmritze verschwindet. Bei nicht blockbaren Tuben ist es eine schwarze Markierung, die diesen Anhaltspunkt liefert. Auch diese muss durch die Glottis komplett verdeckt sein.

Chirurgische Techniken

Sowohl der ERC als auch andere wichtige notfallmedizinische Fachgesellschaften betonen die Gefahr der Durchführung einer Koniotomie durch den ungeübten Helfer. Die Nadelpunktion des Ligamentum cricothyroideum zur Durchführung einer perkutanen transtrachealen Ventilation (PTV) scheint hier mit deutlich weniger Gefahren belastet zu sein. Gründe für diese keinesfalls evidenzbasierte Einschätzung sind das geringere Lumen des Punktionsgerätes und der damit verbundene reduzierte Weichteilschaden in diesem von stark durchbluteten Strukturen und großen Blutgefäßen umgebenen Bereich. Weiterhin ist die Kraft, die zum Durchstoßen des Ligaments aufgebracht werden muss, deutlich geringer, was auch die Gefahr einer Verletzung der ventral angelagerten Trachea vermindert.

Die maximale Anwendungsdauer der PTV wird mit 45 Minuten beziffert. Danach, so die weitere Empfehlung, müsse eine definitive chirurgische Intervention den Atemweg des Patienten schützen. Das Vorgehen lässt sich wie nachfolgend aufgelistet darstellen:

▶ Um eine Oxygenierung zu ermöglichen, wird das Ligament mit Daumen und Zeigefinger über den tastbaren Knorpelbereichen gespannt.

▶ Der untere Bereich des Ligamentum cricothyroideum wird in einem 45° nach kaudal gerichteten Winkel mit einer großlumigen Venenverweilkanüle punktiert. Auf den Konus der Kanüle ist eine Spritze aufgesteckt, die gegebenenfalls mit Flüssigkeit gefüllt werden kann. Über die Spritze wird während der Punktion und des darauf folgenden Vorschiebens mittels Sog ein negativer Druck aufgebaut.

▶ Wird Luft aspiriert oder kommt es zum Aufsteigen von Luftblasen in der Flüssigkeit, ist die Trachea erreicht und der Stahlmandrin mit aufgesetzter Spritze kann zurückgezogen werden.

▶ Die Plastikkanüle wird bis zum Anschlag vorgeschoben und in der Folge auf der Haut fixiert. Hierbei ist darauf zu achten, dass das Lumen möglichst nicht durch Abknicken eingeengt oder gar verlegt wird. Auch im weiteren Verlauf der Ven-

Vorbereitung und Durchführung der Jet-Ventilation

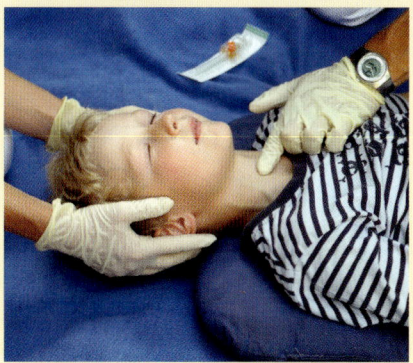

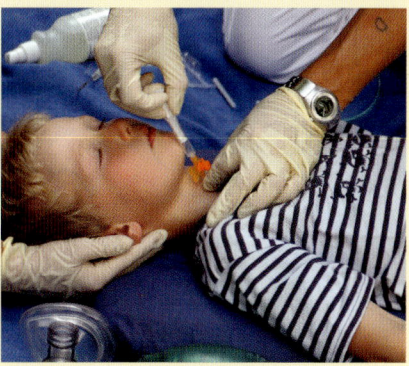

ABB. 39 ▶ Tasten des Ligamentum conicum (alternativ kann bei kleinen Kindern auch der Bereich direkt unterhalb des Ringknorperls punktiert werden)

ABB. 40 ▶ Vorschieben der Braunüle unter ständiger Aspiration bis zur Aspiration von Luft

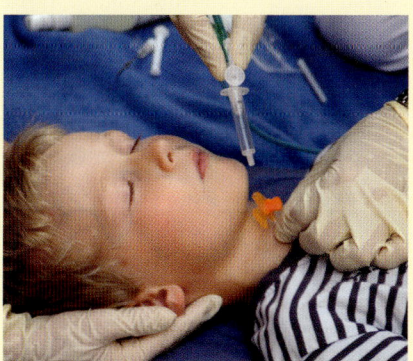

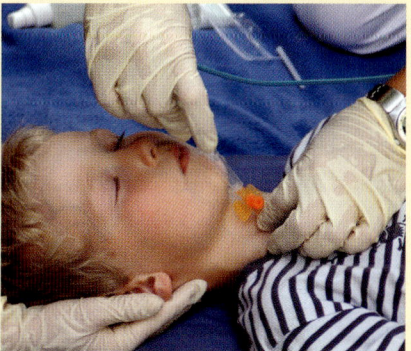

ABB. 41 ▶ Aufsetzen der 2er-Spritze. Aus dieser wurde zuvor der Kolben entfernt und mithilfe des Absaugunterbrechers (Fingertip) eine Verbindung zur Sauerstoffleitung hergestellt. O_2-Flow in Litern entsprechend dem Alter des Kindes in Jahren

ABB. 42 ▶ Jet-Ventilation durch Verschließen mithilfe von Druck auf die Öffnung des Fingertips. Verhältnis Ventilation : Ausatmung 1 : 3 bis 1 : 4

tilation ist es angezeigt, die adäquate Position der Venenverweilkanüle im Ligamentum cricothyroideum manuell zu sichern.

▶ Der vorbereitete Aufbau zur Durchführung der Ventilation mittels Fingertip und 2-ml-Spritze (Kolben vorher entnehmen) wird auf den Konnektor der Plastikkanüle gesteckt. Nach Anschluss einer Sauerstoffleitung kann die »Jet-Ventilation« durchgeführt werden.

Der Sauerstoff-Flow über die Zuleitung soll dem Alter des Kindes in Litern/min entsprechen (also bei einem 8-jährigen Jungen 8 Liter Flow). Um eine Hyperkapnie zu vermeiden, soll eine dosierte Ventilation im Verhältnis 1 : 3 bis 1 : 4 zwischen Beatmung und Exspiration durch Lösen des Fingers vom Fingertip erfolgen. Gemäß ERC kann die Punktion bei Kleinkindern auch »direkt unterhalb des Ringknorpels« erfolgen.

Narkoseeinleitung und Narkoseführung in der Pädiatrie

Die beste präklinische Narkose ist diejenige, die man gar nicht durchführen muss. Diese Aussage beinhaltet mehrere wichtige Aspekte: Zum einen ist die Indikationsstellung für eine präklinische Säuglings- oder Kindernarkose extrem eng zu stellen. Ist die Narkose wirklich indiziert, oder ist ein Transport unter den jetzigen Gegebenheiten vertretbar? Zum anderen stellt sich auch die Frage, ob die Selbsteinschätzung des Teams richtig ist. Das Team muss die Situation und mögliche Komplikationen so beherrschen, dass eine Narkose kein unnötiges Risiko darstellt.

Ein zügiger Transport in eine geeignete Zielklinik ist sicher sinnvoller als ein schlecht vorbereiteter präklinischer Intubationsversuch unter Narkose. Denn neben der häufig geringen Erfahrung in der Durchführung der Maßnahme bei Kindern hat man es im Rettungsdienst üblicherweise mit begrenztem Material und unterschiedlich ausgebildetem Personal zu tun.

Es sollte immer die Möglichkeit in Betracht gezogen werden, für dieses Vorhaben personelle Ressourcen hinzuzuziehen. In vielen Städten und Landkreisen sind Baby-Notarzt-Systeme implementiert, die man zur Unterstützung alarmieren kann. Natürlich darf auch hier der Faktor Zeit nicht außer Acht gelassen werden. Es ist sinnlos, auf Unterstützung zu warten, wenn man in der gleichen Zeit bereits ein Krankenhaus hätte erreichen können! Es ist absolut legitim, ein Kind bei vorhandener Spontanatmung – etwa im Rahmen einer Analgosedierung – unter assistierter Beatmung in die Klinik zu transportieren.

Sollte eine präklinische Narkose unumgänglich sein, so ist der kindliche Notfallpatient grundsätzlich als nicht nüchtern zu betrachten. Die üblichen Regeln für die Nüchternheit sind nicht relevant, da die Entleerung des Magens aufgrund eines Darmverschlusses (Ileus), einer Bauchfellentzündung (Peritonitis) oder durch Schmerzen, Stress bzw. neurologische Veränderungen längere Zeit beansprucht oder gänzlich zum Stillstand kommt. Das bedeutet, dass die Magen-Darm-Passage verlangsamt ist und eine Nüchternheit von normalerweise vier Stunden auch schon einmal fünf oder sechs Stunden betragen kann. Um bei dem Beispiel des Darmverschlusses zu bleiben, kann eine Magenentleerung gar nicht vollzogen werden. Auch ist daran zu denken, dass Kinder zwischen den Mahlzeiten essen und trinken. Daher muss in einer solchen Situation das Prozedere einer »Ileus-Einleitung« oder auch »Rapid Sequence Induction« (RSI) (11) durchgeführt werden.

Vor der Narkoseeinleitung ist unbedingt darauf zu achten, dass alle Materialien vorbereitet und in unmittelbarer Nähe platziert sind. Neben dem wahrscheinlich passenden Intubationsspatel sollten zwei weitere (ein nächst kleinerer, ein nächst größerer) bereitliegen. Tuben in unterschiedlichen Größen müssen bei der Narkoseeinleitung vorhanden sein, ebenso wie mindestens ein supraglottischer Atemweg (3). Im Tubus befindet sich wenn möglich ein mit Gel präparierter Führungsstab, eine Absaugbereitschaft ist hergestellt.

Bevor eine Narkose eingeleitet werden kann, muss ein Basismonitoring, bestehend aus EKG, S_pO_2- und RR-Messung, angelegt sein. Der EKG-Monitor sollte die Abfolge der QRS-Komplexe akustisch anzeigen. Vor dem eigentlichen Narkosebeginn sollte auch über die Anlage einer Magensonde nachgedacht werden. Beim Säugling ist es einfach und meistens zumutbar, den Magen mittels Magensonde (15) zu entleeren. Schwieriger wird dieses Unterfangen bei einem älteren Kind, das zusätzlich verängstigt ist. In der Folge wird sich die Einlage schwer und unter Umständen traumatisierend für das Kind gestalten. Hier gilt es, die Verhältnismäßigkeit kritisch zu prüfen. Die Anlage einer Magensonde – wie von der Fachgesellschaft für den klinischen Bereich empfohlen – ist in der präklinischen Situation angezeigt, wenn voraussichtlich größere Mengen Flüssigkeit abgesaugt werden können. Größere, feste Nahrungsbestandteile lassen sich nicht über eine Magensonde absaugen oder führen schnell zu deren Verstopfung. Nach erfolgreichem Absaugen sollte die Magensonde wieder entfernt werden. Zum einen kann sie als »Leitschiene« für Erbrochenes dienen, zum anderen erschwert eine liegende Magensonde die Maskenbeatmung und die Laryngoskopie zuweilen deutlich.

Ein weiterer wichtiger Aspekt in der Vorbereitung der Rapid Sequence Induction ist die Präoxygenierung. Im Gegensatz zum Erwachsenen reicht hier beim Säugling und Kleinkind eine Präoxygenierung von ca. einer Minute, bis ausreichend Stickstoff ausgewaschen ist und die Lungen völlig mit Sauerstoff gefüllt sind. Wenn irgend möglich, sollte auch hier die Maske dicht aufgesetzt werden, um eine maximale alveoläre Anreicherung von Sauerstoff zu erzielen. Die etwaige Durchführung einer Zwischenbeatmung sollte von der Erfahrung des Anwenders abhängig gemacht werden. Ist er sich sicher, das Kind oder den Säugling schnell intubieren zu können, kann darauf verzichtet werden. Bestehen jedoch Zweifel, sollte eine Zwischenbeatmung immer mit dem Wissen erfolgen, dass eine Regurgitation jederzeit möglich ist.

Bei Säuglingen wird zur Narkoseeinleitung Atropin 0,01 – 0,02 mg/kg KG i. v. injiziert. Ziel ist es, einer möglichen Bradykardie während der Intubation oder nach der Gabe von Succinylcholin vorzubeugen. Im Anschluss erfolgt die zügige Gabe von 5 – 8 mg/kg KG Thiopental im Bolus, ggf. 1 – 1,5 mg/kg KG Esketamin (bei hämodynamisch instabilen Patienten oder zur Narkoseeinleitung bei Asthma bronchiale). Bei Säuglingen und Kleinkindern wird in der präklinischen Situation gern Ketamin oder sein Enantiomer, das S-Ketamin, als Analgetikum verabreicht. Um eine ausreichend tiefe Narkose einzuleiten, kann auch auf Fentanyl (1 – 3 µg/kg KG) zurückgegriffen werden. In der Praxis hat es sich bei Säuglingen bewährt, das Fentanyl in einer Insulinspritze aufzuziehen, da so eine exaktere Dosierung möglich ist. Das Fentanyl wirkt im Vergleich zu S-Ketamin deutlich länger und wirkt sich durch eine mögliche Frequenz- und damit verbunden auch eine Blutdruckabnahme negativ auf den Kreislauf aus. Danach kann die Gabe eines depolarisierenden Muskelrelaxans (2 – 3 mg/kg KG Succinylcholin) erfolgen.

Es sei an dieser Stelle darauf hingewiesen, dass gerade bei Säuglingen und Kleinkindern eine Intubation auch in tiefer Narkose durchgeführt werden kann. Hier sind die Vor- und Nachteile kritisch gegeneinander abzuwägen: die Gefahr der Ausbildung einer malignen Hyperthermie durch die Gabe des depolarisierenden Muskelrelaxans auf der einen Seite und die unter Umständen erschwerte Intubation mit möglicher Hypoxie auf

Überblick: Das A-Problem im Rahmen des Primary Survey

Verlegung der oberen Atemwege durch Weichteile

`A`
- ▶ Esmarch-Handgriff bzw. Anheben der Kinnspitze
- ▶ Einlage eines oro- bzw. nasopharyngealen Tubus (Guedel-, Wendl-Tubus)

`B`
- ▶ nach erfolgreicher Therapie: Sauerstoffgabe bzw. ggf. Beatmung

Verlegung der oberen Atemwege durch Blut und Erbrochenes

`A`
- ▶ Absaugung des Kindes ggf. in Seitenlage
- ▶ bei Aspirationsgefahr: Intubation anstreben

`B`
- ▶ nach Freimachen des Atemwegs: O_2-Gabe bzw. ggf. Beatmung

Bolusgeschehen mit Vitalbedrohung

`A`
- ▶ Rückenschläge gefolgt von abdominellen Stößen bzw. thorakalen Stößen bei Kindern < 1 Jahr (Fortführung der Therapie bis zum Erfolg)

`B`
- ▶ nach erfolgreicher Bolusentfernung: O_2-Gabe bzw. ggf. Beatmung

Bolusgeschehen mit Bewusstlosigkeit

`A` `B` `C`
- ▶ Herz-Lungen-Wiederbelebung
- ▶ bei vollständiger Verlegung: Einsatz chirurgischer Techniken (z. B. perkutane transtracheale Ventilation [PTV] – »Jet-Ventilation«)

Teilverlegung der oberen Atemwege durch entzündliche Prozesse

`A`
- ▶ Sauerstoffvernebelung von Adrenalin (z. B. 2 mg in 5 ml)
- ▶ bei Anaphylaxie: intramuskuläre Gabe von Adrenalin
- ▶ bei Ausbleiben eines Erfolgs: Maskenbeatmung (assistiert)
- ▶ bei Ausbleiben eines Erfolgs: Intubation durch erfahrenen Pädiater oder Anästhesisten (Risikoabwägung)
- ▶ bei vollständiger Verlegung: PTV – »Jet-Ventilation« (o.ä. Techniken)

`B`
- ▶ nach erfolgreicher Therapie: Sauerstoffgabe bzw. ggf. Beatmung

Verlegung der Atemwege nach Trauma

`A`
- ▶ Anheben der Kinnspitze unter dauerhafter HWS-Sicherung (z. B. Esmarch-Handgriff oder Trauma Jaw Thrust)
- ▶ bei Blutungen im Bereich der oberen Atemwege: Absaugung
- ▶ bei erfolgreicher Problembeseitigung: Sicherung des Atemweges durch Einlage von Guedel- bzw. Wendl-Tubus (wenn toleriert)

`B`
- ▶ bei Ausbleiben eines Erfolgs: Maskenbeatmung (assistiert)
- ▶ bei Ausbleiben eines Erfolgs oder fortbestehender Gefahr einer Atemwegsverlegung: Intubation anstreben
- ▶ Cannot intubate cannot ventilate: AAM einsetzen
- ▶ Cannot intubate cannot ventilate – AAM erfolglos: Einsatz chirurgischer Techniken (z. B. PTV – »Jet-Ventilation«)
- ▶ nach erfolgreicher Therapie: Beatmung mit 100 % Sauerstoff

ABB. 43 ▶ A-Problem im Rahmen des Primary Survey

der anderen Seite. Für diese Situation können keine klaren Empfehlungen ausgesprochen werden, denn hier hängt es allein von der Erfahrung des Durchführenden ab, für welches Verfahren er sich entscheidet.

Wurde ein Tubus mit Cuff eingeführt, so kann dieser nun leicht geblockt werden. Mithilfe der Auskultation und weiterer Optionen, wie zum Beispiel Kapnografie und Tubecheck, erfolgt die Lagekontrolle des Tubus. Im Anschluss sollte der Tubus vor der Fixierung in Höhe der Zahnreihe (bzw. Nase bei der nasalen Intubation) markiert werden, um eine Tubusdislokation schnell erkennen zu können. Für den Transport ist entscheidend, dass der Kopf des Kindes so gut wie möglich fixiert wird, um eine Tubusdislokation zu vermeiden. Auch sollte der Schlauch des Beatmungsgerätes nicht unter Zug stehen. Auf den Einsatz einer Tubusverlängerung (»Gänsegurgel«) zur Zugentlastung sollte im Sinne der Reduktion des Totraumvolumens unbedingt verzichtet werden.

3.1.5 *Erweitertes Management beim akuten A-Problem*
Antihistaminika können im Rahmen des erweiterten Managements bei der anaphylaktischen Reaktion eingesetzt werden. Da die Präparate (z.B. Tavegil®, Fenistil®) eine geringere Affinität zu den H_1-Rezeptoren haben als das Histamin selbst, muss dieses erst verstoffwechselt sein, bevor die Antihistaminika ihre Wirkung entfalten können. Empfohlen wird bei der schweren anaphylaktischen Reaktion die Gabe von Tavegil® als so genanntes Second-line-Medikament in einer Dosierung von 0,1 mg/kg KG.

Glukokortikoide (z.B. Rectodelt®-Zäpfchen 100 mg) als abschwellende, membranstabilisierende und immunsuppressive Medikamentengruppe helfen zwar nicht in der Akutsituation, da sie eine Latenz von bis zu einer Stunde aufweisen. Ihre additive Gabe ist trotzdem im Rahmen des erweiterten Managements indiziert, um einen anhaltenden abschwellenden Effekt zu erzielen. Auch ist die Gesamtletalität durch die Gabe von Glukokortikoiden beispielsweise bei entzündlichen Prozessen (etwa bei Asthma) deutlich geringer.

3.1.6 *Transport von pädiatrischen Patienten mit begleitendem oder isoliertem A-Problem*
Oberste Priorität bei einem Säugling und Kleinkind mit einem A-Problem haben das Sicherstellen des freien Atemwegs und die bestmögliche Oxygenierung des kleinen Patienten unter Transportbedingungen. Dies kann beim nicht beatmeten Kind durch die Gabe von Sauerstoff über Vernebler, Sonde und Maske oder auch nur durch Vorhaltung dieser Optionen einfach gewährleistet werden. Behandlung und Transport sollten etwa bei einer Epiglottitis möglichst in sitzender Position erfolgen, weil die durch die Schwellung schwere Epiglottis in Rückenlage den Atemweg komplett verlegen kann. Schwieriger wird es allerdings, wenn der Atemweg des Kindes durch einfache oder erweiterte Maßnahmen gesichert ist. Oberste Priorität muss die sichere Fixierung des Tubus haben, da bereits geringste Lageveränderungen zu einer Dislokation und damit ggf. zu einer Minderbelüftung führen können. Des Weiteren sind gerade Säuglinge und Kleinkinder gegenüber Erschütterungen sehr empfindlich, sodass generell ein möglichst schonender Transport erfolgen sollte. Ist der Atemweg gesichert, empfiehlt es sich, den Kopf des Kindes an oder mit der Trage zu fixieren und für eine Zugentlastung ohne Vergrößerung des Totraumvolumens

zu sorgen. Die Frage, ob eine maschinelle Beatmung gegenüber einer manuellen von Vorteil ist, muss im Einzelfall entschieden werden.

3.1.7 *Schlüsselinterventionen beim akuten A-Problem*

- ▶ Freimachen des Atemwegs durch manuelle Techniken
- ▶ Adrenalinvernebelung bei entzündlichen Prozessen
- ▶ situationsangepasstes erweitertes Atemwegsmanagement.

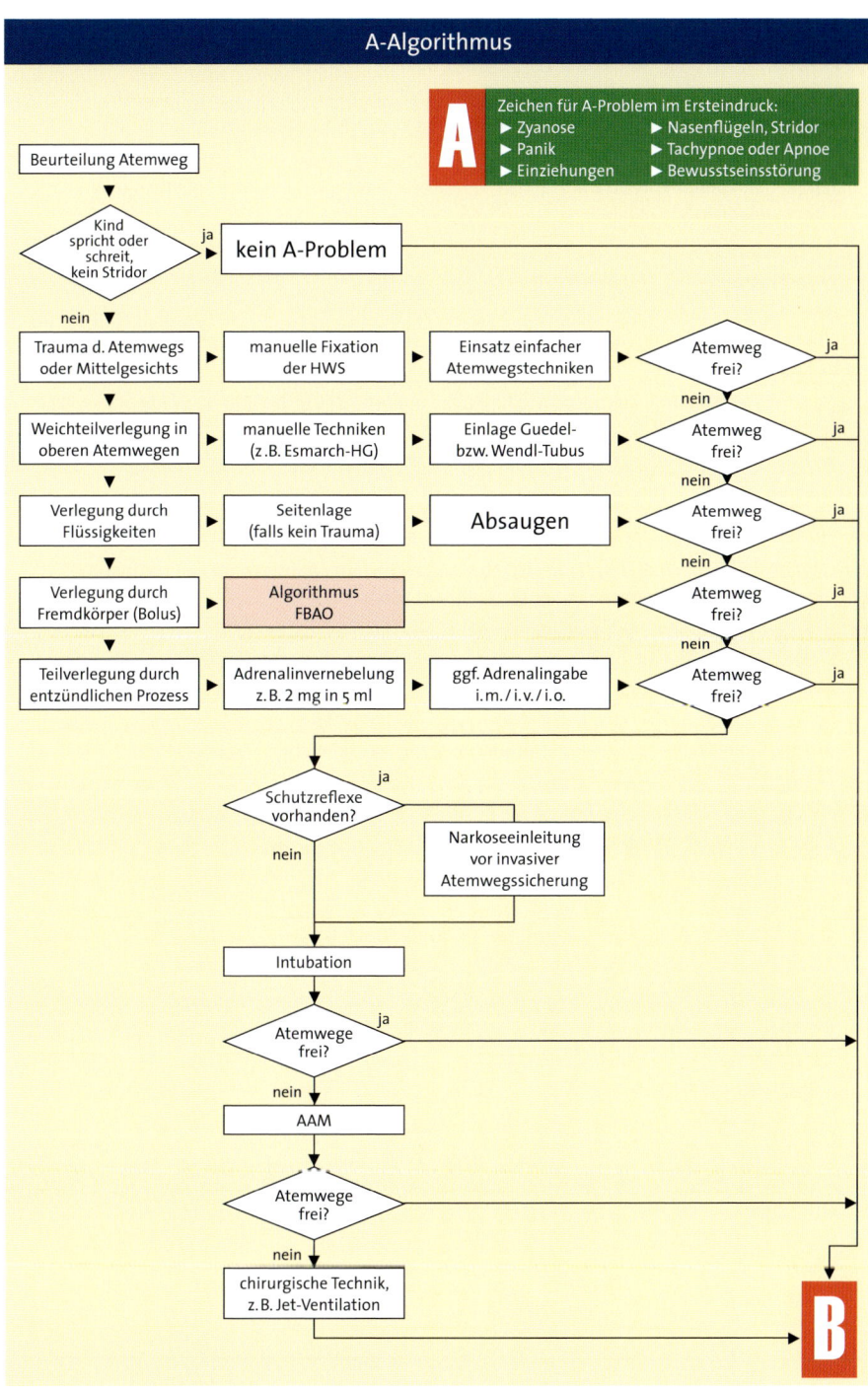

Abb. 44 ▶ A-Algorithmus

Literatur:

1. Atzbach U, Schaumberg A (2007) Jet-Ventilation als Ultima Ratio des Atemwegs. Rettungsdienst 30: 1268-1271

2. Becke K, Landsleitner B, Strauß J (2010) Narkoseeinleitung bei Kindern. Anästhesiologie und Intensivmedizin 51: 347-360

3. Becke K, Schmidt J (2007) Das aspirationsgefährdete Kind – Rapid Sequence Induction im Kindesalter. Anästhesie, Intensivmedizin, Notfallmedizin, Schmerztherapie 42: 624-630

4. Bhananker S, Posner K et al. (2005) Changing Profile of Anesthesia-Related Cardiac Arrests in Children: Update from Pediatric Perioperative Cardiac Arrest (POCA) Registry. Anesthesiology 103: A 1310

5. Dalton AL et al. (2007) Advanced Medical Life Support (AMLS). 3rd Edition Brady-Books, New Jersey; Pages 100-105

6. European Resuscitation Council (2005) European Paediatric Life support (Manual)

7. European Resuscitation Council (2005) Guidelines for Resuscitation 2005

8. European Resuscitation Council (2006) ALS Course Provider Manual 5th Edition, S. 53-54

9. Gliwitzky B, Atzbach U (2003) Erweiterte Maßnahmen im Rahmen der Regelkompetenz; Teil 1: Atemwegssicherung. Rettungsdienst 26: 1166-1169

10. Hofer CK et al. (2002) How Reliable is Lenghtbased Determination of Body Weight and Tracheal Tube Size in the Pediatric Age Group? The Broselow Tape Reconsidered. British Journal of Anaesthesia 88: 283-285

11. Laschat M, Kaufmann J, Wappler F (2009) Der schwierige Atemweg – Anästhesiologische Versorgung von Kindern. Anästhesie, Intensivmedizin, Notfallmedizin, Schmerztherapie 44: 728-734

12. Litman RS et al. (2005) Effect of Lateral Positioning on Upper Airway Size and Morphology in Sedated Children. Anesthesiology 103: 484-488

13. NAEMT (Hrsg.) (2007) Prehospital Trauma Life Support (PHTLS). 6th Edition Mosby-Elsevier, St. Louis, Pages 133, 160-161

14. Reich A (2007) Intraoperative Beatmung – Besonderheiten bei der Beatmung von Kindern. Anästhesie, Intensivmedizin, Notfallmedizin, Schmerztherapie 42: 530-536

15. Schmidt J et al. (2007) Handlungsempfehlung zur Rapid Sequence Induction im Kindesalter. Anästhesiologie und Intensivmedizin 48: 88-93

16. Schnelle R (2007) Der Krikoiddruck nach Sellick: Eine Prozedur, über die man viel wissen muss. Rettungsdienst 30: 284-289

17. Steinmann D, Priebe HJ (2009) Krikoiddruck. Anästhesist 58: 695-707

18. Rettberg M von et al. (2010) Endotrachealtuben bei Kindern – Publizierte Formeln zur Abschätzung der optimalen Größe. Anästhesist 101007/s00101-010-1756-0

3.2 B – Breathing – Belüftung

3.2.1 *Allgemeines*

Nachdem die Atemwege frei gemacht bzw. freigehalten worden sind, gilt es nun im nächsten Schritt die Atmung zu beurteilen. Das Atmen selbst ist für das Kind eine relativ anstrengende Tätigkeit. Gründe hierfür sind unter anderem der hohe Atemwegswiderstand und die noch geringen elastischen Rückstellkräfte des knöchernen Thorax. Obendrein verbrauchen Kinder deutlich mehr Sauerstoff als ein Erwachsener (8). Kommt es zu Problemen, so ist das Kind schnell erschöpft und entwickelt rasch eine respiratorische Insuffizienz.

Erkrankungen der Atemwege und der Lunge zählen zu den häufigsten gesundheitlichen Störungen im Säuglings- und Kindesalter, die saisonal gehäuft im Herbst und Winter auftreten. Die Unterbringung der Kinder in Kinderkrippen und Kindergärten führt zu einer weiteren Zunahme dieser in den meisten Fällen infektionsbedingten Erkrankungen.

Unter dem Begriff Atmung versteht man den Gasaustausch zwischen Organismus und Umwelt. Die äußere Atmung bezeichnet den Gasaustausch, d.h. die Aufnahme von Sauerstoff aus den Alveolen ins Blut und die Abgabe von Kohlendioxid aus dem Blut in die Alveolen. Als innere Atmung bezeichnet man die biologische Oxidation (»Verbrennung«) auf zellulärer Ebene. Im Rahmen dieses Prozesses wird Adenosintriphosphat (ATP) gebildet, einer der Hauptenergielieferanten des Körpers. Man spricht bei dieser Art der Energiegewinnung von einem aeroben Stoffwechsel. Dieser Sauerstoffbedarf ist bei Kindern altersabhängig etwa doppelt bis dreifach so hoch wie beim Erwachsenen. Sind äußere oder innere Atmung gestört und steht dem Körper daher nicht genügend Sauerstoff zur Verfügung, so schaltet er auf den so genannten anaeroben Stoffwechsel um. Hierbei wird aus gespeicherten Reserven (z.B. Zucker oder Fett) Energie gewonnen. Die Energiegewinnung ist allerdings deutlich weniger effektiv als die aerobe Energiegewinnung und bildet als Endprodukt neben Kohlendioxid auch Laktat, das den Körper »sauer« werden lässt (3, 2, 4, 9).

Störungen der Atmung (oder auch ein »B-Problem«) manifestieren sich in Veränderungen der Atemfrequenz, des Atemzugvolumens, des Atemrhythmus und evtl. durch pathologische Atemgeräusche, insbesondere bei der Ausatmung. Bei einem A-Problem hingegen treten pathologische Atemgeräusche indessen häufiger bei der Inspiration auf. Das Hautkolorit der Kinder verändert sich und oftmals begleiten Angst oder Panik das Akutgeschehen.

Neben der Ventilation, die den Vorgang der In- und Exspiration beschreibt, besteht der Gasaustausch aus zwei weiteren Komponenten: der Diffusion, die den Übertritt von Sauerstoff aus den Alveolen in das Blut bzw. Kohlendioxid aus dem Blut in die Alveolen bezeichnet, sowie der Perfusion (Durchblutung der alveolären Kapillaren). Wichtig ist, das B-Problem nicht isoliert zu betrachten, da es gerade bei internistischen Krankheitsbildern auch Zeichen eines zugrunde liegenden C-, D-, oder E-Problems sein kann.

3.2.2 *Ursachen des akuten B-Problems*

Probleme der Atmung können bei Kindern insbesondere durch entzündliche Prozesse, allergische Reaktionen oder Vergiftungen entstehen. Aber auch Traumata oder ein Beinahe-Ertrinken sind mögliche Ursachen (10). Eine kardiale Genese, die beim Erwachsenen häufiger Auslöser einer schweren Dyspnoe ist (z.B. Lungenödem), findet man beim Kind eher selten.

Bei den entzündlichen Prozessen (z.B. Asthma bronchiale, Pneumonie, Bronchitis) kommt es zu einer Verengung der Atemwege, hervorgerufen durch Schleimbildung, Verkrampfung der Bronchialmuskulatur und Bildung von Ödemen in der Bronchialschleimhaut. Anfallsartig auftretende Sequenzen oder plötzlich erkennbare Verschlechterungen (Exazerbationen) sind für den Rettungsdienst von besonderer Relevanz.

Auch im Rahmen einer allergischen Reaktion kann es zu einer Verengung der Bronchien kommen. Diesem allergischen Asthma liegt ein zuvor abgelaufener Kontakt mit einem auslösenden Allergen zugrunde. Bei Kindern ist das allergische Asthma die häufigste Form des Asthma bronchiale.

Vergiftungen, zum Beispiel durch Lampenöle oder Schaumbildner, können die äußere Atmung kritisch stören, aber auch die innere Atmung kann betroffen sein, so beispielsweise bei Zyaniden. Andere Noxen wie Alkohol, Beruhigungsmittel oder Opiate dämpfen den Atemantrieb und führen zu einer Hypoventilation, die dem metabolischen Bedarf nicht mehr gerecht werden kann. Auch eine zu hohe Atemfrequenz kann zu einem Oxygenierungsproblem führen. Kommt es zum Bespiel infolge von Volumenverlusten (C-Problem) zu einer kompensatorischen Erhöhung der Atemfrequenz, so verändert sich häufig auch die Atemtiefe. Ist die Atmung flach und schnell, nimmt die Totraumventilation einen immer größer werdenden Anteil am Atemminutenvolumen ein. Letztlich wird nicht ausreichend Sauerstoff an die alveolar-kapillare Membran transportiert. D-Probleme führen nicht selten zu einer langsamen Atmung oder zu pathologischen Atemmustern. So können beispielsweise auch Verletzungen des ZNS oder raumfordernde Prozesse zu einer inadäquaten Atmung und damit zu einem B-Problem führen.

Gerade im Alter von zwei bis vier Jahren erleiden Kinder Ertrinkungsunfälle in einer relativ hohen Inzidenz. In etwa 85–90 % der Fälle dringt Flüssigkeit in die Lunge ein. In den restlichen Fällen kommt es zu einem auch in der Bewusstlosigkeit fortbestehenden Stimmritzenkrampf. Süßwasser schädigt und inaktiviert direkt den alveolären Surfactant. Es kommt zu interstitiellen und alveolären Lungenödemen. Im Lungenparenchym treten Atelektasen (Bereiche, die nicht ausreichend belüftet werden) auf. Salzwasser ruft ein alveoläres Lungenödem hervor, da es aufgrund des hohen osmotischen Gradienten zum Einstrom von Plasmaflüssigkeit aus den Kapillaren in die Lungen kommt. Ein Flüssigkeitseintritt in die Lunge kann einen Bronchospasmus auslösen und vermindert die Lungendehnbarkeit in kritischem Maße.

Im Falle von Traumata besteht die besondere Gefahr einer kritischen Beeinträchtigung der Atmung, wenn der Rumpf des Kindes in Mitleidenschaft gezogen ist. Durch Eindringen von Luft oder Blut in den Pleuraspalt kann es zu einem Pneumo- bzw. Hämatothorax kommen. Das der Atemarbeit zur Verfügung stehende Lungenparenchym ist reduziert und damit auch die Gasaustauschfläche der äußeren Atmung. Kommt es obendrein beim Pneumothorax zu einem Ventilmechanismus, durch den Luft in den Pleuraspalt eindringen, aber nicht austreten kann, so besteht die Gefahr der Ausbildung eines Spannungspneumothorax. Dieses akute Notfallbild bringt eine schnell fortschreitende Beeinträchtigung von Atmung und Zirkulation mit sich und muss bereits präklinisch behandelt werden.

3.2.3 Diagnostik des akuten B-Problems

Ersteindruck
Typische Zeichen, die für ein begleitendes oder isoliertes B-Problem sprechen, nennt Tabelle 1.

TAB. 1 ▶ Kriterien im Rahmen des Ersteindrucks	
Haut:	Zyanose, Blässe (durch Hypoxie bedingte Vasokonstriktion)
verbale Reaktion:	Stöhnen, bei größeren Kindern ggf. 3-Wort-Sätze
Atmung:	Nasenflügeln, exspiratorischer Stridor, zu schnelle oder zu langsame Atmung, Einziehungen, ggf. pathologische Atemmuster
körperliche Reaktion:	Unruhe, Angst, Agitiertheit, Bewusstseinstrübung
Kinematik:	Zeichen für Hochrasanztrauma, ggf. mit Beteiligung des Thorax

Primary Survey (ABCDE)
Meist befindet sich der Säugling oder das Kleinkind auf den Armen der Eltern. Es ist nicht zu beruhigen, ängstlich oder agitiert. Im Vordergrund steht die Dyspnoe oder Tachypnoe. Die Atmung wirkt angestrengt und es kann zu inspiratorischen Einziehungen kommen. Ein eindeutiges Zeichen der Atemnot bei Säuglingen ist das Nasenflügeln. Ist das Kind bewusstlos, muss mit dem sofortigen Freimachen und Freihalten der Atemwege (A) begonnen werden. Wenn ein mögliches A-Problem behoben ist, kann die Ventilation (B) beurteilt werden. Untersuchungsgänge sind hier die Inspektion und ggf. Palpation des Thorax, die Auskultation der Lungen und der unterstützende Einsatz der Pulsoxymetrie. Inspektorisch soll festgestellt werden, ob die Atemmechanik intakt ist oder ob einseitige Bewegungen, Einziehungen oder äußere Verletzungszeichen zu erkennen sind. Eine Zyanose kann sich beim Kind unter Umständen erst spät manifestieren, wobei zwischen einer peripheren und einer zentralen Zyanose unterschieden werden muss. Durch vermehrte Sauerstoffausschöpfung in der Peripherie des Körpers aufgrund verlangsamten Blutflusses kommt es zur peripheren Zyanose. Sie ist in erster Linie an der Verfärbung der Extremitäten zu erkennen. Eine zentrale Zyanose hingegen entsteht aufgrund einer verminderten Sauerstoffsättigung des Blutes in der Lunge und zeigt sich in einer Verfärbung insbesondere der Mundschleimhäute, der Zunge und der Lippen. Unterschieden werden kann die periphere von der zentralen Zyanose durch die Kontrolle der Zungenfarbe: Bei einer peripheren Zyanose verfärbt sich die Zunge in der Regel nicht bläulich, bei einer zentralen Zyanose kommt es zu der typischen Verfärbung. Pulmonal bedingte Zyanosen sind immer zentrale Zyanosen. Die häufigste Ursache für eine pulmonale Zyanose ist die alveoläre Hypoventilation als Folge einer Obstruktion der Atemwege, beispielsweise durch eine Fremdkörperaspiration oder entzündliche Prozesse.

Bei der Auskultation gilt es zu erkennen, ob beide Lungenflügel gleichmäßig belüftet sind, ob abnorme Atemgeräusche vorliegen und in welcher Frequenz und mit welchem Muster das Kind atmet. Oftmals sind aber ein exspiratorischer Stridor im Rahmen eines akuten Asthmaanfalls oder ein Giemen und Brummen im Falle einer Bronchiolitis auch ohne Stethoskop hörbar. Neben den genannten Atemgeräuschen können Rasselgeräusche auf diffuse Flüssigkeitsansammlungen in den Lungen (z.B. infolge Beinahe-Ertrinkens oder eines Lungenödems) hinweisen. Besteht ein einseitig abgeschwächtes oder aufgehobenes Atemgeräusch, so muss umgehend die zirkulatorische Situation des Kindes kontrolliert werden (C). Liegen nämlich Zeichen eines obstruktiven Schocks vor (Tachykardie, schwacher Puls, Halsvenenstauung), so muss von einem Spannungspneumothorax ausgegangen werden, der einer sofortigen Entlastungspunktion im 2./3. ICR medioklavikular (Monaldi-Position) bedarf. Hierbei handelt es sich um eine lebensrettende Sofortmaßnahme.

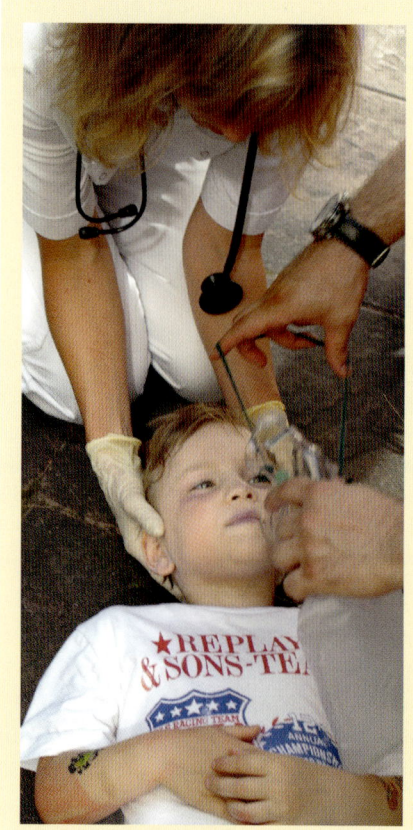

ABB. 1 ▶ Blaue Lippen als Zeichen einer zentralen Zyanose

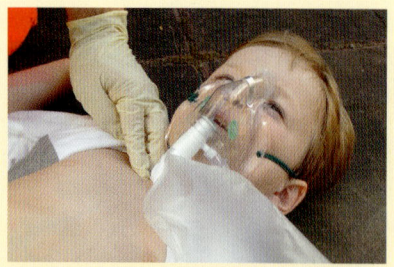

ABB. 2 ▶ Die Entlastungspunktion stellt eine lebensrettende Maßnahme beim Spannungspneumothorax dar. Hier: Aufsuchen des Punktionsortes im 2.-3. ICR der Medioklavikularlinie

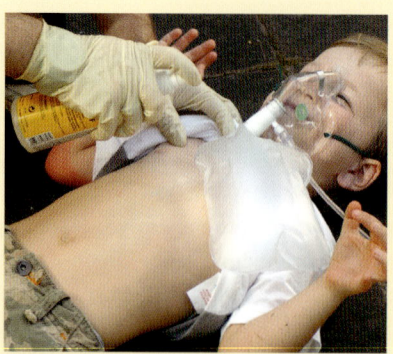

ABB. 3 ▶ Desinfektion der Punktionsstelle

Die Bedeutung des Sauerstoffs kann nicht oft genug hervorgehoben werden. Dies gilt insbesondere für die beiden wichtigsten Organe unseres Körpers, Herz und Gehirn. Im Rahmen eines A- oder B-Problems kann es aufgrund der Hypoxämie schnell zu bradykarden Rhythmusstörungen kommen. Diese sind wegen des noch nicht ausgereiften Atem- und Kreislaufzentrums gerade bei Säuglingen von großer Bedeutung. Eine Herzfrequenz < 60/min mit entsprechend kritischen klinischen Zeichen führt bei Kindern unter einem Jahr zur Reanimationspflichtigkeit.

Vigilanzminderungen (D-Problem) können ebenfalls Folge einer Hypoxämie aufgrund eines A- oder B-Problems sein. Deren Beseitigung führt oftmals auch zu einer Behebung des D-Problems. Allerdings gilt es hier zu beachten, dass im entgegengesetzten Fall auch eine akute neurologische Störung zu einem pathologischen Atemmuster mit Minderbelüftung der Lungen führen kann.

Gleiches gilt übrigens für Stoffwechselerkrankungen. Durch Beteiligung vieler Organsysteme und Stellgrößen des Wasser-Elektrolyt-Säure-Basen-Haushalts kann es beispielsweise auch bei einer Hypo- oder Hyperglykämie zu einem pathologischen Atemmuster mit mangelnder Ventilation kommen.

Nicht zuletzt lösen auch Intoxikationen häufig kritische Veränderungen der Atmung aus. Als Beispiel sei hier die Cheyne-Stokes-Atmung infolge einer Intoxikation genannt.

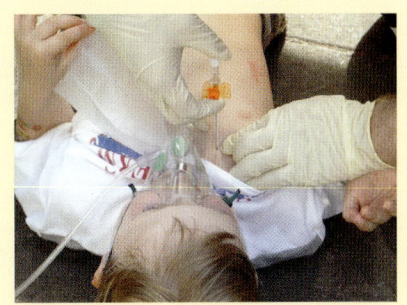

ABB. 4 ▶ Punktion in der Monaldi-Position mit großlumiger Kanüle. Die Punktion erfolgt am Oberrand der 2. bzw. 3. Rippe in einem leicht nach oben gerichteten Winkel. Nachdem die Nadelspitze in den Pleuraspalt eingedrungen ist, kommt es zu einem charakteristischen zischenden Entlastungsgeräusch. Nun kann der Stahlmandrin herausgezogen und die Plastikhülse weiter vorgeschoben werden.

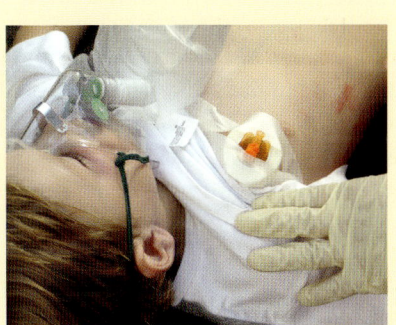

ABB. 5 ▶ Fixierung der Braunüle nach erfolgter Punktion. Treten Zeichen eines sich erneut entwickelnden Druckanstiegs auf, so ist die Punktion zu wiederholen.

Achten Sie auch beim Management des akuten B-Problems darauf, dass eine Hypothermie (E) nicht weiter fortschreitet. Sie führt zu einem steigenden Sauerstoffbedarf und vergrößert so noch das zugrunde liegende Ventilations- bzw. Oxygenierungsproblem. Da über die Atmung sehr viel Wärme verloren gehen kann, sollte möglichst vorgewärmter Sauerstoff appliziert werden.

Monitoring

Erst nach dem Freimachen und der Sicherung des Atemwegs ist eine Beurteilung der Ventilation überhaupt möglich. Wie bereits im A-Kapitel besprochen, sind der klinische Blick sowie die Beobachtung und Einschätzung durch den Helfer das beste Monitoring, das durch kein Gerät ersetzt werden kann. Die Messung von Sauerstoffgehalt, Blutdruck, Herzfrequenz etc. dient insbesondere der Unterstützung des Helfers. Sie gibt wichtige Hinweise, ermöglicht jedoch allein betrachtet keine Diagnosestellung. Innerhalb des Primary Survey ist die Pulsoxymetrie von Bedeutung. Sie spiegelt nicht nur die Sauerstoffsättigung des Blutes wider (Ziel = S_pO_2 > 95 %), sondern gibt auch Hinweise auf das Vorhandensein einer peripheren Perfusion. Da eine durch ein B-Problem ausgelöste Hypoxie die Herzfrequenz beeinflussen kann, ist im weiteren Verlauf der Behandlung auch die Anlage eines EKG unter Umständen sinnvoll. Entzündliche Prozesse der oberen und unteren Atemwege gehen häufig mit Fieber einher. Die Körpertemperatur sollte daher sowohl vor als auch nach Einleitung einer antipyretischen Therapie gemessen werden.

Die Steuerung einer lungenprotektiven Beatmung macht zudem den Einsatz einer Kapnometrie bzw. Kapnografie sinnvoll. Hier sollten Werte zwischen 35 und 50 mmHg erreicht werden. In der Reanimationssituation sind die Werte, die durch ein adäquates Management erreicht werden können, deutlich niedriger.

Anamnese / Fremdanamnese

Im Rahmen der Anamnese können unter A (Allergien) Hinweise auf eine allergische Reaktion mit Anschwellen der Bronchialschleimhaut erhoben werden. Informationen über eine Dauermedikation oder eine bereits durch die Eltern eingeleitete medikamentöse Akuttherapie lassen sich unter Punkt M erfassen. Im Rahmen einer Anaphylaxie ist es in diesem Zusammenhang von besonderer Bedeutung, ob Angehörige oder Dritte bereits eine Adrenalingabe mit speziellen i.m.-Injektoren (Supra-Pen®) durchgeführt haben. Unter dem Punkt P (persönliche Vorerkrankungen) erfährt der Helfer gegebenenfalls mehr über chronische Atemwegserkrankungen, die unvermittelt exazerbieren. Ist ein Asthma bronchiale bekannt, so kann der Verlauf bisheriger Anfälle mit der jetzigen Situation verglichen werden (»Sind die Anfälle in der Vergangenheit ähnlich stark gewesen?«). Wie beim A-Problem geben zudem begleitende Symptome wichtige Hinweise auf das zugrunde liegende Geschehen. Eine Bronchiolitis geht häufig mit leichten Erkältungssymptomen wie zum Beispiel laufender Nase und Fieber einher; ein allergisches Asthma bronchiale tritt rezidivierend auf, dafür seltener mit Fieber. Die Ursache für eine anaphylaktische Reaktion kann auch in der letzten Nahrungsaufnahme begründet liegen. Gerade Nüsse, Erdbeeren und bestimmte Südfrüchte verfügen über ein hohes allergisches Potenzial. Auslösende Ereignisse, die möglicherweise zu einem B-Problem führten, können natürlich jede Form eines Ertrinkungsunfalls, die Aufnahme giftiger Stoffe oder – wiederum im Falle einer Allergie – Kontakt zu einem bis dahin unbekannten Allergen (Tierhaare, chemische Reinigungsmittel) sein.

Körperliche Untersuchung

Die Untersuchung im Rahmen des Ersteindrucks und des Primary Survey sollte bereits auf ein Nasenflügeln oder auf eine laufende Nase aufmerksam gemacht haben. Der beste Indikator für die Beurteilung der Atmung ist die Atemfrequenz. So sind bei Kindern, bei denen die Compliance der Lunge betroffen ist (z.B. bei Pneumonien, interstitieller Lungenfibrose oder Lungenödem), die Atemzüge sehr schnell und eher flach, wohingegen bei Kindern mit erhöhtem Atemwegswiderstand (z.B. Asthma) eine relativ langsame Atmung mit tiefen Atemzügen feststellbar ist. Besonders im Säuglingsalter können Dyspnoezeichen diskret sein. Hier sucht man nach jugulären, interkostalen oder supraklavikulären Einziehungen, die bei flacher und schneller Inspiration leicht übersehen werden können. Neben der Frequenz gilt es hier aber auch, die Atemperiodik zu beurteilen. Eine Besonderheit bei Neu- und Frühgeborenen ist die »periodische« Atmung. Hierunter versteht man, dass die Atemfrequenz in Ruhe stark variieren kann. So kann es zu maximal 10 Sekunden andauernden Atempausen kommen, auf die Phasen höherer Atemfrequenz mit tiefen Zügen folgen. Des Weiteren ist hier die Auskultation mit einem Kinderstethoskop die führende körperliche Untersuchungstechnik. Der Thorax sollte – sofern noch nicht im Primary Survey geschehen – inspiziert werden. Im Rahmen eines traumatischen Geschehens gilt es hier nach Prellmarken zu suchen oder eine pathologische Atemmechanik zu erkennen. Gestaute Halsvenen deuten auf einen obstruktiven Schock zum Beispiel infolge eines Spannungspneumothorax hin.

3.2.4 Management des akuten B-Problems im Primary Survey

Jeder Notfallpatient – und gerade derjenige mit einem akuten B-Problem – erhält hoch dosiert Sauerstoff. Wenn möglich, sollte hierzu eine Sauerstoffmaske mit Reservoir verwendet und ein hoher Sauerstofffluss eingestellt werden.

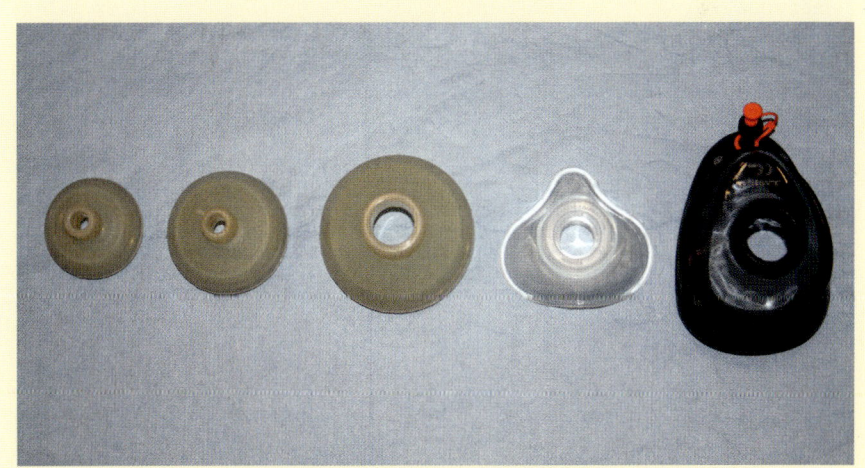

ABB. 6 ▶ Unterschiedliche Maskengrößen und -formen. Runde Masken kommen bei Neugeborenen und kleinen Säuglingen zum Einsatz.

TAB. 2 ▶ Sauerstoffkonzentration in Abhängigkeit von der Applikationsmethode beim Kind		
Gerät	**O₂-Flow**	**Sauerstoffanteil der Inspiration**
Vorhalten von Sauerstoff	10 l/min	30 – 40 %
Nasensonde	6 l/min	24 – 50 %
Maske	6–10 l/min	50 – 60 %
Maske mit Reservoir	6–10 l/min	60 – 95 %

Ist die Atmung in Frequenz und/oder Tiefe unzureichend, muss eine Beatmung durchgeführt werden. Diese kann je nach Situation assistiert oder kontrolliert erfolgen und soll eine ausreichende Versorgung der Lungen mit Sauerstoff sicherstellen.

Eine assistierte Beatmung ist angezeigt, wenn die Atemfrequenzen sich außerhalb eines tolerierbaren Bereichs bewegen. Dieser Bereich ist abhängig vom Alter der Kinder:

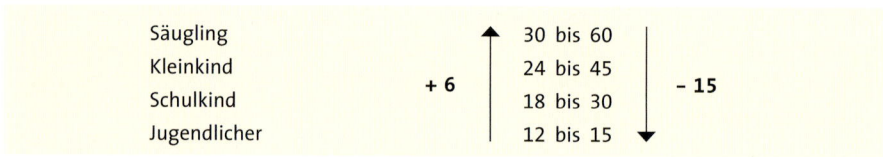

Säugling		30 bis 60	
Kleinkind		24 bis 45	
	+ 6		– 15
Schulkind		18 bis 30	
Jugendlicher		12 bis 15	

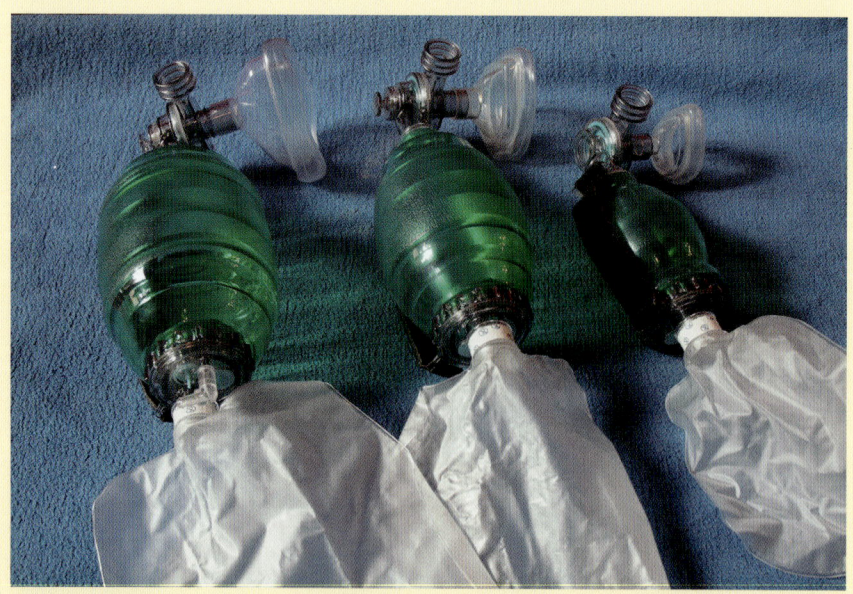

ABB. 7 ▶ Beatmungsbeutel verschiedener Größe. Kennen Sie die genauen Volumina der Beatmungsbeutel in Ihrem Arbeitsbereich?

Außerhalb dieser Bereiche ist die Atmung entweder zu langsam, um – selbst bei maximal tiefer Einatmung – ein ausreichendes Atemminutenvolumen zu erzielen, oder aber sie ist zu schnell, was infolge der reduzierten Atemtiefe zu einer Totraumventilation führt. Bei pathologisch hohen Atemfrequenzen wird etwa jeder zweite bis dritte Atemzug des Kindes mit einer assistierten Beatmung beantwortet. Bei zu niedrigen Frequenzen führt der Helfer assistierte Beatmungen durch, bis in der Summe ein ausreichendes Atemminutenvolumen erzielt wird. Das Tidalvolumen einer assistierten Beatmung sollte etwa 6 – 8 ml/kg KG betragen. Man kann sich jedoch auch am beginnenden Heben und Senken des Thorax orientieren.

Bei einer Beutel-Masken-Beatmung muss dem eigentlichen Beatmungsvolumen ein Reservoir vorgelagert sein. Nur so kann sichergestellt werden, dass der Sauerstoffanteil in der Inspiration ausreichend hoch ist. Alternativ zur Verwendung eines Reservoirs mit hohem Sauerstoff-Flow kann auch ein Demand-Ventil zum Einsatz kommen. Dieses gewährleistet ebenfalls eine Beatmung mit einem hohen O_2-Anteil, der nahe 100 % liegt. Der Verbrauch an Sauerstoff wird aber auf die tatsächlich für die Beatmung notwendige Menge beschränkt.

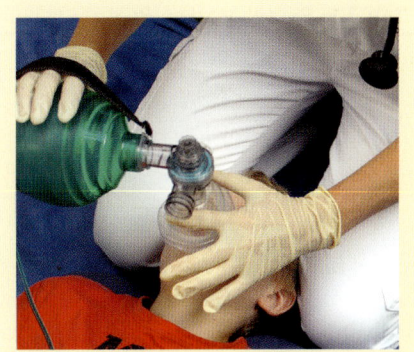

ABB. 8 ▶ Aufsetzen der Maske

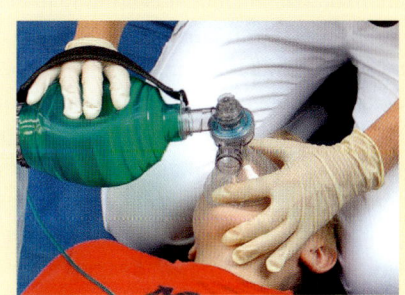

ABB. 9 ▶ Die Maske wird mithilfe des so genannten C- oder auch E-Griffs auf das Gesicht gedrückt. Der untere Rand liegt in der Grube zwischen Kinn und Unterlippe, die obere Spitze auf Höhe der Nasenwurzel (oder kurz oberhalb). Durch den C-Griff wird auch das Kinn und damit der Zungengrund angehoben.

Zur Durchführung der Beutel-Masken-Beatmung ist das Kind in die so genannte Schnüffelposition zu bringen. Hierbei bildet die Nase den höchsten Punkt. Ist ein Trauma ausgeschlossen, so kann der Kopf leicht mithilfe des C-Griffs rekliniert werden. Das Kinn soll zudem mit dem Mittelfinger und den beiden kleinen Fingern angehoben werden. Wichtig für eine regelgerechte Durchführung der Beutel-Masken-Beatmung ist die Auswahl einer der Größe des Kindes angemessenen Beatmungsmaske. Verschiedene Unterteilungen machen es schwierig, eine allgemein gültige Vorgabe zur Auswahl zu machen. Die Maske sollte etwa so bemessen sein, dass das obere, spitz zulaufende Ende auf Höhe (oder etwas oberhalb) der Nasenwurzel, das breite Ende in der kleinen Mulde zwischen unterer Lippe und Kinnspitze zum Liegen kommt.

TAB. 3 ▶ Beutel-Masken-Beatmung beim Kind			
Patient	Beutelgröße (ml)	Reservoir-Volumen	Maskengröße
Säugling	Kleinkind (250 – 320)	600	0 – 1 Newborn, Infant
Kind	Kind (470 – 900)	2.000 – 2.500	2 – 3 Child
Jugendliche +	Erwachsene (ca. 1.500)	2.000 – 2.500	4 – 5 Adult

Häufig führen Probleme beim Abdichten der Maske dazu, dass die Beatmung des kleinen Patienten unzureichend ist. Die so genannte Kissenmaske gewährleistet eine deutlich größere Auflagefläche auf dem Gesicht des Patienten und dichtet auf diese Weise sehr gut ab. Die Öffnung im Innern der Maske muss zwischen Mund und Nase des Patienten platziert werden.

Droht eine Aspiration oder eine Ingestion von toxischen Substanzen, so sollte eine Intubation mit nachfolgender Beatmung in Betracht gezogen werden.

In der Folge von Traumata (z. B. Thorax- oder Barotrauma) oder schwerwiegenden Erkrankungen mit inflammatorischen Prozessen kann es auch zu einem Pneumothorax kommen. Hierbei ist das Atemminutenvolumen infolge des einseitigen Lungenkollapses deutlich herabgesetzt. Liegen keine weiteren schwerwiegenden Verletzungen oder ein beidseitiger Pneumothorax vor, so kann mit einer hohen Sauerstoffgabe eine ausreichende Oxygenierung des Blutes erreicht werden. Insbesondere infolge einer assistierten oder kontrollierten Beatmung kann sich jedoch bei Vorliegen eines Ventilmechanismus im Bereich der Verletzung ein Spannungspneumothorax entwickeln. Neben den typischen Zeichen eines B- und C- Problems im Ersteindruck lässt sich hier auskultatorisch ein einseitig aufgehobenes oder abgeschwächtes Atemgeräusch erheben, das als Leitsymptom dient. Im Falle eines steigenden Beatmungsdrucks und einer sich verschlechternden zirkulatorischen Situation muss hier eine Entlastung mittels der Monaldi-Technik durchgeführt werden. Ebenso wie beim Erwachsenen erfolgt diese durch Punktion des luftgefüllten Pleuraraumes mit einer großlumigen Braunüle (z. B. orange – 14 G) im Bereich des 2. oder 3. ICR medioklavikular.

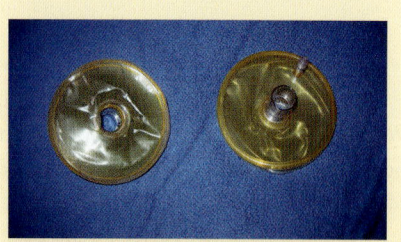

ABB. 10 ▶ Die Kissenmaske passt sich wegen ihrer großen Auflagefläche gut den Konturen des Gesichts an und dichtet so sehr gut ab.

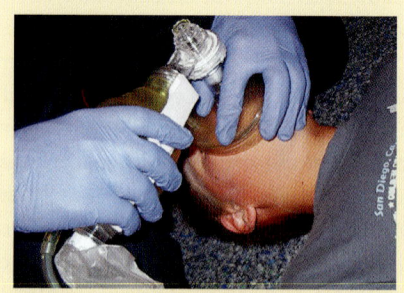

ABB. 11 ▶ Die Kissenmaske im Einsatz

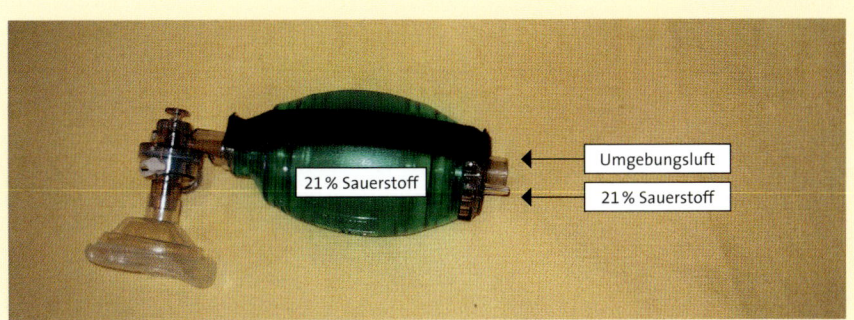

ABB. 12 ▶ Beatmung mit Umgebungsluft: 21 % Sauerstoff

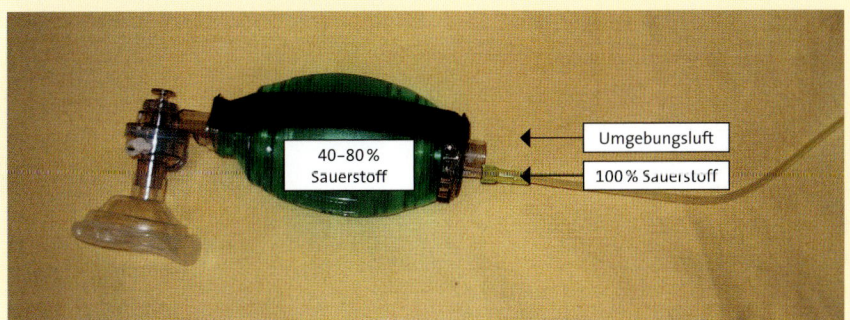

ABB. 13 ▶ Sauerstoff mit hohem Flow wird an den Beatmungsbeutel angeschlossen. Bei der Entfaltung des Beutels gelangt jedoch auch Umgebungsluft in das Innere. Der Patient wird bei dieser Variante mit 40 – 80 % Sauerstoff (je nach Beutelgröße und Sauerstoff-Flow) beatmet.

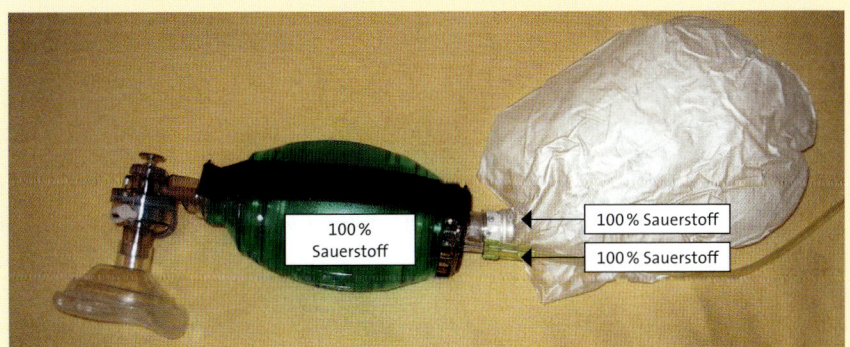

ABB. 14 ▶ Beim Einsatz eines Reservoirs füllt sich der Beutel bei der Entfaltung bei einem entsprechend hohen O_2-Flow zu nahezu 100 % mit Sauerstoff.

Pharmakotherapie

Bei einem exspiratorischen Stridor ist die Verneblung von Salbutamol® (z. B. 2,5 mg Fertiginhalat) neben der Sauerstoffgabe als vordringliche Maßnahme anzusehen. Dieses Sympathomimetikum, das vorwiegend an den β_2-Rezeptoren der Lunge seine Wirkung entfaltet, bewirkt eine Bronchodilatation und dadurch eine schnelle Besserung der Symptomatik. Salbutamol® wirkt in hohem Maße selektiv an den β_2-Rezeptoren der Lunge und weniger an den β_1-Rezeptoren am Herzen. Aus diesem Grund wird im Vergleich zu anderen Medikamenten der gleichen Gruppe nur ein geringer Herzfrequenzanstieg provoziert.

Im Bedarfsfall kann die zusätzliche Gabe von Ipratropiumbromid (Atrovent®) erwogen werden (2 – 4 Sprühstöße à 0,02 mg). Bleibt ein Erfolg der inhalativen Therapie aus, so ist eine weiterführende intravenöse Therapie angezeigt. Ein umfassendes Monitoring ist hier obligat, da die Pharmaka Einfluss auf

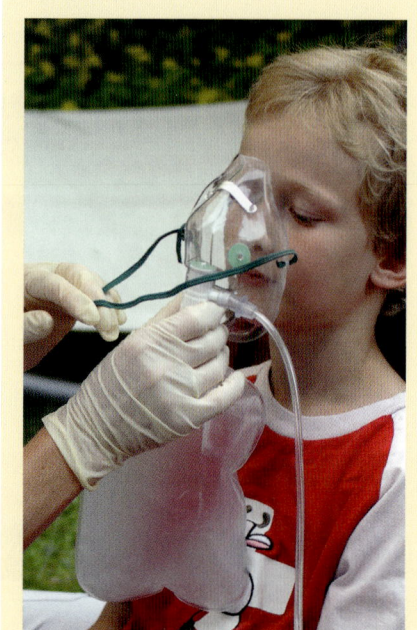

ABB. 15 ▶ Wenn das Kind das Aufziehen der Maske nicht toleriert, kann diese auch in geringem Abstand vorgehalten werden.

die Herzfrequenz haben. Im schweren Asthmaanfall kann die zusätzliche intravenöse Gabe von Magnesiumsulfat die Lungenfunktion verbessern. *Verabreichung und Dosierung:* 50 mg/kg KG i. v. = 0,1 ml/kg KG der 50 %igen Magnesiumsulfat-Lösung über 20 Minuten bis zu einer Maximaldosis von 2 g. Die Gabe soll langsam und unter Monitorkontrolle erfolgen. Sie ist zu unterbrechen bei Auftreten einer Bradykardie bzw. beim Abfallen der Herzfrequenz < 100/min. Medikamente, die noch zum Einsatz kommen könnten, sind beispielsweise:

- ▶ Reproterol (Bronchospasmin® 0,0012 mg/kg KG)
- ▶ Theophyllin (Euphyllin®, Solosin® 1,0 mg/kg KG).

Ist durch diese Maßnahmen keine Besserung der Symptomatik zu erzielen (Status asthmaticus), so bleibt als Ultima Ratio nur die Einleitung einer Narkose. Diese sollte mit Esketamin (Ketanest S®) und beispielsweise Midazolam durchgeführt werden, da Ketamin über einen bronchodilatatorischen Effekt verfügt. Gerade beim allergisch bedingten Status asthmaticus ist Thiopental aufgrund seiner histaminergen Wirkung als Hypnotikum auch im Notfall kontraindiziert (6).

Beatmungsparameter außerhalb der Reanimation

Wie bereits in der Einleitung erwähnt, beträgt das Tidalvolumen im Säuglings- und Klein-kindalter ca. 6 – 8 ml/kg KG. Zwar führen größere Tidalvolumina zu einer effektiven Blä-hung der Alveolen und damit zu einer verbesserten CO_2-Elimination. Durch die damit ver-bundenen Scherkräfte werden allerdings inflammatorische Reaktionen ausgelöst, die das Lungengewebe im weiteren Verlauf schädigen können. Daneben werden durch eine Hy-perventilation die Hirngefäße verengt, was zu einer Minderperfusion des Gehirns führen kann. Als grober Richtwert kann in der präklinischen Situation das Beobachten regelmä-ßiger Thoraxexkursionen als Maß zur Beurteilung des Atemzugvolumens herangezogen werden. Nach erfolgreicher Intubation ist der Anschluss einer Kapnometrie (besser Kap-nografie) obligat. Ist die Atemfrequenz gemäß Größe und Alter des Kindes eingestellt, kann das Tidalvolumen mit Hilfe der Kapnografie so weit reduziert werden, dass sich nor-male endexspiratorische Kohlendioxidkonzentrationen ergeben. Diese sollten zwischen 35 und 50 mmHg liegen (Normokapnie). Gleiches gilt für das Inspirations-Exspirations-Verhältnis, das physiologisch primär 1 : 2 betragen sollte. Das Atemminutenvolumen er-gibt sich nun als Produkt von Atemfrequenz und Atemzugvolumen. Die Beatmung sollte von Beginn an auch mit einem positiven endexspiratorischen Druck (PEEP) durchgeführt werden. Hier hat sich ein PEEP von 5 mmHg als Ausgangsdruck etabliert, der im Einzelfall bedarfsgerecht angepasst werden muss (7).

Prinzipien der Beatmungstherapie

Das Ziel der Beatmungstherapie ist die Aufrechterhaltung eines adäquaten Gas-austausches bei bestmöglicher weiterer Lungenprotektion und ohne wesentliche Beeinträchtigung der Kreislauffunktion. Daneben sind wichtig: eine dem Bedarf angemessene Oxygenierung, eine adä-quate Kohlendioxidelimination sowie ei-ne Reduktion der Atemarbeit. Bei jeder Beatmungstherapie sind folgende kli-nische Parameter im Verlauf immer wie-der zu überprüfen:

▶ Anzahl und Ausmaß der Tho-raxexkursionen
▶ Auskultation (Seitengleichheit)
▶ Hautkolorit
▶ Veränderungen des Beatmungs-drucks (3).

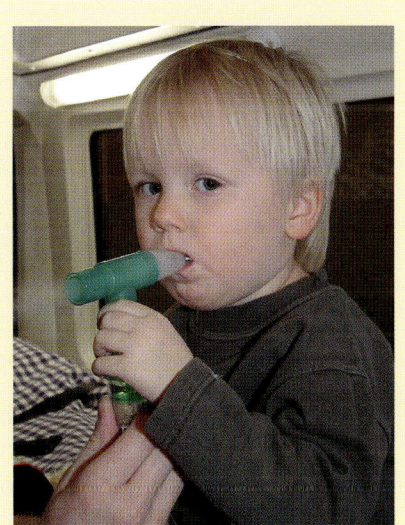

ABB. 16 ▶ Sauerstoff-Verneblung von β_2-Mimetika

Das B-Problem im Rahmen des Primary Survey

Belüftungsstörung infolge von Asthma und anderen entzündlichen Prozessen

A
▶ ggf. Atemweg freimachen bzw. offen halten
▶ Sauerstoffgabe über Maske mit Reservoir

B
▶ Vernebelung von β_2-Mimetika (z.B. Salbutamol 1,25 – 2,5 mg)
▶ ggf. assistierte oder kontrollierte Beatmung

Belüftungsstörung infolge von Vergiftungen

A
▶ Atemweg engmaschig kontrollieren, dauernde Absaugbereitschaft
▶ ggf. Atemweg freimachen bzw. offen halten
▶ bei Aspirationsgefahr: Intubation unter Narkose anstreben (5)

B
▶ im Falle gesicherter Atemwege: kontrollierte normofrequente Beatmung mit 100% Sauerstoff
▶ bei normofrequenter Atmung: O_2-Gabe über Maske mit Reservoir
▶ im Falle pathologisch langsamer oder pathologisch schneller Atmung: assistierte normofrequente Beutel-Masken-Beatmung

Belüftungsstörung nach Trauma

A
▶ ggf. Atemweg freimachen bzw. offen halten
▶ bei Aspirationsgefahr oder Zeichen eines schweren SHT: Intubation unter Narkose anstreben

B
▶ hoch dosierte Sauerstoffgabe über Maske mit Reservoir
▶ im Falle pathologisch langsamer oder pathologisch schneller Atmung: assistierte normofrequente Beutel-Masken-Beatmung
▶ bei Zeichen eines Spannungspneumothorax: Entlastungspunktion (gilt auch für Spannungspneus ohne traumatische Ursache)

Belüftungsstörung mit kardialer Genese

A
▶ ggf. Atemweg freimachen bzw. offen halten
▶ hoch dosierte Sauerstoffgabe über Maske mit Reservoir

B
▶ kardiales Lungenödem: Gabe von Furosemid 1–2 mg/kg KG
▶ ggf. CPAP-Beatmung mit PEEP, zum Beispiel mit 5 cm H_2O

Belüftungsstörung nach Beinahe-Ertrinken

A
▶ ggf. Atemweg freimachen bzw. offen halten
▶ bei ungesicherten Atemwegen: dauernde Absaugbereitschaft
▶ bei Aspirationsgefahr oder Apnoe: Intubation ggf. unter Narkose einleiten

B
▶ im Falle gesicherter Atemwege: kontrollierte normofrequente Beatmung mit PEEP 5 cm H_2O
▶ bei normofrequenter Atmung: hoch dosierte Sauerstoffgabe über Maske mit Reservoir

Abb. 17 ▶ B-Problem im Rahmen des Primary Survey

3.2.5 Erweitertes Management beim akuten B-Problem

CPAP-Beatmung

Entsprechend dem Ausmaß der respiratorischen Störung kommen unterschiedliche Verfahren der Atemunterstützung bzw. Beatmung zur Anwendung. Bei der Indikationsstellung zur Atemunterstützung ist im Rettungsdienst das klinische Bild des Patienten entscheidend. Bei geringer Gasaustauschstörung unter Spontanatmung erfolgt die Sauerstoffzufuhr über eine Sauerstoffmaske. Bei fehlendem Erfolg kommt eine CPAP-Atemunterstützung zum Einsatz. Hierdurch lässt sich oft sowohl die Oxygenierung als auch die Ventilation verbessern. Die Anwendung kann im Kindesalter über einen Rachentubus sowie über eine Maske erfolgen. Das Prinzip des Rachentubus beschreibt das nasale Einführen und Vorschieben eines Endotrachealtubus auf Pharynxhöhe. Durch das Verschließen des Mundes beim Anheben des Kinns kann nun mithilfe manueller Beatmung mit einem PEEP von 5 cm H_2O eine Art CPAP-Beatmung durchgeführt werden. Um die Gefahr einer Regurgitation nicht zu erhöhen, ist es wichtig, den Bauch nicht zu überblähen. Des Weiteren kann es zu einer Verschiebung des Zwerchfells nach kranial kommen, sodass die Beatmung weiter erschwert wird. Bei fortschreitender Ateminsuffizienz kann der Versuch einer nicht-invasiven Beatmung (Beatmung mit positivem Druck ohne vorher erfolgte endotracheale Intubation) erfolgen. Lässt sich hierdurch kein adäquater Gasaustausch erzielen, müssen nach Narkoseeinleitung die endotracheale Intubation und eine Überdruckbeatmung mit Beatmungsgerät erfolgen. Die entscheidende Aufgabe und Funktion des Beatmungsgerätes liegt in der Unterstützung oder Übernahme der Spontanatmung in Abhängigkeit vom Ausmaß der Atmungsbeeinträchtigung.

Glukokortikosteroide

Die Gabe von Kortison hat mehrere positive Effekte im Rahmen der Behandlung von Belüftungsstörungen durch Asthma oder andere entzündliche Prozesse. Kortison wirkt entzündungshemmend, membranstabilisierend und auch immunsuppressiv, was insbesondere beim allergischen Asthma von Bedeutung ist. Die Wirkung setzt aber erst verzögert ein, weshalb die Gabe von beispielsweise Rectodelt® erst im Rahmen des erweiterten Managements erfolgen darf. Außer bei sehr kleinen Kindern und Neugeborenen, die 30 – 50 mg erhalten, können Zäpfchen mit 100 mg des Wirkstoffs verabreicht werden.

3.2.6 Transport von pädiatrischen Patienten mit begleitendem oder isoliertem B-Problem

Oberste Priorität während des Transports von Kindern mit einem B-Problem hat die bestmögliche Oxygenierung. Dies kann beim spontan atmenden Kind durch die Gabe von Sauerstoff über eine angelegte oder vorgehaltene Maske einfach gewährleistet werden. Wird das Kind beatmet, so ist es sinnvoll, dies mittels eines Beatmungsgerätes zu tun. Die entsprechenden Parameter müssen zuvor gemäß dem Alter und der Größe des Kindes errechnet und am Gerät eingestellt werden. Eine Beatmung mithilfe des Beatmungsbeutels erscheint während des Transports schwierig. Dies nicht zuletzt, weil andere Dinge die Aufmerksamkeit des Helfers zu oft auf sich lenken und so eine kontinuierliche Durchführung der Maßnahme bei gleichbleibender Qualität deutlich erschwert wird.

Doch auch dann, wenn ein Beatmungsgerät eingesetzt wird, sind Fehlerquellen keinesfalls ausgeschlossen. Der Helfer muss ständig darauf achten, dass der Beatmungsschlauch frei und richtig fixiert ist, dass der Tubus bzw. supraglottische Atemwegshilfen stets richtig positioniert sind und der Sauerstoffvorrat nicht unbemerkt zur Neige geht.

Kinder mit einem akuten B-Problem müssen in eine Kinderklinik transportiert werden. Je nach Krankheitsbild und -zustand muss die Anmeldung in der Intensivstation mit Beatmungsmöglichkeiten erfolgen.

3.2.7 *Schlüsselinterventionen beim akuten B-Problem*
- ▶ hoch dosierte Sauerstoffgabe
- ▶ medikamentöse Bronchodilatation
- ▶ situationsangepasste Beatmung.

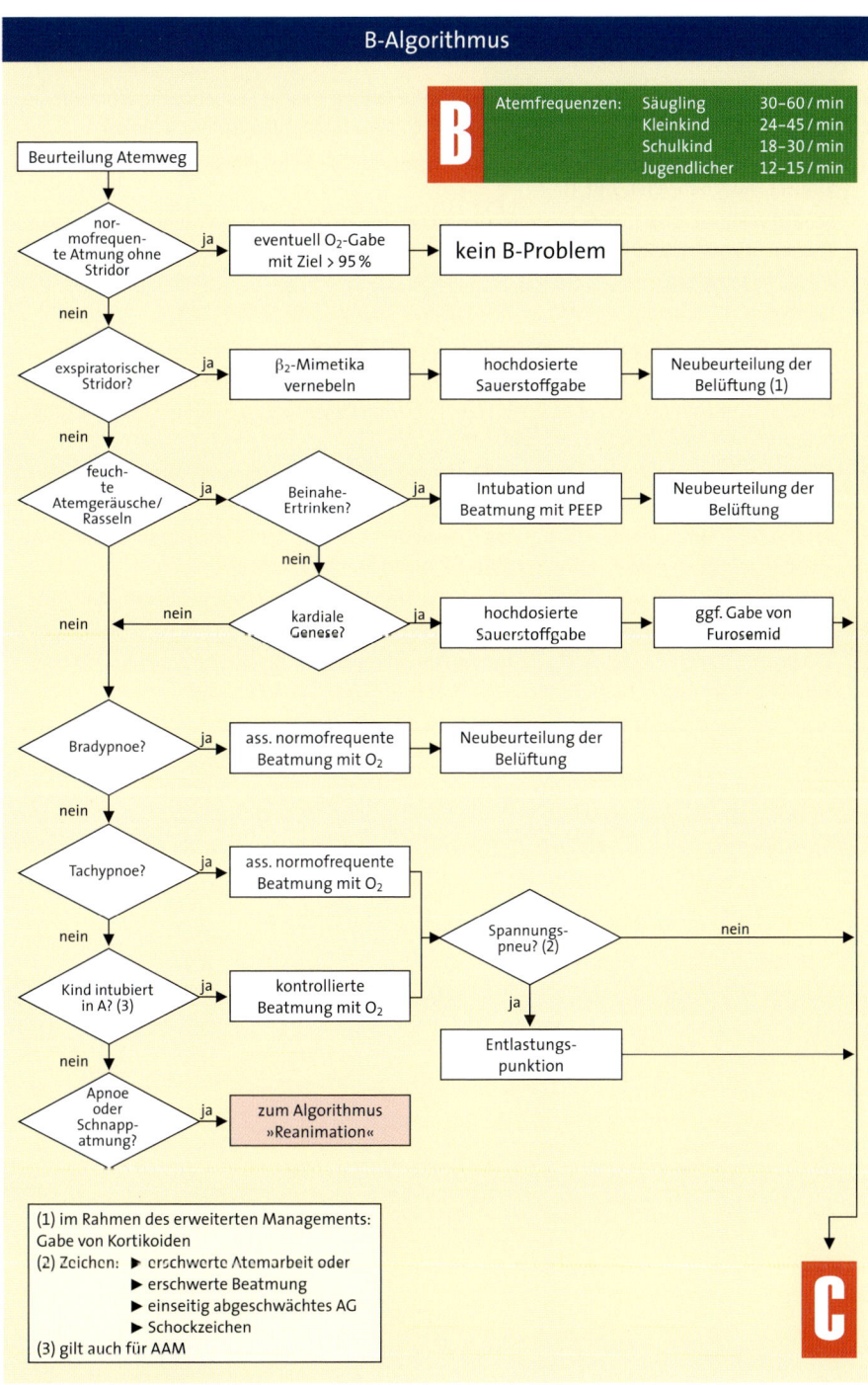

ABB. 18 ▶ B-Algorithmus

Literatur:

1. Becke K, Schmidt J (2007) Das aspirationsgefährdete Kind – Rapid Sequence Induction im Kindesalter. Anästhesie, Intensivmedizin, Notfallmedizin, Schmerztherapie 42: 624-630

2. Braun TC, Röhler gen. Riemer A, Weber F (2006) Kurzlehrbuch Physiologie. Urban & Fischer bei Elsevier, München, Jena, S. 88 ff

3. Füeßl S, Middeke MRF (2010) Anamnese und Klinische Untersuchung. 4., überarb. u. erw. Aufl. Thieme, Stuttgart, S. 207 ff

4. Jecklin E (2008) Arbeitsbuch Anatomie und Physiologie für Pflege- und andere Gesundheitsfachberufe. 13., überarb. Aufl. Urban & Fischer bei Elsevier, München, S. 249 ff

5. Kretz F-J et al. (Hrsg.) (2010) Kinder-Notfall – Intensiv. 3. Aufl. Urban & Fischer bei Elsevier, München, S. 70 f

6. Bundesärztekammer (BÄK) et al. (Hrsg.) (2010) Nationale Versorgungsleitlinie Asthma. Langfassung. 2. Auflage, Version 1.2., S. 142-149

7. Oczenski W, Andel H, Werba A (Hrsg.) (2010) Atem – Atemhilfen. Thieme, Stuttgart, New York, S. 237-245

8. Reich A (2007) Intraoperative Beatmung – Besonderheiten bei der Beatmung von Kindern. Anästhesie, Intensivmedizin, Notfallmedizin, Schmerztherapie 42: 530-536

9. Silbernagl S, Despopoulos A (2007) Taschenatlas der Physiologie. 7., vollst. überarb. Aufl. Thieme, Stuttgart, New York, S. 106 ff

10. Silbernagl S, Lang F (2009) Taschenatlas der Pathophysiologie. 3., vollst. überarb. Aufl. Thieme Stuttgart, New York, S. 70 ff

3.3 C – Circulation – Kreislauf

3.3.1 *Allgemeines*

Nachdem in den Phasen A und B der Weg für ein ausreichendes Sauerstoffangebot in den Lungen sichergestellt wurde, gilt es in der Phase C, den Transport des Sauerstoffs innerhalb des Körpers zu gewährleisten.

Eine Störung des Blutflusses hin zum Zielgewebe ist auf vielfältige Weise möglich. Zum einen besteht die Möglichkeit, dass das Gefäßsystem infolge von Erkrankungen oder Traumata seiner Transportfunktion nicht mehr gerecht wird. Zum anderen kann auch das Herz als zentrales Pumporgan geschädigt sein. Diese Form der Zirkulationsstörung stellt beim erwachsenen Patienten eines der häufigsten akuten C-Probleme dar (z. B. akutes Koronarsyndrom). Letztendlich beeinträchtigt natürlich auch ein Verlust von Blutplasma und/oder festen Blutbestandteilen den ausreichenden Transport von Sauerstoff hin zum Zielgewebe.

Beim Kind sind der Wasseranteil des Körpers und der Flüssigkeitsumsatz deutlich höher als beim Erwachsenen. Säuglinge haben einen durchschnittlichen täglichen Flüssigkeitsbedarf von 120 – 140 ml/kg KG. Bei Schulkindern ist der Bedarf mit 60 – 90 ml/kg KG zwar deutlich reduziert, jedoch immer noch rund dreimal so hoch wie beim Erwachsenen (20 – 40 ml/kg KG). Je kleiner Kinder sind, desto größer sind Flüssigkeitsanteil und -umsatz des Körpers. Ein Flüssigkeitsverlust, aber auch eine verminderte Flüssigkeitsaufnahme kann beim Kind schnell in einen gefährlichen Volumenmangel münden. Insbesondere durch eine Erhöhung der Herzfrequenz sowie Mechanismen wie die katecholamingesteuerte Vasokonstriktion oder das Renin-Angiotensin-Aldosteron-System gelingt es dem kindlichen Körper, einen Mangel an zirkulierendem Volumen sehr lange zu kompensieren und einen ausreichend hohen Blutdruck aufrechtzuerhalten. Erst ab einem Volumenverlust von 30 % entstehen Dekompensationszeichen einer schweren Hypotonie.

Da jedoch das periphere Gewebe schon in der Phase des kompensierten Volumenmangels nicht ausreichend durchblutet ist, kommt es bereits hier zu einer Unterversorgung mit Sauerstoff. Mangelnde Perfusion mit beginnender Gewebehypoxie markiert den Übergang zum Schock. Dieses schwerwiegende akute Krankheitsbild spielt sich keinesfalls nur innerhalb des Gefäßsystems ab. Insbesondere die fatalen Prozesse auf zellulärer Ebene sind von großer Bedeutung und müssen unbedingt bedacht werden. Hierzu zählen u. a. die Bildung von Säuren und toxischen Abbauprodukten durch den anaeroben Metabolismus und eine zum Erliegen kommende Energieproduktion.

Definitionsgemäß handelt es sich beim Schock um eine *beginnende Gewebehypoxie infolge mangelnder Gewebeperfusion*. Diese Definition spiegelt auch die entscheidenden Maßnahmen einer frühen Schockbehandlung wider. Es gilt, sowohl eine unzureichende Sauerstoffversorgung als auch eine Hypotension zu verhindern. Hieraus leitet sich wiederum ein striktes Vorgehen gemäß ABCDE ab:

 ▶ Atemwege freimachen bzw. freihalten
 ▶ Oxygenierung sicherstellen und gleichzeitig:
 ▶ Zirkulation sichern und aufrechterhalten.

Gerade beim Schockgeschehen ist es von großer Bedeutung, die Prioritäten richtig zu wählen. Relevante Blutverluste sollen schnellstmöglich unterbunden werden. Eine Vernetzung des Managements ermöglicht dies bei gleichzeitiger Durchführung wichtiger Maßnahmen zur Atemwegssicherung und Oxygenierung.

3.3.2 Ursachen des akuten C-Problems
Dem lebensbedrohlichen Krankheitsbild des Schocks liegt eine gravierende Störung des zirkulatorischen Systems zugrunde (5). Zwischen folgenden Formen des Schocks kann unterschieden werden:

Obstruktiver Schock
Beim obstruktiven Schock befindet sich eine ausreichende Menge Blut innerhalb des Gefäßsystems. Allerdings kommt es im Lungenkreislauf zu einer Störung des Blutflusses. Aus diesem Grund ist die Vorlast des linken Ventrikels in kritischem Maß herabgesetzt. Mögliche Ursachen des obstruktiven Schocks (lat. obstructio: Absperrung, Verstopfung) sind der Spannungspneumothorax und die Lungenembolie. Beide stellen bei der pädiatrischen Notfallversorgung überaus seltene Ursachen eines C-Problems dar. Wird jedoch bei einer kontrollierten Beatmung ein zu hoher intrathorakaler Druck aufgebaut, so kann dieser über eine Kompression der Hohlvenen zu einer gefährlichen Reduzierung der rechts- und später auch linksventrikulären Vorlast und damit zur Ausbildung bzw. Verstärkung eines C-Problems führen. Entsteht durch einen zu hohen Druck bei der Beatmung ein Barotrauma mit Schädigung der Alveolen und/oder Bronchien, so kann bei der Ausbildung eines Ventilmechanismus auch ein Spannungspneumothorax entstehen (siehe Kapitel B). Diese Gefahr steigt, wenn das Lungengewebe etwa infolge entzündlicher Prozesse vorgeschädigt war.

Obstruktion → Reduzierung der Vorlast → Abfall des HZV → obstruktiver Schock

Distributiver Schock
Hier kommt es durch eine Vasodilatation zu einer signifikanten Reduzierung des systemischen Gefäßwiderstandes und das Blut bleibt so in den venösen Kapazitätsgefäßen gefangen (lat. distributio: Verteilung). Typische Auslöser eines distributiven Schockgeschehens sind der neurogene Schock mit Unterbrechung der sympathischen Nervenbahnen des Rückenmarks und insbesondere der anaphylaktische Schock. Auch bei einer schweren Sepsis ist die Perfusion des Gewebes infolge einer generalisierten Vasodilatation herabgesetzt. Allerdings kann es hier im weiteren Verlauf im Rahmen einer so genannten Verbrauchskoagulopathie zu einem tatsächlichen Volumenverlust durch Einblutung in das Gewebe und in die Organe kommen. Grundsätzlich bewirkt ein distributiver Schock eine Herabsetzung der kardialen Vorlast und dadurch einen Abfall des Herzzeitvolumens.

reduzierter systemischer Gefäßwiderstand → Blutdruckabfall → distributiver Schock

Kardiogener Schock

Beim kardiogenen Schock ist das Herzzeitvolumen direkt über eine reduzierte Pumpfunktion des Herzmuskels herabgesetzt. Seltene Ursache können angeborene Herzfehler sein, die bei rund 1% der lebend geborenen Kinder auftreten. Den Herzmuskel betreffende Fehlbildungen sind u.a. Septumdefekte der Vorhöfe und/oder der Kammern (ASD/VSD), bzw. zwischen Vorhof und Kammer (AVSD), sowie Klappendefekte. Aber auch Blut zu- und abführende Gefäße des Herzens können durch angeborene Herzfehlbildungen geschädigt sein. Diese findet man unter anderem bei Chromosomenanomalien wie dem Down-Syndrom oder infolge fetaler Schädigungen durch Giftstoffe wie Alkohol (siehe Kapitel 6).

Im Kindes- und Jugendalter kann eine Reduzierung der linksventrikulären Auswurfleistung beispielsweise durch entzündliche Prozesse (z.B. Myokarditis) oder Rhythmusstörungen hervorgerufen werden. Hier stellen die bradykarden Störungen in der Regel das größere Problem dar als die tachykarden Rhythmusstörungen. Denn zum einen kann ein Kind sehr lange auch hochfrequente Tachykardien von über 200 Schlägen/min aufweisen, ohne dass es zu einer Reduktion des Herzzeitvolumens kommt. Zum anderen sind gerade bei kleinen Kindern die Ursachen einer Bradykardie häufig Ergebnis eines weit fortgeschrittenen Sauerstoffmangels infolge respiratorischer Probleme.

Sinustachykardien (schmale QRS-Komplexe, P-Wellen vorhanden, Frequenzen bei Säuglingen bis 220/min, bei Kindern bis ca. 180/min) können eine physiologische Reaktion des Körpers auf äußere Einflüsse wie Stress oder Angst sein. Sie können aber auch Zeichen eines kompensatorischen Mechanismus auf eine pathologische Situation wie Hypovolämie, Sepsis oder respiratorische Insuffizienz sein. Supraventrikuläre Tachykardien haben einen Taktgeber innerhalb der Vorhöfe, der jedoch abseits des Sinusknotens liegt. Durch so genannte Re-entry-Mechanismen kommt es plötzlich (paroxysmal) zu einem tachykarden Rhythmus mit schmalen QRS-Komplexen. P-Wellen sind nicht zu erkennen bzw. sind in ihrer Morphologie verändert. Eine SVT kann höhere Frequenzen aufweisen als eine Sinustachykardie.

Breitkomplex-Tachykardien kommen bei Kindern selten vor. Auslöser sind in der Regel zugrunde liegende Herzerkrankungen wie eine Kardiomyopathie oder Myokarditis bzw. Elektrolytverschiebungen. Trotzdem sollte eine ventrikuläre Tachykardie mithilfe des EKG ausgeschlossen werden, falls ein Kind mit tachykardem Grundrhythmus eine hämodynamische Instabilität aufweist. Die Gefahr bei allen Formen der Rhythmusstörungen liegt in einem möglichen Abfall des HZV begründet.

reduzierte Auswurfleistung → Abfall des HZV → kardiogener Schock

Volumenmangelschock

Hauptursache für einen Schock beim Kind ist der Volumenmangel. Bei einer Blutung gehen neben dem flüssigen Blutplasma auch feste Blutbestandteile verloren, was zusätzliche negative Auswirkungen auf den Sauerstofftransport innerhalb des Körpers und auf die Gerinnung hat. Relevante Blutungen, die in lebensbedrohliche C-Probleme münden, können sowohl nach außen als auch innerhalb des Körpers vonstatten gehen.

Häufige Ursachen solcher Blutungen sind Traumata wie Unfälle, Stürze oder Verletzungen mit kriminellem Hintergrund (z. B. Kindesmisshandlung). Auch eine fulminante Form der Meningokokkensepsis, das so genannte Waterhouse-Friderichsen-Syndrom, kann neben der durch Mediatoren vermittelten Gefäßweitstellung beim septischen Schock zu einem massiven tatsächlichen Blutverlust in das Gewebe und in die Nebenniere führen (13).

Eine Dehydratation infolge zu geringer Flüssigkeitsaufnahme und/oder vermehrten Flüssigkeitsverlustes durch Magen-Darm-Erkrankungen mündet beim Kind aufgrund des relativ hohen Flüssigkeitsumsatzes schnell in ein akutes C-Problem. In den Entwicklungsländern sind diese gastrointestinalen Infekte noch immer eine wesentliche Ursache für die sehr hohe Kindersterblichkeit. Doch auch in den industrialisierten Ländern kommt es saisonal zum vermehrten Auftreten schwerer Krankheitsverläufe. Diese werden besonders durch Rotaviren hervorgerufen.

Letztlich können auch hyperthermische Schädigungen wie Verbrennungen und Verbrühungen zum Verlust von Plasmaflüssigkeit führen. Auch auf dieses Krankheitsbild wird in Kapitel 6 näher eingegangen.

Volumenverlust → Vorlastabfall → reduziertes HZV → Volumenmangelschock

3.3.3 Diagnostik des akuten C-Problems

Kinder, egal welchen Alters, können einen fortschreitenden Volumenmangel sehr lange kompensieren (11, 16). In Einzelfällen kann ein Volumenverlust von bis zu 30 % ohne Abfall des Blutdrucks verkraftet werden. Dieser vermeintliche Vorteil, mit dem der kindliche Organismus zirkulatorischen Problemen begegnet, geht jedoch mit vielen Problemen einher. Zum einen ist es sehr schwer, frühe Zeichen eines akuten C-Problems mit relevantem Volumenmangel sicher zu erkennen, zum anderen geht die kompensatorische Phase sehr abrupt in die dekompensatorische Phase des Schocks über, die häufig nicht beherrschbar und irreversibel ist. Der Schock wir in folgende Stadien eingeteilt:

Tab. 1 ▶ Stadieneinteilung des Schocks	
kompensierter Schock:	Aktivierung körpereigener Kompensationsmechanismen als Reaktion auf die inadäquate Gewebeperfusion
dekompensierter Schock:	Die Kompensationsmechanismen des Körpers sind erschöpft und können die Auswirkungen der zugrunde liegenden Störung nicht mehr eindämmen. Herzzeitvolumen und Blutdruck fallen.
irreversibler Schock:	Zellgewebe und lebenswichtige Organe nehmen irreparablen Schaden. Ist dieser Schaden groß genug, verstirbt der Patient – häufig erst Tage später – infolge eines Organversagens.

Einer der Faktoren, die das Outcome des pädiatrischen Notfallpatienten positiv beeinflussen können, ist die Zeit. Wichtig ist daher, schnell die Frage zu klären, ob ein C-Problem vorliegt und wie weit dieses fortgeschritten ist. Die Antworten sind in der frühen Phase der Versorgung, also im Primary Survey, zu finden. Hingegen sind Untersuchungsgänge, die darauf abzielen, ein Verletzungsmuster zu erstellen oder die dem C-Problem zugrunde liegende Erkrankung zu verifizieren, von untergeordneter Bedeutung.

Ersteindruck

Typische Zeichen, die für ein C-Problem sprechen, sind:

TAB. 2 ▶ Schockzeichen im Rahmen des Ersteindrucks	
Haut:	Blässe, Kaltschweißigkeit
motorische Reaktion:	Angst und Panik während des kompensierten Schocks, Teilnahmslosigkeit und Apathie im dekompensierten Schock
verbale Reaktion:	schreiend und kaum zu beruhigen in der Phase des kompensierten Schocks, still oder wimmernd im dekompensierten Schock
Atmung:	erhöhte Atemfrequenz
Kinematik (Trauma):	Zeichen für zugrunde liegendes Hochrasanztrauma und/oder perforierende Verletzungen

Primary Survey (ABCDE)

Die Auswirkungen eines gravierenden zirkulatorischen Problems können sich im gesamten Primary Survey offenbaren. Im Bereich der oberen Atemwege (A) kann es infolge der reduzierten zerebralen Durchblutung und des Abfalls der Vigilanz (D) zu einem verringerten Muskeltonus kommen. Dies kann zu einer teilweisen oder vollständigen Verlegung durch Weichteile (z.B. weicher Gaumen oder Epiglottis) führen. Es kommt zu den typischen Zeichen eines akuten A-Problems. Die Produktion saurer Abfallprodukte und ein in der Folge entstehender Anstieg des CO_2-Partialdrucks im Blut führen zu einer Erhöhung der Atemfrequenz (B). Kalte, gegebenenfalls marmorierte Extremitäten sind als Hinweise auf einen angelaufenen Kompensationsmechanismus des Körpers anzusehen. Sie sind Folge einer Vasokonstriktion und einer hieraus resultierenden Mangelperfusion der Peripherie. Ebenso können im Rahmen einer kurzen Untersuchung und Inspektion begleitende Blutungen (E) erkannt werden.

Die Untersuchungsgänge des Primary Survey, die zur Verifizierung eines zirkulatorischen Problems von entscheidender Bedeutung sind und die dementsprechend früh unter Punkt C erhoben werden müssen, sind die Bestimmung der Pulsfrequenz – je nach Alter des Kindes an der A. brachialis oder A. carotis – sowie die Rekapillarisierungszeit. Letztere lässt sich sehr einfach am Fußballen oder an der Stirn bestimmen. Eine Verlängerung der »Rekap-Zeit« auf über zwei Sekunden deutet auf eine Engstellung der peripheren Gefäße und damit auf einen kompensierten Schock hin. Und auch eine erhöhte Herzfrequenz, die sich nicht mehr durch eine situationsbedingte Stress- oder Angstreaktion erklären lässt, ist als Zeichen eines angelaufenen Schockprozesses zu bewerten.

Ist der Puls nur schwach tastbar, so kann dessen Frequenz auch mithilfe der Auskultation des Herzens bestimmt werden. Aufschlüsse über die linksventrikuläre Auswurfleistung des Herzens lässt dieser Untersuchungsgang im Gegensatz zur Erhebung der Pulsqualität (z.B. »kräftig«, »schwach tastbar« oder »fadenförmig«) jedoch nur bedingt zu.

Bei Verdacht auf Vorliegen eines Traumas sowie wie bei einer gastrointestinalen Symptomatik sollte das Abdomen in allen vier Quadranten palpiert werden. Eine Abwehrspannung kann ein Hinweis auf Blutungen oder entzündliche Prozesse sein, die sich in Form einer Reizung des Peritoneums bemerkbar machen.

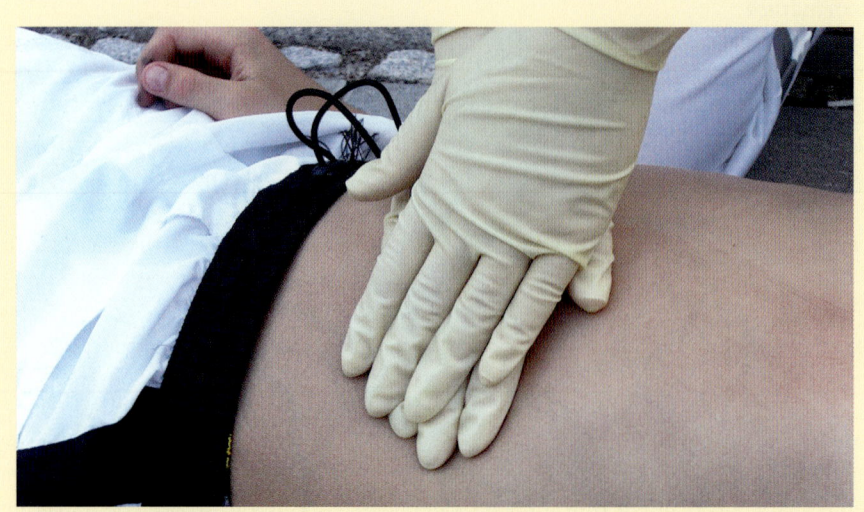

ABB. 1 ▶ Palpation des Abdomens in vier Quadranten zur Erkennung einer Abwehrspannung

Eine Sonderform stellt der *spinale Schock* durch Wirbelsäulenverletzungen beispielsweise infolge von Verkehrsunfällen oder Höhenstürzen dar. Dabei kommt es zu einer teilweisen oder vollständigen Unterbrechung der Steuerungsfunktionen des Sympathikus. Die Gefäße unterhalb der Verletzungsebene werden erweitert und die Kapazität der Gefäße nimmt im Vergleich zum Flüssigkeitsvolumen zu. Es entsteht eine relative Hypovolämie.

Im Primary Survey sind je nach Höhe der Schädigung eine Hypotonie und – wegen der Unterbrechung der sympathischen Nervenbahnen – unter Umständen eine Bradykardie zu beobachten. Durch das gleichzeitige Abfallen des diastolischen Wertes bleibt eine große Differenz zwischen Systole und Diastole bestehen. Der hieraus resultierende »Druckpuls« ist gut tastbar und erweckt bei der Palpation den Eindruck einer ausreichenden Makrozirkulation. Die Haut ist wegen der fehlenden peripheren Engstellung warm und rosig.

Mögliche Zeichen des Schocks als gravierendes C-Problem im Rahmen des Primary Survey:

A	ggf. Weichteilverlegung im Bereich der oberen Atemwege infolge mangelnder Hirndurchblutung mit Vigilanzabfall
B	schnelle Atemfrequenz als Zeichen steigenden CO_2-Gehaltes im Blut
C	makrozirkulatorisch: schwacher, schneller Puls; im dekompensierten Schock → RR-Abfall mikrozirkulatorisch: periphere Zyanose, Rekap-Zeit > 2 Sekunden, ggf. Zeichen innerer Blutungen, z.B. infolge von Traumata
D	Vigilanzabfall infolge mangelnder zerebraler Durchblutung
E	blasse, kalte, ggf. marmorierte Haut, Blutungsquellen und Verletzungen abseits des vorderen Torsos

Monitoring

Wichtige Hinweise auf das Vorliegen eines akuten C-Problems kann die Pulsoxymetrie geben, die beim Kind grundsätzlich mittels Klebesensor durchzuführen ist. Ein messbarer
pulsoxymetrischer Wert deutet auf eine ausreichende periphere Durchblutung hin und
lässt indirekt auch Rückschlüsse auf das Ausmaß eines Schockprozesses zu. Wird nämlich
ein Wert angezeigt, so kann davon ausgegangen werden, dass sich das Kind noch nicht in
einer tiefen Phase der Kompensation befindet.

Das Anlegen eines EKG oder die Blutdruckmessung sollte nur durchgeführt werden,
wenn auch tatsächlich wegweisende Ergebnisse zu erwarten sind (siehe Anamnese/Fremd-
anamnese). Hat das Kind jedoch keine kardiale Vorgeschichte oder lässt sich die zirkulatorische Situation durch die erhobenen klinischen Zeichen ausreichend einschätzen, sollte im
Rettungsdienst auf eine weitere apparative Diagnostik verzichtet werden. Manipulationen
wie das Aufkleben der EKG-Elektroden oder das Anbringen einer Blutdruckmanschette verängstigen das Kind und erschweren den geordneten Einsatzablauf. Ohnehin ist die Blutdruckmessung bei Kindern wegen der bereits beschriebenen Fähigkeit zur langen Kompensation wenig aussagekräftig. Sie ist technisch schwierig und geht häufig mit einem großen
Zeitverlust einher. Der nach wie vor hohe Stellenwert der Blutdruckmessung im Rettungsdienst muss daher kritisch hinterfragt werden. Messen Sie bei einem Kind den Blutdruck, so
müssen Sie es auf die Prozedur vorbereiten. Ansonsten könnte das Kind angesichts des ungewohnten Drucks, den die Manschette auf seinen Oberarm ausübt, leicht in Panik geraten.
Am besten sollte die Maßnahme zuvor durch Vater oder Mutter demonstriert werden. Wenn
diese dann auch noch gegenüber dem Kind erwähnen, dass das Blutdruckmessen »sehr an-
genehm« ist, dann ist die Skepsis zumeist verflogen. Falls es trotzdem Probleme gibt, bedenken Sie: Wehrt sich ein Kind gegen die Messung des Blutdrucks, ist dieser üblicherweise in
Ordnung.

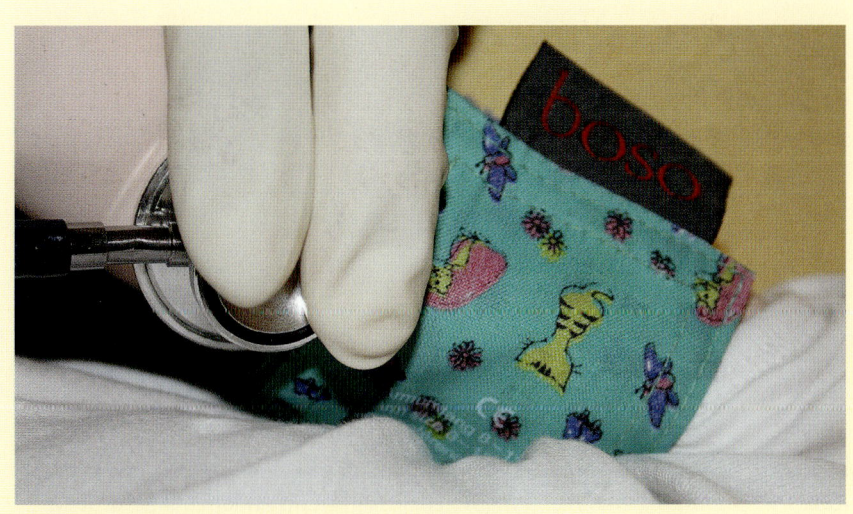

ABB. 2 ▶ Nicht unumstritten: Blutdruckmessung beim Kind

Die präklinische Anwendung der Sonografie zur Detektierung freier abdomineller Flüssigkeit nach einem Trauma ist nach wie vor umstritten. Eine ausreichende Datenlage, die die Sinnhaftigkeit des Verfahrens im Rettungsdienst belegen könnte, existiert zurzeit nicht. Ist der Anwender in der Diagnostik beim Kind geübt, kann er gegebenenfalls mithilfe der Sonografie eine abdominelle Blutung nachweisen, ohne dass hierfür kostbare Zeit verloren geht (2, 15).

Speziell beim Kind gehört zudem die Temperaturmessung zu den Standardverfahren des Monitoring. Handelt es sich um ein unkooperatives oder verängstigtes Kind, so sollte von einer rektalen Messung Abstand genommen werden und andere Verfahren, beispielsweise das Ohrthermometer, sollten zum Einsatz kommen. Eine Temperaturerhöhung weist üblicherweise auf einen dem C-Problem zugrunde liegenden entzündlichen Prozess hin. In seltenen Fällen kann auch eine zerebral bedingte Regulationsstörung ursächlich sein. Diese kann ebenso zu einer Hypothermie mit Werten unter 35 °C führen. In diesem Fall gilt es aber umgehend auszuschließen, ob nicht ein forcierter Wärmeverlust während der Untersuchung und Behandlung dem Abfall der Körpertemperatur zugrunde liegt.

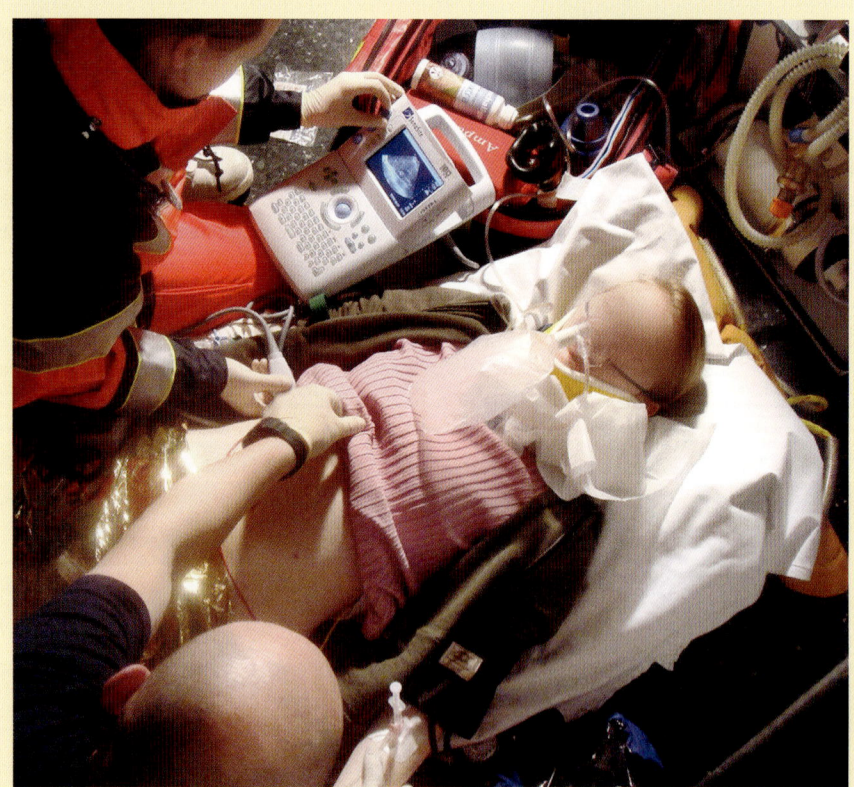

Abb. 3 ▶ Monitoring zur Erkennung freier Flüssigkeit im Abdominalraum: Sonografie

Anamnese / Fremdanamnese

Bei Vorliegen eines nicht durch ein Trauma hervorgerufenen C-Problems sind im Rahmen der AMPLE-Anamnese insbesondere die chronischen bzw. akuten Vorerkrankungen des Kindes von Bedeutung (P = persönliche Vorerkrankungen). Die Faustregel, wonach sich ein relevanter Volumenmangel durch gastrointestinale Ursachen langsam – teilweise über Tage hinweg – entwickelt und Schockzeichen infolge von Traumata schneller bemerkbar machen, muss kritisch betrachtet werden. Im Rahmen gastrointestinaler Infekte ist es von großer Bedeutung, ob eine ausreichende Flüssigkeitsaufnahme zur Kompensierung des Volumenverlustes erfolgen konnte. Geschah dies nicht, so können auch Infekte sehr schnell zu einem abnormen Flüssigkeitsverlust führen.

Bei zuvor kardial unauffälligen Kindern treten eher selten bedrohliche Herzerkrankungen auf, die für den Rettungsdienst von Bedeutung sind (10). Trotzdem müssen diese Möglichkeiten natürlich ausgeschlossen werden. Zeichen für einen zugrunde liegenden Herzfehler kann das plötzliche Auftreten einer nicht respiratorisch bedingten Zyanose (häufig beim Schreien) sein. Ebenso können periphere oder zentrale Ödeme auftreten. Die Eltern berichten von Trinkschwäche oder Wimmern anstelle kräftigen Schreiens bei kleinen Kindern und über Leistungsminderung und chronische Müdigkeit bei älteren Kindern.

Ein Infekt der oberen Atemwege in Verbindung mit steigendem Fieber und zunehmender Apathie kann auf eine Sepsis hindeuten. Anamnestisch ist hier von Bedeutung, wie sich die Symptome entwickelt haben und ob bereits durch die Eltern beziehungsweise den behandelnden Kinderarzt eine antipyretische oder antibiotische Therapie eingeleitet wurde (M = Medikation).

Medikamente können ebenso zu einer anaphylaktoiden Reaktion führen wie Unverträglichkeiten auf bestimmte Gifte (z.B. Bienen- oder Wespenstich), Nahrungsmittel (häufig Nüsse), chemische Stoffe, Tierhaare oder Pollen. Ob ein Kind zuvor in Kontakt mit derlei Stoffen gekommen ist, lässt sich bei E (Ereignisse) anamnestisch erheben. Da es sich bei den Auslösern einer Anaphylaxie nicht selten um Stoffe handelt, denen die Eltern und Angehörigen wenig Bedeutung beimessen, muss das Rettungsteam unter Umständen gezielt nachfragen (»Hatte Ihr Kind in den letzten Stunden Kontakt zu irgendwelchen Tieren?«). Ist eine Allergie bekannt, so wird dies sehr früh im Rahmen der AMPLE-Anamnese unter dem Buchstaben A (Allergien) in Erfahrung gebracht.

Liegt dem C-Problem ein Trauma zugrunde, so sollten, wenn immer möglich, die einwirkenden Kräfte abgeschätzt werden. Hinweise auf das Verletzungsmuster sollen wahrgenommen, aber nicht unter Inkaufnahme eines hierdurch entstehenden Zeitverlustes gesucht werden.

Körperliche Untersuchung

Eine primäre Inspektion der Haut führt der professionelle Helfer üblicherweise schon beim ersten Patientenkontakt durch. Eine blasse, kalte oder marmorierte Haut kann bei fiebrigen Infekten in der Phase steigender Temperatur auftreten. Im Rahmen eines möglichen C-Problems – beispielsweise infolge einer Blutung – ist eine solche Veränderung der Hautqualität jedoch signifikant und als Zeichen eines kompensatorischen Schocks zu werten.

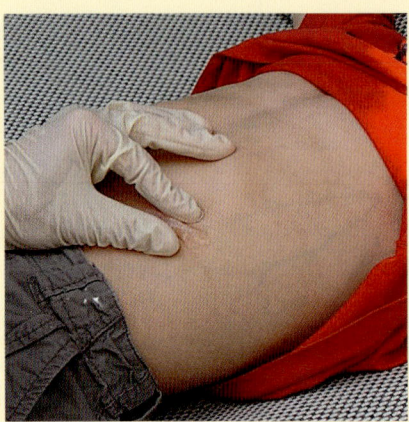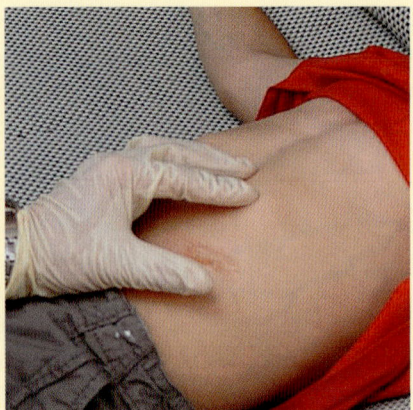

Abb. 4 und 5 ▶ Hautfaltentest am Bauch: Zeichen eines schweren Volumendefizits

▶ *Haut- und Schleimhautbeschaffenheit überprüfen*
Eine stehende Hautfalte deutet auf ein massives interstitielles Flüssigkeitsdefizit hin. Häufig tritt ein verminderter Hautturgor bei starker Dehydratation infolge gastrointestinaler Infekte oder bei mangelnder Flüssigkeitszufuhr, beispielsweise bei Verwahrlosung, auf. Der Hautfaltentest kann am Oberbauch oder am Arm durchgeführt werden. Weitere Hinweise auf eine Dehydratation, die im Rahmen der körperlichen Untersuchung erhoben werden können, sind tief liegende Bulbi, eine eingesunkene Fontanelle und trockene oder gar rissige Schleimhäute in Nase und Mund.

▶ *Hämatome und Einblutungen*
Petechien sind kleine, abgegrenzte Hauteinblutungen. Sie können ebenso im Rahmen einer Meningokokkensepsis auftreten wie großflächige Gewebsblutungen und Nekrosen. Petechien lassen sich nicht durch äußeren Druck auf die fiebrig-warme Haut »wegdrücken«. Für den hierfür notwendigen Test nimmt man beispielsweise ein Wasserglas und drückt es auf die betroffene Stelle. Bleibt die Hautirritation auch unter Druck sichtbar, so handelt es sich um Petechien.
Im Rahmen von Traumata weisen Hämatome auf Gewebeläsionen, aber auch auf mögliche Gefäß- und Organverletzungen hin. Die Untersuchung der hier im Fokus stehenden Bereiche des Abdomens und des Thorax wird jedoch schon während des ABCDE durchgeführt.

▶ *Zeichen von chronischen Herzfehlern*
Kinder im akuten hypoxämischen Anfall bei einer Fallot-Tetralogie (angeborene Herzfehlbildung) nehmen eine Hockstellung ein. Dies führt zur Drucksteig-

gerung im unteren Körperbereich und so zu einer erhöhten Vorlast. Periphere Ödeme können ebenfalls Hinweise auf einen zugrunde liegenden Herzfehler geben.

▶ *Zeichen einer reduzierten oder aufgehobenen Urinausscheidung*
Eine Oligurie oder Anurie ist ein wichtiger Marker hinsichtlich des Vorliegens und des Ausmaßes eines Schockprozesses im klinischen Bereich. Denn die Nierenfunktion, insbesondere die Filtration, ist abhängig vom Vorliegen eines ausreichenden mittleren arteriellen Drucks (MAD). Im präklinischen Setting ist das Abschätzen des renalen Outputs sehr schwer. Eine trockene Windel allein deutet bei Kindern noch nicht auf eine Anurie hin, denn wie trocken oder feucht eine Windel ist, ist insbesondere auch davon abhängig, ob und wann diese das letzte Mal gewechselt wurde.

▶ *veränderte Laborparameter*
Im klinischen Bereich können weiterhin veränderte Laborparameter wichtige Hinweise auf das Vorliegen eines Schocks geben. Hierzu zählen u. a. Hämatokrit- und Hämoglobinabfall, Laktatanstieg und die Negativierung des Basenüberschusses infolge der unzureichenden Gewebeperfusion mit Gewebehypoxie. Während des Rettungseinsatzes spielen diese Kriterien jedoch keine Rolle.

Von entscheidender Bedeutung bei der Behandlung des akuten C-Problems ist die Aufrechterhaltung einer adäquaten Organdurchblutung. Das Organ, das für den Helfer am schnellsten sichtbar Auskunft über den Grad seiner Durchblutung gibt, ist das Gehirn. Daher kann eine Aufrechterhaltung bzw. Wiederherstellung des Bewusstseins mit allen üblichen kognitiven Fähigkeiten als Zeichen einer adäquaten zerebralen Perfusion gewertet werden. Das Gehirn profitiert jedoch überproportional lange von den körpereigenen Kompensationsmechanismen. Rückschlüsse auf die Perfusion anderer Organe lassen sich daher nur schwer ziehen. Trotzdem sollte die Vigilanz des Patienten als wichtiger Marker für den Erfolg einer Schockbehandlung gewertet werden.

3.3.4 *Management des akuten C-Problems im Primary Survey*

Der Definition des Schocks (mangelnde Gewebeperfusion mit beginnender Gewebehypoxie) folgend, sind die Ziele der präklinischen Behandlung insbesondere die Aufrechterhaltung einer ausreichenden Zirkulation und die Sicherstellung einer adäquaten Sauerstoffvorhaltung an der alveolar-kapillaren Membran (4, 15). Darüber hinaus muss es Ziel des Rettungsteams sein, das Kind vor einer Auskühlung zu bewahren. Die Geschwindigkeit der Gerinnung ist, wie bei jedem anderen chemischen Prozess auch, direkt abhängig von der Umgebungstemperatur (9, 17). Eine niedrige Körperkerntemperatur lässt die Gerinnung verzögert ablaufen und kann hierdurch das Ausmaß eines C-Problems verstärken. Trotz dieser Erkenntnis wird dem Wärmeerhalt im Rettungsdienst nach wie vor zu wenig Bedeutung beigemessen.

Volumentherapie

»Das wichtigste Volumen ist immer das, das dem Körper nicht verlorengeht.« Im Gegensatz zum Blut können die heute gängigen Infusionslösungen (noch) keinen Sauerstoff binden. Der Erkenntnis, dass jede relevante Blutung umgehend zu stillen ist, trägt man beispielsweise durch die Anlage von Druckverbänden, Tourniquets oder durch frontalen Druck auf eine Blutungsquelle Rechnung (6). Doch die Anzahl der lebensbedrohlichen *stillbaren* Blutungen ist sehr gering. Häufiger hat es der professionelle Helfer – auch bei der Versorgung von Kindern – mit *nicht stillbaren* lebensbedrohlichen Blutungen zu tun, die das Körperinnere betreffen. Die Interventionsmethoden im Rettungsdienst sind sehr begrenzt.

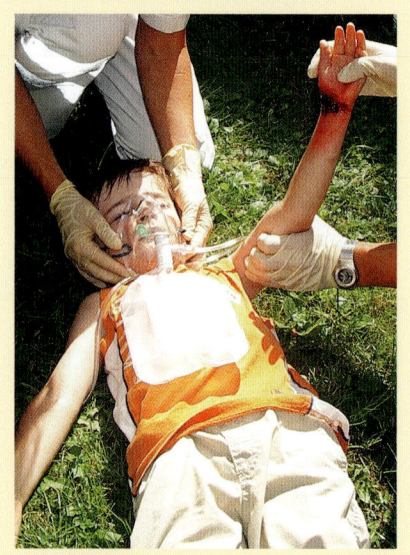

ABB. 6 ▶ Blutungsreduzierung

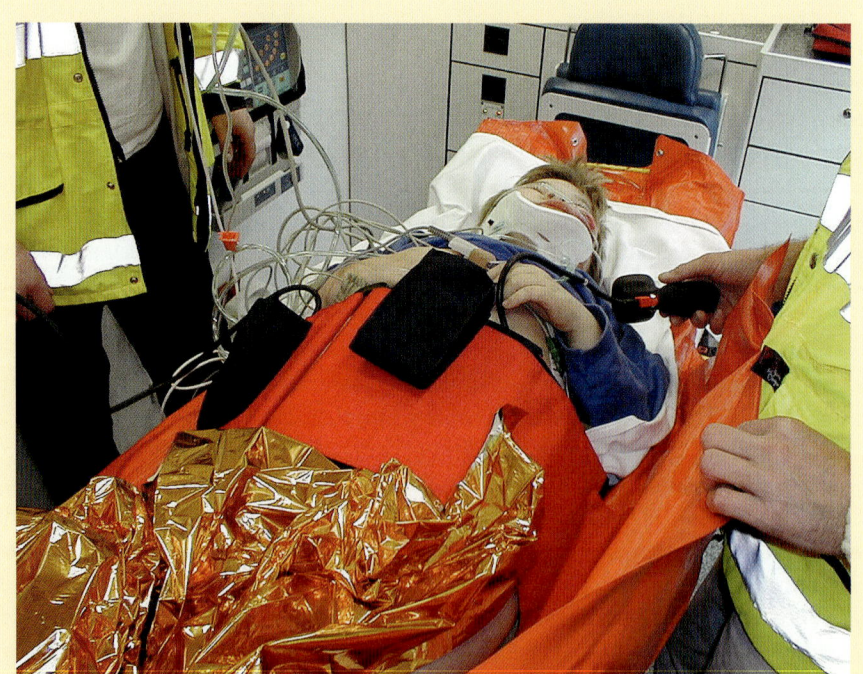

ABB. 7 ▶ Kind mit geschienter Beckenfraktur. Hier Beckengurt nach Baumgärtel. Durch die Verkleinerung des Einblutungsraumes wird die Blutung reduziert.

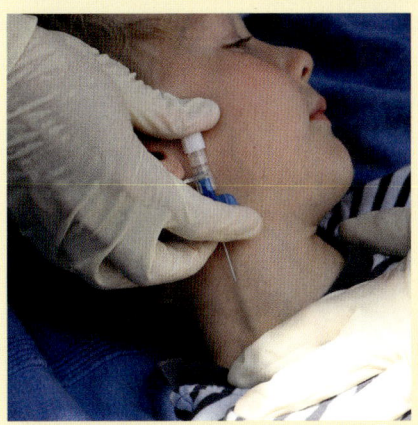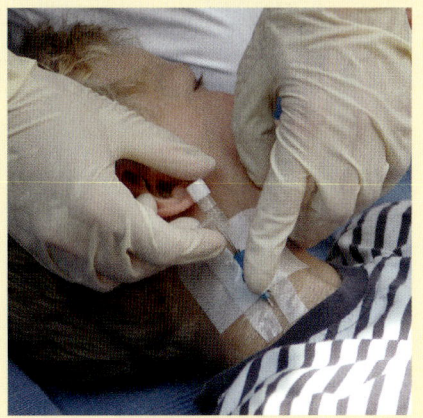

ABB. 8 UND 9 ▶ Punktion der V. jugularis externa. Probater Zugangsweg bei akutem Volumenmangel

Patienten jeden Alters mit einer zirkulatorisch relevanten Beckenfraktur können von der Kompression des Beckens und der damit verbundenen Reduzierung des Einblutungsraums profitieren. Ebenso kann bei einem Patienten mit stumpfem Bauchtrauma die Anlage einer Antischockhose in bestimmten Fällen das Ausmaß einer Blutung reduzieren und obendrein noch Blut aus den unteren Extremitäten in den Rumpf und damit zu den lebenswichtigen Organen rekrutieren. Eine ausreichende Datenlage über die Wirksamkeit dieser Maßnahme gibt es jedoch ebenso wenig wie Antischockhosen in Kindergrößen.

Von essenzieller Bedeutung bei der Behandlung einer nicht stillbaren Blutung ist daher der Faktor Zeit. Ein Transport in eine geeignete Klinik darf nicht durch die ausgedehnte Suche nach Zugangswegen ins vaskuläre System verzögert werden. Der beste Augenblick, um einen intravenösen oder intraossären Zugang zu etablieren (1, 3, 14), ist beim akuten C-Problem immer derjenige, der keinen Zeitverlust mit sich bringt. Dies gilt beispielsweise für die Phase der Transportvorbereitung oder für den Transport selbst.

Nichtsdestoweniger ist die Volumentherapie einer der wichtigsten Pfeiler der Versorgung eines C-Problems. Das kindliche Herz-Kreislauf-System verkraftet im Notfall die Zuführung großer Mengen Flüssigkeit, was sich auch in den Empfehlungen der Fachgesellschaften widerspiegelt. Bis zu 200 ml Infusionslösung pro Kilogramm Körpergewicht sollen bei bestimmten Erkrankungen innerhalb der ersten Stunden appliziert werden. Im Verhältnis zu den Empfehlungen bei der Versorgung Erwachsener sind diese Mengen immens. Man stelle sich nur einmal vor, man würde einem 100 kg schweren 65-jährigen Patienten mit einer oberen gastrointestinalen Blutung (OGIB) 20 Liter infundieren. Er würde diese Therapie wohl kaum unbeschadet überstehen.

Die Beantwortung der Frage, welche Lösungen in der kindlichen Notfallversorgung Anwendung finden sollen, ist nach wie vor offen. Kommen im englischsprachigen Raum fast ausschließlich kristalloide Lösungen zum Einsatz, favorisiert man im deutschen Rettungsdienst üblicherweise eine Kombination aus kolloidalen und kristalloiden Lösungen. Diese

Periphere Venenpunktion am Handrücken

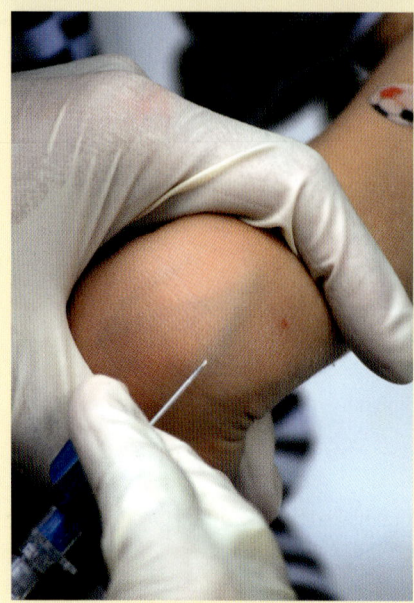

ABB. 10 ▶ Stauung der Handgelenks-vene

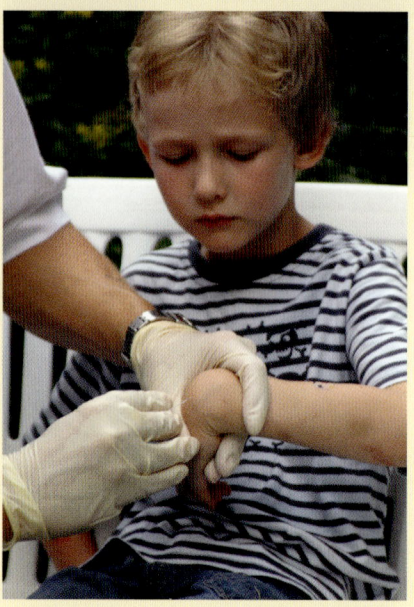

ABB. 11 ▶ Punktion der nun gut darge-stellten Vene

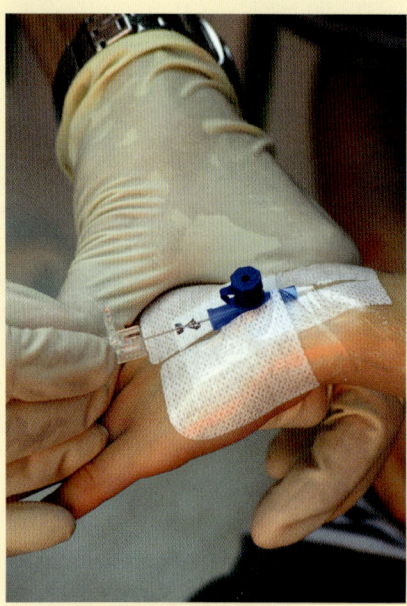

ABB. 12 ▶ Entfernen des Stahlman-drins nach Fixierung

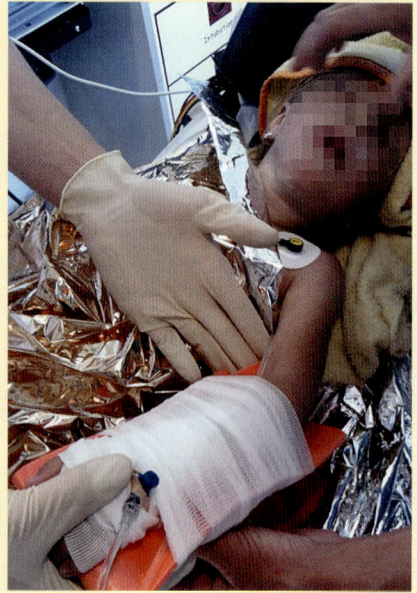

ABB. 13 ▶ Zusätzliche Fixierung des Unterarms durch eine Schienung

Variante bietet den Vorteil, dass geringere Mengen infundiert werden müssen. Der intravasale Flüssigkeitsverlust ist obendrein bei kolloidalen Lösungen reduziert, was die Gefahr der Entstehung von Ödemen minimiert. Ein verbessertes Outcome lässt sich jedoch aus den heutigen Datenlagen für keine der Strategien ableiten.

Angesichts der unzureichenden Daten und teilweise differierenden Expertenmeinungen ist es nahezu unmöglich, ein Patentrezept für die Volumentherapie beim pädiatrischen C-Problem zu erstellen. Einige feste Parameter können jedoch definiert werden:

- ▶ Die Volumentherapie wird üblicherweise mit einer Bolusgabe von 20 – 40 ml/kg KG kristalloider Lösung eingeleitet (1).
- ▶ Bei Ausbleiben einer entsprechenden Reaktion auf die initiale Bolusgabe ...
    - → ... sollte diese wiederholt werden.
    - → ... sollte das Management früh dahingehend ausgerichtet werden, schnell Erythrozytenkonzentrate in einer Dosierung von 10 ml/kg KG applizieren zu können. Dies bedingt üblicherweise eine schnelle Transporteinleitung.
- ▶ Kinder mit einem massiven C-Problem benötigen große Mengen Flüssigkeit innerhalb der ersten Stunde des Schocks (Golden Hour of Shock). Je nach zugrunde liegender Erkrankung oder Verletzung können dies bis zu 60 – 80 ml/kg KG, in bestimmten Fällen, wie beispielsweise der Meningokokkensepsis, noch deutlich mehr sein.
- ▶ Der Einsatz kolloidaler Lösungen ist umstritten. Es gibt zurzeit keine Datenlage, die einen Vorteil gegenüber der Infusionstherapie mit kristalloiden Lösungen aufzeigt (7).

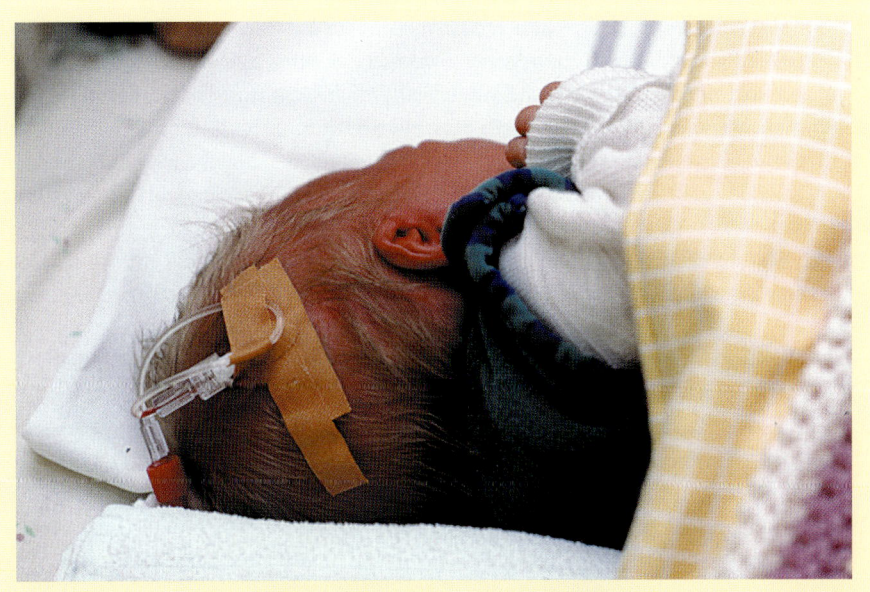

ABB. 14 ▶ i.v.-Zugang an einer Kopfhautvene beim Säugling

Trotz der hier genannten hohen Flüssigkeitsmengen sollte darauf geachtet werden, dass bei einer persistierenden Blutung immer nur so viel Volumen gegeben wird wie nötig, um eine Organperfusion sicherzustellen. Eine überschießende Volumengabe bedingt nämlich immer auch einen Abfall der Konzentration der festen Blutbestandteile und der Gerinnungsfaktoren.

Pharmakotherapie

Katecholamine sollen beim C-Problem infolge eines tatsächlichen Volumenmangels erst eingesetzt werden, wenn eine Infusionstherapie keine ausreichende Wirkung erzielt. Das im Rettungsdienst gebräuchlichste Medikament aus der Gruppe der Katecholamine ist das Adrenalin. Es wird in diesem Fall in einer Bolusdosierung von 0,001 – 0,01 mg/kg KG eingesetzt. Insbesondere im Bereich der Intensivmedizin findet auch Noradrenalin Anwendung, da es in der Regel die Herzfrequenz weniger stark ansteigen lässt. Grundsätzlich gilt jedoch beim persistierenden Verlust körpereigenen Volumens:

- ▶ zuerst die Blutung stillen bzw. deren Ausmaß reduzieren,
- ▶ dann verlorenes Volumen mittels Infusionstherapie auffüllen und
- ▶ zuletzt die Option einer Kreislaufstabilisierung mittels Katecholaminen in Betracht ziehen.

Wichtig ist, dass sich das Ausmaß eines Blutverlustes während des präklinischen Einsatzes nicht lediglich durch physikalische Maßnahmen wie digitalen Druck auf die Blutungsquelle bzw. auf Blut zuführende Gefäße oder das Abbinden von Extremitäten reduzieren lässt. Insbesondere der Faktor Zeit hat hier eine immense Bedeutung. Dies bedingt häufig die schnelle Einleitung des Transportes in die nächstgelegene geeignete Klinik.

Beim distributiven Schock – und hier insbesondere bei der Anaphylaxie – spielt die schnelle Gabe von Adrenalin hingegen eine entscheidende Rolle. Ursache eines solchen »relativen Volumenmangels« ist eine durch Histaminausschüttung hervorgerufene Weitstellung der peripheren Gefäße mit teils massivem Blutdruckabfall. Adrenalin bewirkt als so genannter »funktioneller Antagonist« eine Engstellung der Gefäße und kehrt so die Pathophysiologie praktisch um. Da Adrenalin nicht nur an den hierfür zuständigen Alpha-Rezeptoren in den Gefäßen eine positive Wirkung erzielt, sondern auch einer Schleimhautschwellung der oberen Atemwege und einer Vasokonstriktion der Bronchialgefäße entgegenwirkt, steht es bei der Behandlung der anaphylaktischen Reaktion an allererster Stelle.

Neben einer inhalativen Gabe mithilfe der Verneblermaske (z.B. 1 mg Adrenalin verdünnt auf 5 ml) kann hier die schnelle intramuskuläre Applikation von Vorteil sein. Die schnelle Anwendbarkeit in Verbindung mit dem ausreichend schnellen Wirkeintritt führte dazu, dass die i.m.-Injektion von Adrenalin im Falle einer schweren Anaphylaxie vom European Resuscitation Council (ERC) als primärer Applikationsweg genannt wird. Die Dosierungen richten sich nach dem Alter des Kindes:

- ▶ Kinder < 6 Jahren   150 µg
- ▶ Kinder zwischen 6 und 12 Jahren   300 µg
- ▶ Kinder > 12 Jahren   500 µg (Erw.-Dosis).

Antiarrhythmische Therapie

Eine *Bradykardie* ist eine Herzfrequenz, die unter dem altersgemäß zu erwartenden Wert liegt. Ist die Frequenz bei einem Kind unter 60/min und sind Zeichen einer ungenügenden Zirkulation zu erkennen, so muss bei Ausbleiben einer sofortigen Reaktion auf eine Beatmung mit der Gabe von 100 % Sauerstoff mit der Herz-Lungen-Wiederbelebung begonnen werden. Liegt die Herzfrequenz zwischen 60 und dem altersgemäß zu erwartenden Wert, so kann bei Zeichen einer ungenügenden Zirkulation eine medikamentöse Frequenzanhebung erfolgen. Bei einer möglichen vagalen Stimulation als Ursache der Bradykardie können 0,02 mg Atropin pro Kilogramm Körpergewicht appliziert werden. Ansonsten sollte Adrenalin in einer Dosierung von 0,001 – 0,01 mg/kg KG appliziert werden.

Bei der Behandlung von *Tachykardien* muss zunächst mithilfe des EKG-Monitorings der Grundrhythmus des Kindes bestimmt werden. Liegt eine *Breitkomplex-Tachykardie (VT)* vor, so muss bei fehlenden Kreislaufzeichen zum Reanimationsalgorithmus gewechselt werden. Kardioversionsversuche (8) sind angezeigt, wenn die ventrikuläre Tachykardie mit einem fühlbaren Puls einhergeht (1. Versuch 1 Joule/kg KG; 2. Versuch 2 Joule/kg KG). Als weitere Behandlungsoption bei Fortdauer der VT mit Puls kann die Gabe von Amiodaron (5 mg/kg KG) erwogen werden. Hierzu wird die Konsultation eines Kardiologen mit Erfahrung in der Kinderheilkunde empfohlen.

Liegt eine *supraventrikuläre Tachykardie (SVT)* vor, so können bei stabilen Kreislaufverhältnissen zunächst vagale Manöver durchgeführt werden. Diese beinhalten bei Säuglingen das kurze Auflegen von Eisbeuteln auf das Gesicht (wie gesagt: kurz! Es sollte infolge der Behandlung nicht zu einem zusätzlichen A-Problem kommen!). Bei älteren Kindern kann eine einseitige Karotissinusmassage bzw. ein Valsalva-Manöver zum Einsatz kommen. Bei letzterem wird ein hoher Druck innerhalb der Atemwege durch Anspannung der Atemmuskulatur und gleichzeitiges Verschließen der Atemwege nach außen erzielt. Zur Durchführung geben Sie dem Kind eine Spritze und bitten es, den Stempel durch kräftiges Pusten auf das Luer-Lock-Ende aus dem Kolben zu pressen. Falls es mit diesem Bemühen Erfolg hat, müssen Sie sich um die Lungenfunktion des Kindes sicher keine Sorgen machen.

Bei Ausbleiben eines Erfolgs durch die vagalen Manöver kann Adenosin zum Einsatz kommen. Das Nukleosid unterbricht Re-entry-Mechanismen zwischen Vorhöfen und Kammern auf Höhe des AV-Knotens. Adenosin kann in einer ersten Dosis von 0,1 mg/kg KG intravenös oder intraossär appliziert werden. Am besten geeignet ist ein möglichst herznaher intravenöser Zugang. Bei Ausbleiben eines Erfolgs kann eine zweite Applikation mit 0,2 mg/kg KG erfolgen. Dabei darf die erste Dosis 6 mg und die zweite 12 mg nicht überschreiten.

Schließlich können, wenn alle bis dahin ergriffenen Therapieoptionen erfolglos bleiben, zwei synchronisierte Kardioversionsversuche durchgeführt werden. Auch hier beträgt die Energiewahl 1 bzw. 2 Joule pro kg Körpergewicht.

Aufgrund der schnellen Abfolge der QRS-Komplexe gestaltet sich die Differenzierung zwischen einer supraventrikulären Tachykardie (SVT) und der *Sinustachykardie (ST)* häufig schwer. Die P-Wellen, die das Hauptunterscheidungsmerkmal zwischen den Rhythmen bilden, werden zuweilen von den QRS-Komplexen überdeckt. Doch der Helfer sollte sich entspannen: Zumeist handelt es sich bei der Tachykardie mit schmalen Komplexen um die Sinustachykardie. Und diese wird am besten durch eine gezielte Kausaltherapie in ihrer Frequenz reduziert. Geben Sie also einem Kind mit Atemnot Sauerstoff, einem Kind mit Flüssigkeitsverlusten Flüssigkeit und einem Kind mit Schmerzen ein Analgetikum.

3.3.5 *Erweitertes Management beim akuten C-Problem*

Im Rahmen des Primary Survey gilt es insbesondere diejenigen Therapien einzuleiten, die die Vitalfunktionen unmittelbar unterstützen bzw. wiederherstellen. So ist es beispielsweise bei der Behandlung distributiver Schockzustände, wie der schweren Anaphylaxie, von primärer Bedeutung, ein ausreichendes Herzzeitvolumen sicherzustellen. Erst dann kommen Antihistaminika und Kortikoide zum Einsatz. Denn obwohl sie zweifelsohne wichtige Stützpfeiler der präklinischen Versorgung von Patienten mit anaphylaktischer Reaktion darstellen, haben sie einen deutlich verzögerten Wirkungseintritt gegenüber dem sehr schnell wirksamen Adrenalin. Obendrein kann das Adrenalin auch inhalativ und intramuskulär appliziert werden und bedarf so nicht der initialen Anlage eines intravenösen oder intraossären Zugangs.

Gerade bei akuten A-, B- und C-Problemen muss sich der professionelle Helfer nicht nur den wichtigen Merksatz »Treat first what kills first« (»Behandle zuerst das, was zuerst tötet!«) vor Augen halten, sondern er muss dafür auch die geeigneten Maßnahmen ergrei-

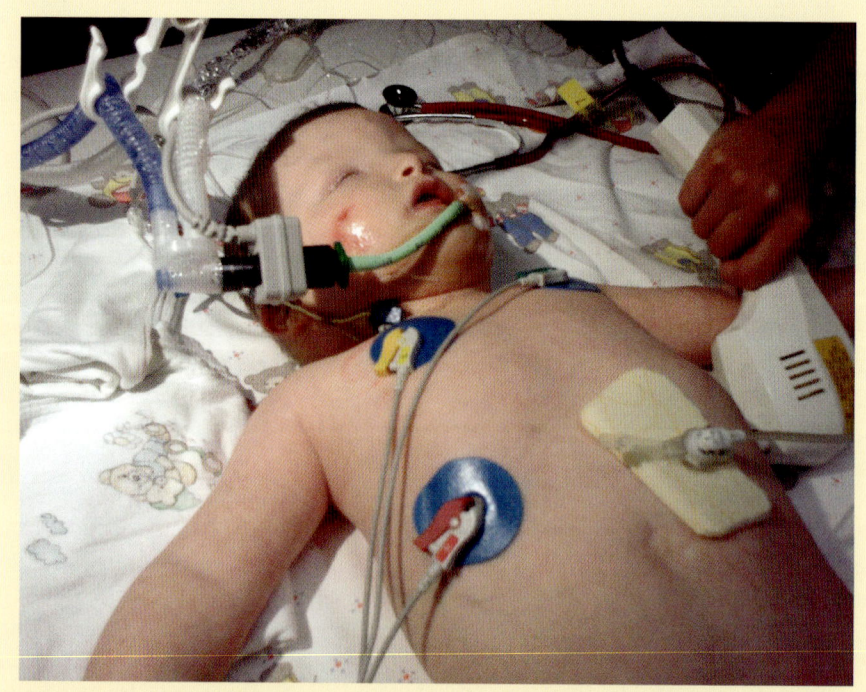

ABB. 15 ▶ Kind mit schwerer Sepsis in einer Überwachungseinheit

fen (»Nutze zuerst das Mittel, das am schnellsten hilft!«). Stehen vor Ort genügend Helfer zur Verfügung, so kann natürlich das erweiterte Management parallel zum Primary Survey durchgeführt werden.

Antihistaminika und Kortikoide werden in folgenden Dosierungen appliziert:

Anaphylaxie
▶ Antihistaminika (z.B. Clemastin 0,025 – 0,05 mg/kg KG)
▶ Glukokortikoidgabe, z.B. 100 mg Prednison als Zäpfchen.

Für die Behandlung schwerer Traumata des zentralen Nervensystems (z.B. Wirbelsäulen- oder Schädel-Hirn-Trauma) mit hoch dosiertem Kortison gibt es derzeit keine Empfehlung.

Bei schweren Infektionen sollte, wenn immer möglich, bereits präklinisch eine antibiotische Behandlung eingeleitet werden. Zwar gibt es auch für diese Empfehlung keine umfangreiche Datenlage, doch lassen diverse Kasuistiken darauf schließen, dass kindliche Patienten selbst mit schlechten Prognosen von dieser Therapieform profitieren können.

Es muss immer daran gedacht werden, dass auch alle eingebundenen Helfer nach dem Kontakt mit dem an einer schweren Meningokokkensepsis erkrankten Kind eine Antibiose durchführen müssen.

Schwere Sepsis / Infektion
▶ sofortiger Beginn einer Antibiose mit z.B. 20 – 40 mg Cerfuroxim/kg KG/Tag.

Beim Spannungspneumothorax droht die Ausbildung einer obstruktiven Schocksymptomatik. Auch beim spontan atmenden Patienten kann diese von Relevanz sein. Bei Zeichen eines Spannungspneumothorax sollte daher präklinisch eine Entlastungspunktion durchgeführt werden. Hierfür wird die verletzte Thoraxseite mit einer großlumigen Braunüle im 2. ICR auf Höhe der Medioklavikularlinie an der oberen Kante des Rippenbogens punktiert. Bestand ein erhöhter intrathorakaler Druck, so imponiert nach erfolgreicher Punktion ein zischendes Geräusch. Dies wird insbesondere dann der Fall sein, wenn das Kind zuvor kontrolliert oder assistiert beatmet wurde.

Durch koaguliertes Blut, das das Lumen verschließt, kann im Verlauf des Einsatzes eine Wiederholung der Maßnahme notwendig werden.

Spannungspneumothorax
▶ Entlastungspunktion nach Monaldi im 2. ICR.

3.3.6 Transport von pädiatrischen Patienten mit begleitendem oder isoliertem C-Problem

Das oberste Ziel bei der Versorgung eines Kindes mit persistierender Blutung besteht darin, diese möglichst schnell zu stillen. Die Auswahl einer adäquaten Zielklinik ist also primär davon abhängig, ob eine Möglichkeit zur sofortigen chirurgischen Intervention bei einem Kind besteht. Liegt ein begleitendes D-Problem vor (z.B. SHT oder Wirbelsäulentrauma), so kann diese Problematik in die Überlegungen hinsichtlich des zu wählenden

Transportziels aufgenommen werden. Die oberste Priorität besitzt jedoch auch in diesem Fall die Behandlung einer lebensbedrohlichen Blutung. Das Rettungsteam vor Ort wird bestrebt sein, das Kind in eine geeignete Kinderklinik zu bringen, da hier am umfassendsten und effektivsten geholfen werden kann. Die Möglichkeit eines Transportes per Rettungshubschrauber muss frühzeitig bedacht werden, da bei lebensbedrohlichen Zuständen eine deutliche Verkürzung der Zeit bis zum Eintreffen in der Zielklinik erreicht werden kann.

Ist die lebensbedrohliche Blutung hingegen gestillt, so hat dies erheblichen Einfluss auf die Auswahl der Zielklinik. Bei Zeichen einer adäquaten Gewebeperfusion kann auch eine etwas längere Wegstrecke in die geeignete Zielklinik akzeptiert werden.

Kleine Patienten mit Herzanomalien sollten in eine Klinik mit angeschlossener Kinder-Kardiologie transportiert werden. Auch hierfür sollte frühestmöglich die Option eines Lufttransportes überdacht werden. Im Übrigen ist die Auswahl der Klinik natürlich von der jeweiligen Symptomatik abhängig.

Ein kritischer pädiatrischer Patient mit einem C-Problem wird am besten auf einem Spineboard immobilisiert. Dieses Verfahren ermöglicht nicht nur die schnelle Einleitung eines schonenden Transports. Das Kind kann auch hervorragend auf dem Board gesichert werden, was die ansonsten zwingend notwendige Anlage spezieller Sicherungssysteme (z.B. Kiddy-System®) ersetzt.

3.3.7 *Schlüsselinterventionen beim akuten C-Problem*

- ▶ Blutstillung
- ▶ Flüssigkeitsboli mit kristalloiden Lösungen
- ▶ Antibiose bei schwerer Sepsis.

Überblick: Das C-Problem im Rahmen des Primary Survey

Traumata

Persistierende Blutung

A **B** ▶ Sicherstellung einer ausreichenden Oxygenierung durch Freimachen und Freihalten der Atemwege sowie hoch dosierte Sauerstoffgabe

C ▶ wenn möglich sofort Blutung stillen bzw. Ausmaß reduzieren

▶ Infusionstherapie mit 20 – 80 ml/kg KG kristalloiden und ggf. kolloidalen Lösungen, bis Zeichen einer adäquaten Gewebedurchblutung

▶ bei Versagen der Infusionstherapie Adrenalingabe (0,001 – 0,01 mg/kg KG) erwägen; frühzeitig Gabe von Blutersatzstoffen anstreben

Gestillte Blutung

A **B** ▶ Sicherstellung einer ausreichenden Oxygenierung durch Freimachen und Freihalten der Atemwege sowie hoch dosierte Sauerstoffgabe

C ▶ Infusionstherapie mit kristalloiden Lösungen, bis Zeichen sich normalisierender Kreislaufverhältnisse erkennbar

Erkrankungen

Schwere Dehydratationszustände

A **B** ▶ Sicherstellung einer ausreichenden Oxygenierung durch Freimachen und Freihalten der Atemwege sowie hoch dosierte Sauerstoffgabe (wenn möglich befeuchtet)

C ▶ Infusionstherapie mit kristalloiden Lösungen, bis Zeichen sich normalisierender Kreislaufverhältnisse erkennbar

Meningokokkensepsis/Waterhouse-Friderichsen-Syndrom

A **B** ▶ Sicherstellung einer ausreichenden Oxygenierung durch Freimachen und Freihalten der Atemwege sowie hoch dosierte Sauerstoffgabe

C ▶ Infusionstherapie mit 40 – 200 ml/kg KG kristalloiden Lösungen, bis Zeichen einer adäquaten Gewebedurchblutung erkennbar

Anaphylaktische Reaktion

A ▶ ggf. Entfernung des Allergens!

▶ bei pathologischen Atemgeräuschen: Vernebelung von 1 – 2 mg Adrenalin bei gleichzeitiger Oxygenierung

B ▶ bei allergischem Asthma: Vernebelung von 2,5 mg Salbutamol

▶ Adrenalin i.m.-Dosierung siehe Seite 106

C ▶ begleitende Infusionstherapie mit 20 – 40 ml/kg KG kristalloider Lösung

Kardiogener und obstruktiver Schock

A **B** ▶ Sicherstellung einer ausreichenden Oxygenierung durch Freimachen und Freihalten der Atemwege sowie hoch dosierte Sauerstoffgabe

C ▶ Maßnahmen zur Wiederherstellung eines adäquaten HZV durch z.B.
- bei bradykarden Rhythmusstörungen: Atropin 0,02 mg/kg KG
- bei tachykarden Rhythmusstörungen: z.B. Adenosin 0,1 mg/kg KG (bei SVT), Kausaltherapie (bei ST) oder Kardioversion (bei VT mit Puls)
- bei Spannungspneumothorax: Monaldi-Entlastungspunktion

▶ begleitende Infusions- und ggf. differenzierte Katecholamintherapie

ABB. 16 ▶ C-Problem im Rahmen des Primary Survey

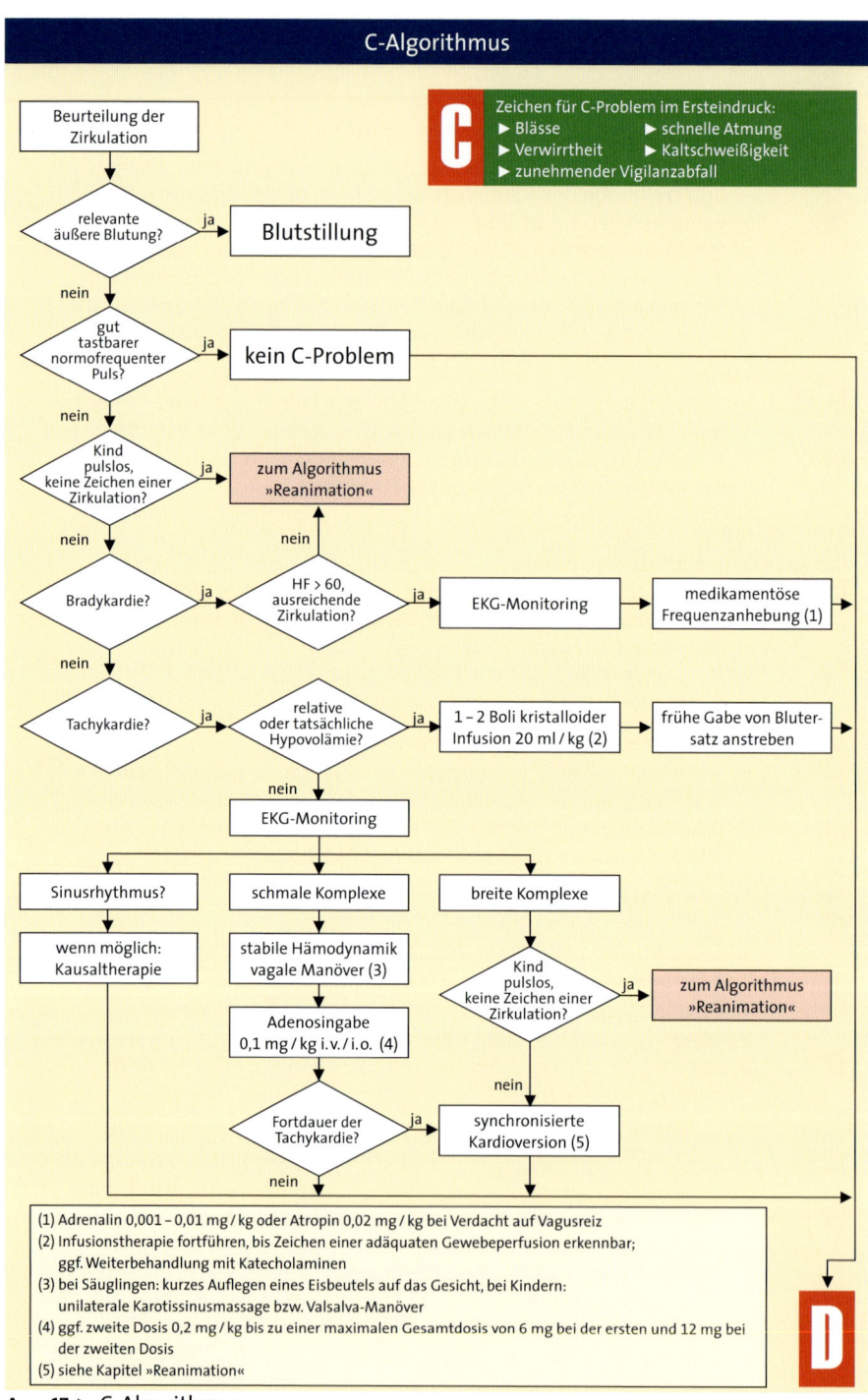

Abb. 17 ▶ C-Algorithmus

Literatur:

1. Adams HA et al. (2010) Infusionstherapie im Rettungsdienst. Intensivmedizin und Notfallmedizin 47: 370-380

2. Arbeitsgemeinschaft präklinische Sonographie (Hrsg.) (2003) Manual 4. Kurs Präklinische Sonographie

3. Bernhard M et al. (2010) DGAI Info – Die intraossäre Infusion in der Notfallmedizin. Anästhesiologie und Intensivmedizin 51 (Supl): 615-620

4. Brambrink AM, Noppens R (2001) Der Notfallpatient im Schock. Notfall & Rettungsmedizin 4: 4-15

5. European Resuscitation Council (2005) European Pediatric Life Support (Manual)

6. Fischer C et al. (2010) „Stop the bleeding!" – Neue Aspekte der Blutstillung aus dem zivilen und militärischen Bereich. Notfall & Rettungsmedizin 13: 384-392

7. Flake F, Brokmann J (2008) ERC Guideline: Notfallmedizinische Behandlung der anaphylaktischen Reaktion. Rettungsdienst 31: 800-805

8. Janoušek J, Gebauer RA, Weidenbach M (2010) Herzrhythmusstörungen im Kindesalter. Notfallmedizin up2date 5: 61-75

9. Lier H (2008) Hypothermie und die tödliche Triade – Vermeidung und Therapie in der Präklinik und im Schockraum. Notfall & Rettungsmedizin 11: 377-380

10. Enke K et al. (2009) Lehrbuch für präklinische Notfallmedizin. Bd. 1: Grundlagen und Techniken. 4., überarb. Aufl. Stumpf & Kossendey, Edewecht, S. 359

11. Müller M, Besch L, Seekamp A (2009) Das polytraumatisierte Kind. Notfallmedizin up2date 4

12. Neuhaus D (2009) Kreislauf- und Volumentherapie beim Kind. Notfall & Rettungsmedizin 12: 583-589

13. Nicolai T, Bindl L (2007) Sepsis und Meningokokkensepsis als Notfall beim Kind. Notfall & Rettungsmedizin 10: 78-81

14. Osthaus WA, Stümpelmann R (2010) Volumentherapie im Kindesalter. Notfallmedizin up2date 5

15. NAEMT (Hrsg.) (2010) Prehospital Trauma Life Support (PHTLS). 7th Edition – Conference Copy Mosby-Elsevier, St. Louis; Pages 303 ff

16. Schrod L (1999) Schock im Kindesalter. Notfall & Rettungsmedizin 2: 209-211

17. Tsuey BJ, Kearney PA (2004) Hypothermia and the Trauma Patient. Injury 35: 7-15

18. European Resuscitation Council (2010) Guidelines for Resuscitation 2010. Section 6: Paediatric Life Support

3.4 D – Disability – Differenzierende Maßnahmen / Neurologie

3.4.1 *Allgemeines*

Das Nervensystem des Menschen wird unterteilt in das periphere und zentrale Nervensystem. Letzteres umfasst Gehirn und Rückenmark und hat die obersten Steuerungsfunktionen sowohl der Wahrnehmung und Verarbeitung von Sinnesreizen als auch der hierauf folgenden willkürlichen und motorischen Reaktionen inne. Das periphere Nervensystem umfasst die Summe aller Nervenbahnen, die das Körpergewebe mit dem zentralen Nervensystem verbinden. Den Übergang zwischen Rückenmark und den peripheren Nervenbahnen stellen die Spinalnerven dar.

Grundsätzlich obliegt dem zentralen Nervensystem die Steuerung einer regelgerechten Atemtätigkeit und eines adäquaten Kreislaufs. Andererseits wirken sich Störungen bei der Aufnahme des Sauerstoffs in den Körper (A und B) und beim Weitertransport in das Zielgewebe (C) auf die neurologischen Funktionen des Menschen aus. Da der pädiatrische Patient üblicherweise über geringe Reservekapazitäten verfügt und auch keine ausgeprägten Kompensationsmechanismen aufweist, führen Störungen der Sauerstoffaufnahme und Verteilung innerhalb des Körpers auch sehr schnell zu einer Einschränkung der neurologischen Funktionen.

▶ Eine Störung der neurologischen Funktionen beim Kind hat seine Ursache häufig in einem A-, B- oder C-Problem.

Die Bedeutung des Sauerstoffs für die neurologischen Funktionen lässt sich recht eindrucksvoll anhand eines einfachen Wertes verdeutlichen. Obwohl das Gehirn nur 2 % der gesamten Körpermasse ausmacht, benötigt es 20 % des an der alveolar-kapillären Membran ins Blut abgegebenen Sauerstoffs. Oberste Priorität bei der Behandlung einer akuten neurologischen Störung hat die konsequente Sicherung der Vitalfunktionen gemäß dem ABCDE-Schema. Hierbei gilt es immer zu bedenken, dass nicht eine vorhandene neurologische Fehlfunktion den Patienten schädigt. Vielmehr sind es Probleme im Bereich der Sauerstoffaufnahme und -verteilung innerhalb des Körpers, die aus einer zentralen Fehlfunktion entstanden sind.

Sind die Steuerungsfunktionen aufgrund eines D-Problems geschädigt, so ist die Behebung des D-Problems – wenn dies überhaupt möglich ist – erst ein späterer Schritt in einem patientenorientierten Management. Zunächst müssen Aufnahme, Vorhaltung und Transport des Sauerstoffs innerhalb des Körpers sichergestellt sein.

So gilt beispielsweise beim Management des Fieberkrampfes, einem der bekanntlich häufigsten kindlichen D-Probleme:

▶ Atemwege freimachen bzw. freihalten
▶ Oxygenierung sicherstellen
▶ Zirkulation aufrechterhalten

und dann erst:

▶ antikonvulsive Therapie einleiten.

Der Organismus des kleinen Patienten verzeiht in den allermeisten Fällen eine um wenige Minuten verzögert einsetzende medikamentöse Krampfdurchbrechung. Keinesfalls aber würde er eine ebenso lange Zeit ohne ausreichende Sauerstoffversorgung tolerieren (8).

3.4.2 Ursachen des akuten D-Problems

Traumata und Vergiftungen können ebenso zu neurologischen Schädigungen führen wie chronische und akute Erkrankungen (4). D-Relevanz besitzen alle neurologischen Störungen, die eine Beeinflussung der regelhaften Gehirnfunktionen zur Folge haben oder die Reizwahrnehmung bzw. Reizweiterleitung im Bereich des Rückenmarks negativ beeinflussen. Periphere Nervenbahnschädigungen, beispielsweise infolge einer Extremitätenfraktur, werden als E-relevante Störungen eingestuft und im nächsten Kapitel besprochen.

Gravierende Schädigungen des Gehirns äußern sich sehr häufig in einer Reduzierung des Bewusstseinszustandes (Vigilanz) und/oder in Krämpfen. Auch plötzlich auftretende Veränderungen des Persönlichkeitsbildes mit beispielsweise Teilnahmslosigkeit oder gesteigerter Aggressivität können gerade in der Frühphase einer akuten Störung wegweisend sein. Allerdings lassen sich derlei Veränderungen umso schwerer erheben, je jünger der Patient ist.

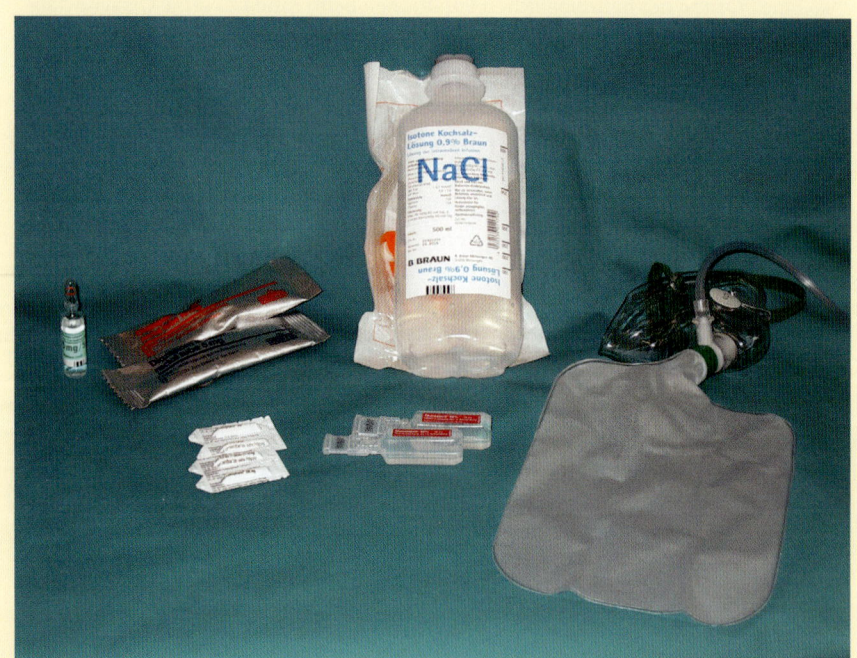

ABB. 1 ▶ Fünf wichtige Medikamente beim D-Problem: Sauerstoff, kristalloide Infusionslösung, Glukose, Antikonvulsiva und Antipyretika

Zwei pathophysiologische Mechanismen können zu akuten oder chronischen Schädigungen des Gehirns führen. *Intrakranielle* Ursachen des D-Problems erschweren eine ausreichende Versorgung der Hirnzellen mit Sauerstoff bzw. führen zu strukturellen Schädigungen der Nervenbahnen (3). Zu den intrakraniellen Ursachen zählen:

- ▶ Traumata, die zu einer unmittelbaren Schädigung des Gehirngewebes führen (z.B. SHT, Stromunfall)
- ▶ raumfordernde Prozesse infolge von Traumata oder akuten bzw. chronischen Erkrankungen (z.B. Tumore, Ödeme, Blutungen)
- ▶ Erkrankungen, die zu einer direkten Beeinträchtigung der zerebralen neuronalen Reizleitung führen (z.B. Epilepsie)
- ▶ zerebrovaskuläre Störungen (z.B. Gefäßverschlüsse, Blutungen).

Zum anderen können *extrakranielle* Störungen (z.B. Stoffwechselentgleisungen) zu einem gravierenden Nährstoffmangel führen oder eine für die Funktionalität des Gehirns inadäquate biochemische Umgebung schaffen. Auch hier unterstreicht ein Wert die Bedeutung, die eine ausreichende Nährstoffversorgung für das Gehirn hat. Trotz des bereits erwähnten Anteils der Gesamtkörpermasse von nur 2 % benötigt das Gehirn 25 % der zur Metabolisierung zur Verfügung stehenden Glukose!

Zu den extrakraniellen Ursachen einer Gehirnschädigung zählen:

- ▶ Hypo- bzw. Hyperglykämie
- ▶ Elektrolytverschiebungen
- ▶ Säure-Basen-Verschiebungen (Azidose bzw. Alkalose)
- ▶ Störungen des Wärmehaushalts (Hypo- bzw. Hyperthermie)
- ▶ Vergiftungen
- ▶ Enzephalopathien aufgrund gestörter Organfunktionen (z.B. Leber- oder Nierenerkrankungen)
- ▶ Infektionen.

Aber auch Erkrankungen und Störungen des Atmungs- und Herz-Kreislauf-Systems können beim Kind über eine unzureichende Sauerstoffversorgung der Gehirnzellen schnell zu D-Problemen führen.

3.4.3 Diagnostik des akuten D-Problems

Im Rahmen des Primary Survey muss sich der Helfer auf wenige Untersuchungsgänge beschränken. Lediglich Zeichen eines Krampfgeschehens oder eines gesteigerten Hirndrucks sollten erhoben und eine Klassifizierung des Bewusstseinszustandes vorgenommen werden – dies insbesondere, um den Verlauf der Vigilanz während der Akutbehandlung bis hin zur Klinik widerzuspiegeln. Ein einfaches Schema zur Klassifizierung des Bewusstseinszustandes ist das AVPU, das schon Bestandteil des Ersteindrucks ist. Es wird bei der ersten Kontaktaufnahme erstellt und unterteilt die Reaktionsfähigkeit des pädiatrischen Notfallpatienten in vier Kategorien:

A (alert)	Patient ist wach, nimmt Umgebung adäquat wahr, spricht altersgemäß
V (verbal response)	Patient reagiert nur auf gezielte Ansprache, leichtes Rütteln
P (pain response)	Patient reagiert gezielt oder ungezielt auf Schmerzreiz
U (unresponsive)	keine Reaktion auf äußere Stimuli, Bewusstlosigkeit

Der Vorteil des AVPU-Schemas liegt zweifelsohne in seiner einfachen und schnellen Anwendbarkeit. Gegenüber der Glasgow Coma Scale muss jedoch als Nachteil genannt werden, dass die Qualität der Reaktionen nicht widergespiegelt wird. Eine speziell für die pädiatrische Notfallversorgung angepasste Glasgow Coma Scale ermöglicht eine deutlich bessere Einschätzung des pädiatrischen Patienten hinsichtlich seiner neurologischen Funktionen. Hierbei sind die Kriterien des Punktes »verbale Antwort« altersgerecht definiert. Das Personal, das die Kinder-GCS anwendet, muss aber hierin ständig trainiert werden, um das Erheben falscher Werte zu vermeiden. Hat ein Anwender Zweifel an der von ihm getroffenen Einstufung, so sollte er auf das AVPU-Schema zurückgreifen, zusätzliche Beobachtungen dokumentieren und diese während der Patientenübergabe genau kommunizieren.

Auch andere Einteilungen des Bewusstseinszustandes lassen sich in etwa dem AVPU (5) zuordnen. Ein bewusstseinsklarer Patient ist wach und ansprechbar (A). Die Erweckbarkeit auf Ansprache in V wird auch durch den Begriff der Somnolenz beschrieben. Ein soporöser Patient reagiert vorwiegend auf Schmerzreize (P), während ein komatöser Patient nicht erweckbar ist (U).

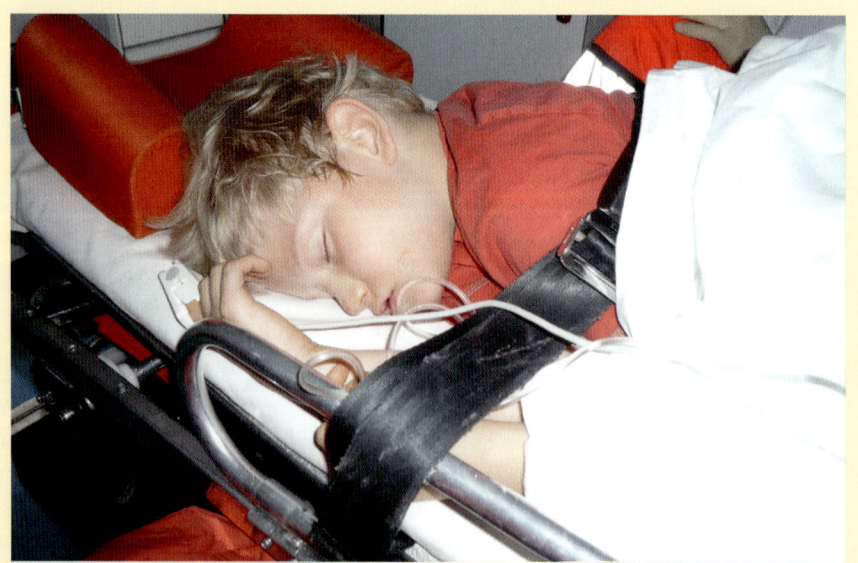

Abb. 2 ▶ Postiktaler Dämmerzustand eines Kindes nach Krampfanfall. Das Kind reagiert nur ungezielt auf Schmerzreiz (AVPU).

Ersteindruck

Typische Zeichen, die für eine kritische Störung infolge eines D-Problems sprechen, sind:

TAB. 1 ▶ Typische Zeichen des akuten D-Problems im Rahmen des Ersteindrucks	
Haut:	keine spezifischen Veränderungen
motorische Reaktion:	fehlende oder vegetativ gesteuerte Reaktion (Krämpfe), schlaffer Muskeltonus
verbale Reaktion:	apathisches oder stilles Kind, in vereinzelten Fällen Wimmern wahrnehmbar
Atmung:	langsame Atemfrequenz
Kinematik (Trauma):	Zeichen für zugrunde liegendes Hochrasanztrauma und/oder Schädel-Hirn-Beteiligung

Primary Survey (ABCDE)

Der obere Atemweg droht immer infolge eines Vigilanzabfalls beeinträchtigt zu werden. Durch eine Reduzierung des Muskeltonus mit einer teilweisen oder vollständigen Weichteilverlegung kann es zu einem gravierenden, jedoch einfach zu behebenden A-Problem kommen. Es können verschiedene pathologische Atemmuster (B) vorliegen, beispielsweise eine Biot- oder seltener die Cheyne-Stokes-Atmung bei einem SHT bzw. eine Kussmaul-Atmung beim diabetischen Koma. Ebenso kann eine Bradypnoe mit kritisch herabgesetztem Atemminutenvolumen auf ein D-Problem hinweisen. Die Pulsfrequenz kann deutlich erhöht sein, zum Beispiel beim diabetischen Koma, oder langsam und auffällig kräftig. Dies ist beispielsweise bei einem SHT mit Hirndrucksteigerung in Form eines Cushing-Syndroms zu beobachten (C).

Darüber hinaus wird im Primary Survey der aktuelle mentale Status klassifiziert (z.B. AVPU oder GCS) und die Pupillenlichtreaktion erhoben. Des Weiteren gilt es, Zeichen eines stattgefundenen Krampfgeschehens zu erkennen. Bei älteren Kindern, die üblicherweise bereits trocken sind (keine Windeln mehr tragen), ist das Einnässen als solches Zeichen anzusehen. Das Gleiche gilt für das Vorhandensein eines Zungenbisses, wenn die Kinder entwickelte Zahnreihen aufweisen (auch Milchzähne).

Kinder mit herabgesetzter Vigilanz sind besonders dafür prädestiniert, infolge der Abnahme der körperlichen Aktivitäten und geringerer Wärmeproduktion eine Hypothermie zu erleiden (E). Fieber kann ein Zeichen für einen dem D-Problem zugrunde liegenden entzündlichen Prozess sein, zum Beispiel eine Meningitis.

Monitoring

Ein Kind mit einem akuten D-Problem muss umfassend monitorisiert werden. Wegen der häufig reduzierten Kommunikationsfähigkeit kommt dieser Form der Informationsgewinnung – gerade in einer potenziell kritischen Situation – eine große Bedeutung zu. Das Monitoring beinhaltet natürlich die schon in der Phase B des Primary Survey anzulegende Sauerstoffsättigung (S_pO_2), ggf. ein Extremitäten-EKG (cave: Wärmeverlust!) und die Temperaturmessung. Kinder mit gesicherten Atemwegen müssen außerdem mithilfe der Kapnometrie bzw. Kapnografie überwacht werden. Bei herabgesetztem Bewusstseinszu-

119

stand oder in Fällen, die das Vorliegen einer Hypo- oder Hyperglykämie möglich erscheinen lassen, sollte schon innerhalb des Primary Survey eine Bestimmung des Blutzuckerspiegels erfolgen.

Die Erhebung des Blutdrucks gemäß Riva Rocci ist nur in bestimmten Fällen von Bedeutung. Zu diesen Fällen zählt das schwere Schädel-Hirn-Trauma mit Verdacht auf intrakranielle Drucksteigerung. Hier initiiert das autonome Nervensystem einen Anstieg des systemischen Blutdrucks, um die Sicherstellung eines ausreichenden zerebralen Perfusionsdrucks (CPP) zu erreichen. Neben hohen Blutdruckwerten zeigt sich beim Cushing-Syndrom auch eine langsame Herzfrequenz. Ein gewichtigerer Marker zur Beurteilung der Zirkulation ist die Rekapillarisierungszeit. Sind die apparativen Voraussetzungen in der Präklinik vorhanden, so kann eine kontinuierliche automatische Blutdruckkontrolle durchgeführt werden.

Anamnese / Fremdanamnese

Von besonderer Bedeutung im Zusammenhang mit der AMPLE-Anamnese sind die Punkte M (Medikamente, hier insbesondere Antikonvulsiva sowie bestehender Tetanusimpfschutz bei generalisierten Krämpfen), P (aktuelle gesundheitliche Situation und Krankheitsgeschichte) sowie E (Ereignisse, die mit dem Geschehen in Verbindung stehen). Da das Kind mit einem D-Problem kein verlässlicher Antwortgeber ist, sollte hier grundsätzlich eine Fremdanamnese – beispielsweise über die Eltern oder Betreuungspersonal – erfolgen. Beim Anamnesepunkt E können Aussagen über den zeitlichen Verlauf wichtige Hinweise geben: »Entwickelten sich die neurologischen Ausfallsituationen langsam oder traten sie plötzlich auf?« Ein akuter Beginn spricht für einen Krampfanfall oder respiratorische Ursachen. Ein sich langsam entwickelnder Vigilanzabfall spricht für ein metabolisches Problem oder eine intrakranielle Druckerhöhung. In Kombination mit den zuvor hinsichtlich der Krankheitsgeschichte gewonnenen Informationen lassen sich die Möglichkeiten recht schnell eingrenzen.

Der Häufigkeitsgipfel für Fieberkrämpfe liegt zwischen dem zweiten und dritten Lebensjahr. Das Verhältnis zwischen isolierten und wiederkehrenden Fieberkrämpfen liegt bei etwa 60:40. Das Auftreten von frühkindlichen Fieberkrämpfen ist ein Marker für eine erhöhte Wahrscheinlichkeit in Bezug auf die spätere Manifestation einer Epilepsie. Je häufiger Fieberkrämpfe auftreten, desto größer die Gefahr einer Epilepsie – dies insbesondere dann, wenn das erste Fieberkrampfgeschehen vor dem ersten Lebensjahr auftrat. Auch aus einer positiven Familienanamnese in Bezug auf Fieberkrämpfe und/oder Epilepsie lässt sich ein erhöhtes Risiko für die Entwicklung einer Epilepsie ableiten (10).

Körperliche Untersuchung

Im Rahmen des ABCDE werden schon diverse Teile einer zielführenden Untersuchung zur Diagnostik des akuten D-Problems durchgeführt. Entsprechend den am häufigsten auftretenden D-Problemen bei Kindern sollte das Augenmerk des Weiteren gezielt gerichtet werden auf:

▶ *Abschätzung von Körper- und Hauttemperatur sowie Hautkolorit*
Fieberkrampf (hochroter Kopf, warme bis heiße Köperhaut an Nacken, Stirn und
Bauch, infektionsbedingte Exantheme), Meningokokkensepsis (Hautblutungen:
Petechien, Purpura, kühle Peripherie), Hypothermie

▶ *Untersuchung von Nacken und Schädel*
Kinder tragen aus verschiedenen Gründen ein relativ höheres Risiko, ein
schweres Schädel-Hirn-Trauma (SHT) zu erleiden. Bei begründetem Verdacht
auf Vorliegen eines SHT müssen die Schädelkalotte und der Gesichtsschädel
vorsichtig palpiert werden, um Instabilitätszeichen und/oder Hämatome erkennen zu können. Eine vorgewölbte Stirnfontanelle deutet erhöhten intrakraniellen Druck an, eine eingefallene Fontanelle liegt bei Volumenmangel vor.
Eine Nackensteifigkeit oder eine pathologische Überstreckung des gesamten
Rückens (Opisthotonus) kann Zeichen einer meningealen Reizung sein (z.B.
Meningitis, Enzephalitis, Hirnblutung). Neben den genannten Untersuchungs-
gängen steht dem erfahrenen Diagnostiker auch das Prüfen der so genannten
Brudzinski-, Kernig- und Lasègue-Zeichen zur Gewinnung weiterer Hinweise
auf das Vorliegen einer Meningitis zur Verfügung.

▶ *Azetongeruch*
Ein dem Nagellackentferner ähnlicher Geruch weist auf eine Ketoazidose als
Ursache eines akuten D-Problems hin (z.B. Hyperglykämie).

▶ *Funktions- und Sensibilitätstests*
Infolge von Traumata können Schädigungen der Wirbelsäule und des
Rückenmarks zu Sensibilitätsstörungen und motorischen Ausfällen führen.
Im Rahmen einer körperlichen Untersuchung imponieren häufig – jedoch
nicht immer – bilaterale Gefühls- oder Bewegungsbeeinträchtigungen.
Einseitige Störungen weisen in der Regel auf Verletzungen peripherer Nervenbahnen hin. In Verbindung mit dem zugrunde liegenden Unfallmechanismus, den der professionelle Helfer während des Ersteindrucks erheben sollte,
kann die Verdachtsdiagnose eines Wirbelsäulentraumas häufig sicher gestellt
werden.

Diverse Primitivreflexe lassen sich bei Kindern unterschiedlichen Alters auslösen. Diese
werden während der in definierten Abständen durchgeführten Kinder-Vorsorgeunter-
suchungen durch den Kinderarzt geprüft und spiegeln die geistige und motorische Entwicklung des Kindes wider. Allerdings soll der Auslösung und Kontrolle dieser Primitivreflexe innerhalb der Notfallmedizin keine zu große Bedeutung beigemessen werden.
Wichtiger ist hier die Beobachtung der Spontanaktivität und Kommunikationsfähigkeit
des Kindes.

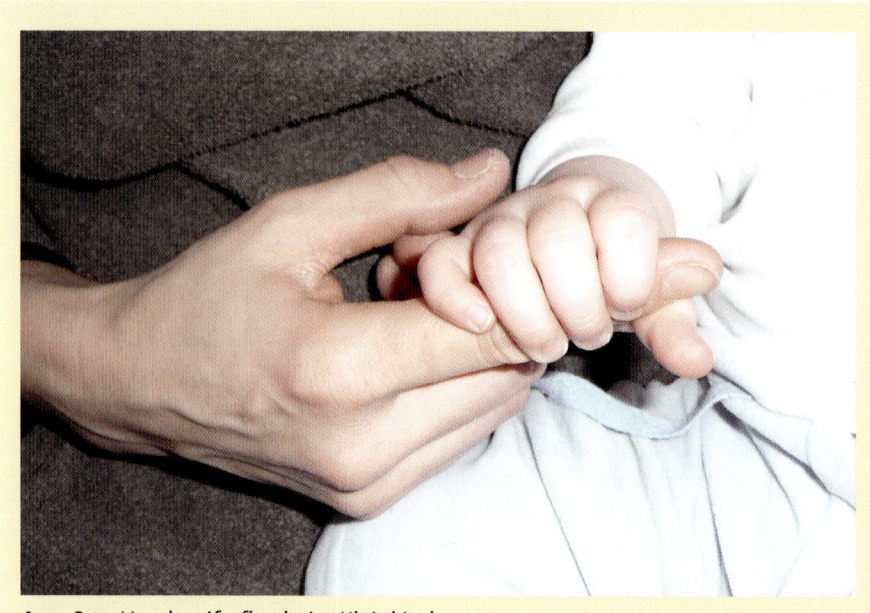

ABB. 3 ▶ Handgreifreflex beim Kleinkind

3.4.4 *Management des akuten D-Problems*

Egal, ob dem akuten D-Problem eine strukturelle oder metabolische Störung des ZNS zugrunde liegt: Es gilt zuerst, die Vitalfunktionen über ein konsequent durchgeführtes Primary Survey zu sichern. Nervengewebe profitiert im hohen Maße von ausreichender Durchblutung und Oxygenierung. Daher liegen die Prioritäten in der frühen Versorgung des pädiatrischen Patienten mit einem akuten D-Problem auf der Sicherung freier Atemwege, einer maximalen Sauerstoffbereitstellung in den Lungen und einem adäquaten Transport gebundenen Sauerstoffs innerhalb des Körpers über eine ausreichende Menge an bindungsfähigen Erythrozyten.

ZNS-Trauma

Beim Trauma mit begleitendem D-Problem ist darauf zu achten, dass ein ausreichender mittlerer arterieller Druck (MAD/MAP) zur Versorgung des Nervengewebes erreicht wird. Im Gegensatz zum Erwachsenen behält diese Prämisse auch dann Gültigkeit, wenn gleichzeitig ein nicht ausreichend therapierbares C-Problem – beispielsweise hervorgerufen durch eine abdominelle Blutung – besteht. Die Anhebung bzw. Aufrechterhaltung des Blutdrucks erfolgt beim kindlichen Notfall in der Regel über eine Volumentherapie mithilfe kristalloider Infusionen (z.B. NaCl 0,9%). Hierzu können 1 – 2 Boli von 20 ml/kg KG eingesetzt werden. Es ist schwierig, eine maximale Gesamtflüssigkeitsmenge zur Behandlung eines D-Problems zu definieren. Liegt dem D-Problem eine Blutung zugrunde, so kann eine konsequent eingesetzte Volumentherapie durchaus zu einer Verbesserung des Bewusstseinszustandes führen (6). Das Gleiche gilt übrigens auch bei anderen Flüssigkeitsverlusten, beispielsweise hervorgerufen durch gastroenteritische Erkrankungen. Bei einem schweren Schädel-Hirn-Trauma führt eine Volumentherapie präklinisch in aller Regel nicht zu einer positiven Veränderung der Vigilanz (2, 6, 9).

Krampfanfall

Krampft ein Kind länger als drei Minuten, so sollte der professionelle Helfer nach Sicherung freier Atemwege und einer ausreichenden Oxygenierung eine antikonvulsive Therapie durchführen (1). Verschiedene Applikationswege bieten sich für die infrage kommenden Benzodiazepine an (siehe unten). Ist die Körpertemperatur erhöht, kann eine begleitende antipyretische Therapie vorgenommen werden.

Hypoglykämie

Durch verschiedene Umstände (z.B. geringe Energiereserven, fehlende Thermoregulation) sind Kinder generell hypoglykämiegefährdet. Krampft das Kind infolge einer Hypoglykämie, so muss gleichzeitig mit der antikonvulsiven Therapie auch der zu niedrige Blutzuckerwert mittels Glukosegabe i.v./i.o. auf ein adäquates Niveau angehoben werden.

Zeigen sich keine diagnostischen Auffälligkeiten, so sollten in der Phase D des Primary Survey der neurologische Status und die Pupillenlichtreaktion erhoben sowie Zeichen eines stattgefundenen Krampfgeschehens erkannt werden. Wie immer gilt: Die schnelle Abfolge des ABCDE darf nicht durch Maßnahmen verzögert werden, die von sekundärer Bedeutung für das Überleben eines Patienten sind.

3.4.5 Erweitertes Management beim akuten D-Problem

Im Rahmen des Primary Survey sollen alle lebensbedrohlichen Zustände erkannt und ihre Auswirkungen auf das respiratorische und zirkulatorische System sowie auf das Bewusstsein behandelt werden. Dem Handeln innerhalb des erweiterten Managements liegen nun die Ergebnisse der dem ABCDE nachgeordneten Untersuchungsgänge Monitoring, Anamnese/Fremdanamnese und körperliche Untersuchung zugrunde.

Insbesondere bei metabolischen Störungen der neurologischen Funktionen kann über Maßnahmen des erweiterten Managements angestrebt werden, eine adäquate Arbeitsumgebung für das ZNS wiederherzustellen. Bestimmte metabolische Störungen, beispielsweise eine Elektrolytentgleisung oder Enzephalopathien, lassen sich jedoch nur durch innerklinische Untersuchungsgänge sicher verifizieren. Bei oralen Vergiftungen gilt: zuerst eine Giftbindung mittels Kohle durchführen, dann eine mögliche Antidot-Therapie in Erwägung ziehen. Eine Giftelimination, beispielsweise durch provoziertes Erbrechen oder eine aufwendige Magenspülung, ist präklinisch nur in den seltensten Fällen angezeigt.

Vergiftungen

▶ ggf. Giftbindung mittels Kohle (Ultracarbon® 0,5 – 1,0 g/kg KG)

▶ ggf. Rücksprache mit einer Giftnotrufzentrale (siehe Kap. 6)

▶ ggf. Antidot-Therapie (siehe Kap. 6).

Bakterielle Infektionen können bei Kindern schnell zu einer Sepsis bis hin zum septischen Schock führen. Der mögliche Abfall der Vigilanz ist in schweren Fällen ein Begleitsymptom, steht hinsichtlich seiner Bedeutung aber nicht im Vordergrund. Primär werden die Vitalfunktionen über das ABCDE gesichert. Entscheidend für den Behandlungserfolg, das Überleben und die Überlebensqualität ist aber auch der frühestmögliche Einsatz einer Antibiose.

Schwere Infektionen

▶ ggf. antibiotische Therapie: Cefotaxim: 4 x 50 mg/kg KG/d (siehe Kap. 6).

3.4.6 *Transport von pädiatrischen Patienten mit begleitendem oder isoliertem D-Problem*

Prinzipiell sollte jedes Kind mit einem D-Problem einem Kinderarzt vorgestellt werden. Ein kritischer Patient ist ein schnell zu transportierender Patient. Ergibt das Primary Survey keine Hinweise auf eine kritische Erkrankung oder Verletzung, so besteht hingegen keine Transportpriorität. Die geeignete Zielklinik für ein Kind mit akutem D-Problem ist eine Kinderklinik mit neuropädiatrischer bzw. neurochirurgischer Anbindung.

Kinder mit einem traumatisch bedingten D-Problem werden komplett immobilisiert. Hierzu kann entweder eine Vakuummatratze oder ein Spineboard eingesetzt werden. Ziel ist es, das Rückenmark und das Gehirn vor weiteren Manipulationen bis zum Erreichen der Zielklinik zu schützen.

Beim internistischen D-Problem – insbesondere in der Nachschlafphase nach Krampfanfällen – kann das Kind im Blickbereich der Mutter oder einer anderen Begleitperson in einem entsprechenden Rückhaltesystem auf der Trage des Rettungswagens transportiert werden.

3.4.7 *Schlüsselinterventionen beim akuten D-Problem*

▶ Krampfdurchbrechung
▶ Glukosegabe bei Hypoglykämie
▶ Sicherstellung einer Normotension beim ZNS-Trauma.

TAB. 2 ▶ Glasgow Coma Scale beim Kind

Kriterium	Erwachsener, Schulkind	Punkte	Kleinkind
Augen öffnen	spontan	4	spontan
	auf Ansprache	3	auf Zuruf
	auf Schmerzreiz	2	auf Schmerzreiz
	keine Reaktion	1	keine Reaktion
verbale Reaktion	orientiert	5	fixiert, erkennt, lacht
	verwirrt, desorientiert	4	fixiert kurz, erkennt nicht sicher
	zusammenhanglose Worte	3	zeitweise erweckbar, trinkt und isst nichts
	unverständliche Laute	2	motorische Unruhe, nicht erweckbar
	keine verbale Reaktion	1	keine Antwort auf visuelle, akustische und sens. Reize
motorische Reaktion	gemäß Aufforderung	6	gezieltes Greifen
	gezielt auf Schmerzreiz	5	gezielt auf Schmerzreiz
	ungezielt auf Schmerzreiz	4	ungezielt auf Schmerzreiz
	Beugesynergismen	3	Beugesynergismen
	Strecksynergismen	2	Strecksynergismen
	keine Reaktion	1	keine Reaktion

Überblick: Das D-Problem im Rahmen des Primary Survey

Traumata

Schädel-Hirn-Trauma

A **B** ▶ Sicherstellung einer ausreichenden Oxygenierung durch Freimachen und Freihalten der Atemwege und hohe Sauerstoffgabe

C ▶ Sicherstellung eines ausreichend hohen zerebralen Perfusionsdrucks (CPP) über einen adäquaten mittleren arteriellen Druck (MAP). Bei Zeichen einer Hypotension ggf. 1 – 2 Flüssigkeitsboli kristalloider Lösungen von 20 ml/kg KG

Schädel-Hirn-Trauma mit Begleitzeichen Hirndrucksteigerung

B ▶ Anstreben eines $etCO_2$ von 25 – 30 mmHg. Wenn keine Kapnografie zur Verfügung steht: milde Hyperventilation von ca. 30 Beatmungen/min

Wirbelsäulentrauma

A **B** ▶ Sicherstellung einer ausreichenden Oxygenierung durch Freimachen und Freihalten der Atemwege und hohe Sauerstoffgabe

C ▶ Sicherstellung eines adäquaten mittleren arteriellen Drucks (MAP). Bei Zeichen einer Hypotension ggf. 1 – 2 Flüssigkeitsboli kristalloider Lösungen von 20 ml/kg KG

Internistische Notfälle

Krampfanfälle

A **B** ▶ Sicherstellung einer ausreichenden Oxygenierung durch Freimachen und Freihalten der Atemwege und hohe Sauerstoffgabe

D ▶ medikamentöse Krampfdurchbrechung mittels z.B.

| Diazepam Desitin rectiolen | < 15 kg 5 mg |
| | > 15 kg 10 mg |

Lorazepam 0,1 mg/kg KG buccal oder i.v.
Midazolam 0,1 – 0,2 mg/kg KG i.v.

| Midazolam 0,5 mg/kg KG nasal | < 15 kg 5 mg |
| | > 15 kg 10 mg |

Krampfanfall mit Begleitzeichen Hypoglykämie

D ▶ Glukosegabe 0,5 –1,0 g/kg KG → Zielwert ca. 100 mg/dl

Krampanfall mit Begleitzeichen Fieber

E ▶ antipyretische Therapie mittels Paracetamol rectal 125 – 250 mg
▶ kühle Tücher an Stirn und Körperstamm; cave: Wadenwickel nur bei warmen unteren Extremitäten

ABB. 4 ▶ D-Problem im Rahmen des Primary Survey

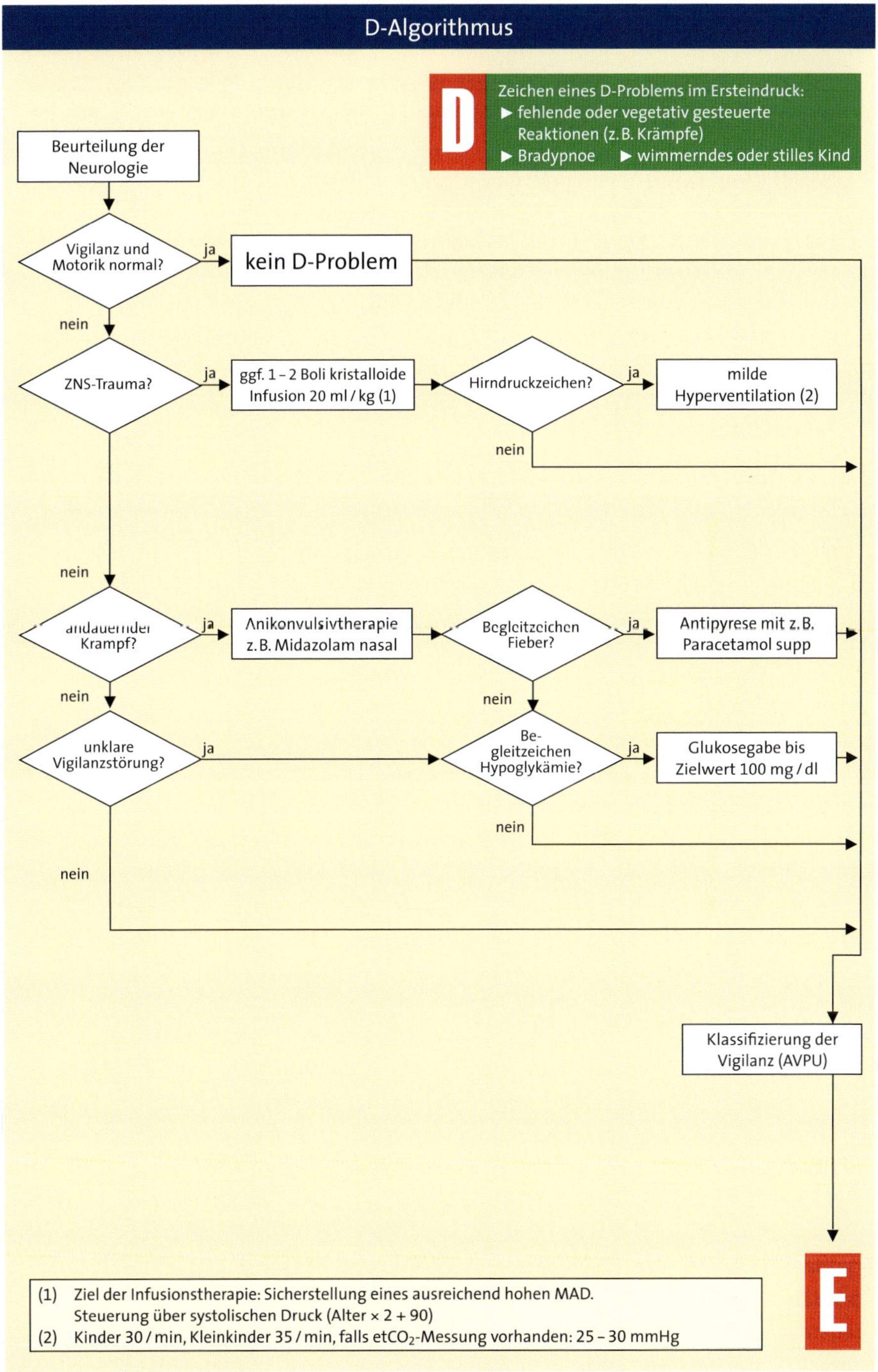
D-Algorithmus
D
Zeichen eines D-Problems im Ersteindruck:
▶ fehlende oder vegetativ gesteuerte Reaktionen (z. B. Krämpfe)
▶ Bradypnoe ▶ wimmerndes oder stilles Kind
Beurteilung der Neurologie
Vigilanz und Motorik normal?
ja
kein D-Problem
nein
ZNS-Trauma?
ja
ggf. 1 – 2 Boli kristalloide Infusion 20 ml / kg (1)
Hirndruckzeichen?
ja
milde Hyperventilation (2)
nein
nein
andauernder Krampf?
ja
Anikonvulsivtherapie z. B. Midazolam nasal
Begleitzeichen Fieber?
ja
Antipyrese mit z. B. Paracetamol supp
nein
nein
unklare Vigilanzstörung?
ja
Be-gleitzeichen Hypoglykämie?
ja
Glukosegabe bis Zielwert 100 mg / dl
nein
nein
Klassifizierung der Vigilanz (AVPU)
E
(1) Ziel der Infusionstherapie: Sicherstellung eines ausreichend hohen MAD. Steuerung über systolischen Druck (Alter × 2 + 90)
(2) Kinder 30 / min, Kleinkinder 35 / min, falls etCO2-Messung vorhanden: 25 – 30 mmHg

Abb. 5 ▶ D-Algorithmus

Literatur:

1. Aehlert B (2007) Comprehensive Pediatric Emergency Care. Elsevier, München, Pages 509-529

2. Brambrink AM (2002) Die Primärversorgung des kindlichen Schädel-Hirn-Traumas aus Sicht des Notarztes. Notfall & Rettungsmedizin 5: 332-334

3. NAEMT (Hrsg.) (2007) Advanced Medical Life Support (AMLS) 3rd Edition. Brady-Books New, Jersey, Pages 100-105

4. Enke K et al. (2009) Lehrbuch für präklinische Notfallmedizin. Bd. 2: Innere Medizin. 4., überarb. Aufl. Stumpf & Kossendey, Edewecht, S. 369-371

5. European Resuscitation Council (2005) European Paediatric Life Support (Manual)

6. Fritz H, Bauer R (2002) Präklinische Versorgung des schweren kindlichen Schädel-Hirn-Traumas. Notfall & Rettungsmedizin 5: 335-340

7. Füeßl S, Middeke MRF (2010) Anamnese und Klinische Untersuchung. 4., überarb. u. erw. Aufl. Thieme, Stuttgart, S. 207 ff

8. NAEMT (Hrsg.) (2010) Prehospital Trauma Life Support (PHTLS). 7th Edition – Conference Copy Mosby-Elsevier, St. Louis; Pages 303-305

9. Schäfer MK (2002) Die Weiterversorgung des kindlichen Schädel-Hirn-Traumas aus der Sicht des Anästhesisten. Notfall & Rettungsmedizin 5: 349-352

10. Unkelbach S (2009) Fieberkrämpfe. Zeitschrift für Epileptologie 22: 244-248

3.5 E – Exposure / Environment – Erhalt einer Normothermie, Erkennen zusätzlicher Verletzungen

3.5.1 *Allgemeines*

Im angloamerikanischen Rettungsdienst steht der Buchstabe »E« im Primary Survey für die Begriffe *Exposure* und *Environment*. Beim Traumapatienten soll ein schnelles Entfernen der Kleidung Hinweise auf mögliche begleitende Verletzungen geben (engl.: Exposure: Aufdecken, Entlarvung). Wichtig ist, dass dies immer unter einem ausreichenden Schutz vor Auskühlung geschieht, denn üblicherweise ist die Umgebungstemperatur am Notfallort geringer als 37 °C (engl.: Environment: Umwelt). Es muss immer abgewogen werden, ob eine Entkleidung des Kindes und die damit verbundenen negativen Auswirkungen auf den Wärmehaushalt gerechtfertigt sind. Dies gilt nicht nur für die frühe Versorgung im Rahmen des Primary Survey, sondern auch für die sich im weiteren Verlauf anschließende fokussierte körperliche Untersuchung.

Eine Hypothermie muss natürlich nicht nur beim Traumatisierten verhindert werden. Jeder Patient – und insbesondere auch das Kind – bedarf normothermer Werte und kann aus Gründen einer zu niedrigen wie auch zu hohen Temperatur Schaden nehmen. Die einzige Ausnahme von dieser Regel stellen Patienten jeden Alters in der Postreanimationsphase da – hierzu jedoch mehr im nachfolgenden Kapitel 4, in dem die aktuellen Richtlinien der Reanimation thematisiert werden.

Die Beseitigung einer thermischen Dysregulation ist eine zeitaufwendige Prozedur. Zwar sollte das Ziel des Erreichens einer Normothermie beim Kind nie aus den Augen gelassen werden, gleichwohl haben die Sicherstellung einer ausreichenden Sauerstoffaufnahme in den Körper und dessen Weitertransport in das Zielgewebe oberste Priorität. Daher gilt:

- ▶ zunächst Atemwege freimachen
- ▶ Oxygenierung sichern
- ▶ Zirkulation aufrechterhalten
- ▶ Beurteilung der neurologischen Funktionen und ggf. Krampfdurchbrechung

und spätestens dann

- ▶ Wärmeerhalt und (beim Trauma) Suche nach Verletzungen und Blutungsquellen abseits des Torsos.

Ein funktionierendes Teammanagement ermöglicht, wie bereits in Kapitel 1 erwähnt, das Initiieren eines Wärmeerhalts schon zu Beginn des Primary Survey – natürlich nur dann, wenn dies ohne einen Zeitverlust für die zu treffenden A-, B-, C- und D-Maßnahmen möglich ist.

Neben den genannten Punkten ist in der Phase »E« des Primary Survey auch eine eventuell angezeigte Analgosedierung einzuleiten. Auch wenn für das Kind vom Schmerz selbst keine Lebensgefahr ausgeht, so ist natürlich die Gewährleistung einer ausreichenden Schmerzfreiheit ein fundamentaler Eckpfeiler der rettungsdienstlichen Versorgung.

Schwere Verbrennungen stellen übrigens kein E-Problem im eigentlichen Sinne dar. Die Auswirkungen schwerer Verbrennungen können über das gesamte Primary Survey hinweg erkennbar sein. Diese sind beispielsweise Verbrennungen oder Ödeme der oberen Atemwege (A-Problem), begleitende Rauchgas- oder Flammeninhalation (B-Problem) oder großflächige thermische Haut- und Gewebeschäden mit Volumenverlust (C-Problem). Notwendige Maßnahmen werden sofort nach Erkennen der jeweiligen Schädigungen im Primary Survey eingeleitet. Verbrennungen werden in Kapitel 6 gesondert behandelt.

3.5.2 Die Bedeutung thermischer Dysregulationen

Hypothermie

Leider wird dem Schutz vor einer Hypothermie in der Notfallsituation auch heute noch zu geringe Bedeutung beigemessen. Bei der Versorgung von Kindern gilt die Aufmerksamkeit der Teammitglieder primär den ungewohnten Parametern und den geringen körperlichen Ausmaßen des Patienten. Hier kann es sich lohnen, schon früh – etwa direkt nach einer fokussierten Untersuchung – einen Helfer mit einem konsequent durchzuführenden Schutz vor weiterer Auskühlung zu betrauen.

Grundsätzlich entsteht eine Hypothermie, wenn die Wärmeabgabe des Organismus dessen Wärmeproduktion über einen längeren Zeitraum übersteigt. Kinder kühlen besonders schnell aus. Dies liegt an der noch geringen Dicke der Haut, den noch nicht ausgereiften Regulationsmechanismen und der im Verhältnis zur Masse überproportional großen Körperoberfläche (beim reifen Neugeborenen 2,7-mal größer als beim Erwachsenen). Da Kinder keine Wärme über Muskelzittern erzeugen können, sind sie bei der Wärmegewinnung auf eine Steigerung ihres Stoffwechsels angewiesen. Dies führt zu einem Verbrauch an Glykogen, Fett und Sauerstoff, was sowohl zu einer Hypoglykämie als auch zu einer Hypoxie führen kann. Frühgeborene Kinder sind in Bezug auf Wärmeverluste aufgrund der fehlenden Fettreserven und des geringeren Gewichts noch empfindlicher.

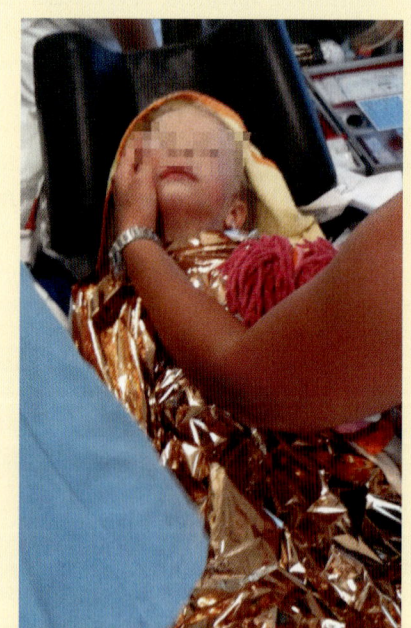

ABB. 1 ▶ Kinder sind für Wärmeverluste besonders prädestiniert – auf ausreichenden Schutz vor Auskühlung ist zu achten!

Eine Hypothermie kann in folgende Schweregrade eingeteilt werden:

- ▶ milde Hypothermie (34 – 36 °C)
- ▶ moderate Hypothermie (30 – 34 °C)
- ▶ schwere Hypothermie (< 30 °C).

Die Auswirkungen auf den Organismus sind abhängig vom jeweiligen Schweregrad der Unterkühlung (siehe auch Tabelle 4). Jedoch kann beim kritischen Patienten schon eine milde Hypothermie äußerst negative Auswirkungen haben und die Stabilisierung der Vitalfunktionen deutlich erschweren.

Gefahren der Hypothermie

▶ **Wärmeverlust bedeutet Energieverlust**

Der Körper muss im geschwächten Zustand große Anstrengungen unternehmen, um den Wärmeverlust zu kompensieren. Beim kindlichen Notfall besteht zudem sehr schnell die Gefahr einer Hypothermie-induzierten Hypoglykämie, da große Mengen Glukose als Energieträger zur Wärmerückgewinnung verbraucht werden.

▶ **Hypothermie erhöht den Sauerstoffbedarf**

Die Oxyhämoglobin-Dissoziationskurve verschiebt sich nach links. Einfach ausgedrückt: Die Bindungsfähigkeit des Sauerstoffs an das Hämoglobin wird reduziert.

▶ **Schon eine moderate Hypothermie verursacht eine Hypoventilation**

Als Hypoventilation wird eine Atmung bezeichnet, bei der die Sauerstoffzufuhr nicht dem metabolischen Bedarf entspricht. Wird dieser Bedarf nicht gedeckt, entsteht eine respiratorische Azidose.

▶ **Hypothermie verursacht eine Vasokonstriktion**

Diese führt dazu, dass die Peripherie schlechter durchblutet wird. Eine bereits durch Hypoventilation eingeleitete periphere Azidose wird hierdurch noch verstärkt.

▶ **Hypothermie beeinflusst die Gerinnung negativ**

Wichtige Bestandteile der Gerinnung sind die Blutplättchen (Thrombozyten; so genannte »zelluläre Gerinnung«) und Fibrinogen (»plasmatische Gerinnung«). Die Thrombozyten lagern sich an die Bindegewebsfasern der Wundränder eines verletzten Gefäßes an und bilden hierbei einen Pfropf. Dieser wird durch ein faseriges Netz aus Fibrin, das zuvor unter der Einwirkung von Kalzium und des Enzyms Thrombin aus Fibrinogen umgewandelt wurde, zu einem endgültigen Thrombus »verklebt«.

Fällt die Körperkerntemperatur, so kommt es zu einer Aktivitätsabnahme der plasmatischen Gerinnung. Denn wie bei jeder anderen chemischen Reaktion auch, ist deren Geschwindigkeit direkt von der Temperatur in der Umgebung abhängig (Reaktions-Geschwindigkeits-Temperatur-Regel oder auch RGT-Regel). Die Arbeit der Thrombozyten, die ohnehin nur in kleinen Mengen innerhalb des Körpers bevorratet werden, wird durch einen Temperaturverlust stark beeinträchtigt. Die Blutplättchen sammeln sich im Verlauf der Hypothermie in deren Abbauorganen Leber und Milz an. Hierdurch kommt es zu einem Mangel an Thrombozyten, der so genannten Thrombozytopenie. Wenn die Aktivität beider Arme der Gerinnung – sowohl der plasmatischen als auch der zellulären – abnimmt, werden die Mechanismen der Blutstillung zunächst beeinträchtigt und versagen schließlich.

Darüber hinaus beeinflusst eine Hypothermie die Wirkung wichtiger Medikamente. Die Plasmaproteinbindung wird herabgesetzt, wodurch mehr Wirkstoff in ungebundenem Zustand innerhalb des Plasmas verbleibt.

Eine der Hauptgefahren einer Hypothermie stellt der Abfall des Herzminutenvolumens dar. Im Übergang zwischen moderater und schwerer Hypothermie wird der Herzschlag durch den reduzierten Sympathikotonus bradykard und der Blutdruck fällt. Bei einer weiteren Reduktion der Körperkerntemperatur unter 30 °C können auch jederzeit schwere Rhythmusstörungen (z. B. Kammerflimmern) auftreten. Diese resultieren aus der höheren Reizbarkeit des Myokards bei Temperaturen unter 28 °C.

Hyperthermie

Fieber → Von Fieber spricht man, wenn die rektal gemessene Körpertemperatur 38 °C übersteigt. Fieber ist eine wichtige Reaktion des kindlichen Immunsystems. Durch die Erhöhung der Temperatur schafft der Körper eine ungünstige Umgebung für die eingedrungenen Krankheitserreger. Da das kindliche Abwehrsystem noch wenig Kontakt zu den unterschiedlichen Erregern hatte, muss es diese erst »kennen lernen« und eine entsprechende Immunantwort entwickeln. Auch kann wegen der noch nicht voll ausgeprägten Regulationsmechanismen ein Anstieg der Körpertemperatur schon durch eine erhöhte körperliche Aktivität ausgelöst werden. Man spricht hier vom »Spiel-« oder »Tobefieber«. Grundsätzlich gilt, dass Kinder häufiger fiebern als Erwachsene. In den allermeisten Fällen ist Fieber beim Kind ein Zeichen einer funktionierenden Immunabwehr und nicht gefährlich. Eine kritische Situation entsteht erst dann, wenn bestimmte Symptome mit dem Fieber einhergehen (Krämpfe, Vigilanzabfall, Einblutungszeichen), die auf eine vital bedrohliche Erkrankung schließen lassen. Fieber kann daher immer auch ein Warnsignal für eine kritische Situation sein. Es ist häufig Begleitsymptom bei schweren Infekten der oberen (A-Problem) oder unteren Atemwege (B-Problem). Besonders bei lang andauerndem Fieber mit zu geringer Flüssigkeitszufuhr besteht die Gefahr der Exsikkose (C-Problem) und der Vigilanzminderung bis hin zum Krampfanfall (D-Problem).

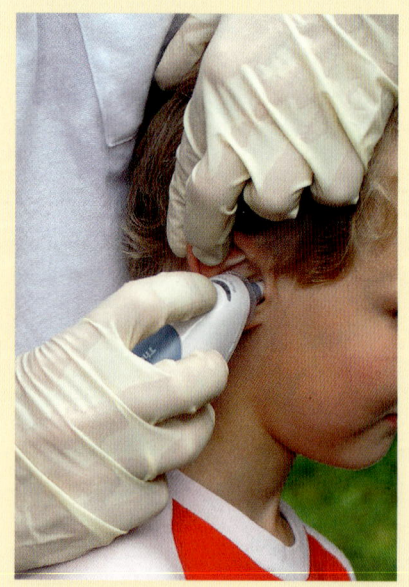

ABB. 2 ▶ Temperaturmessung mithilfe des Ohr-Thermometers

Hypertherme Schädigungen → Besondere äußere Einflüsse können zu hyperthermen Schädigungen des Kindes führen. Außerhalb der häuslichen Umgebung treten diese üblicherweise in den Sommermonaten auf.

Beim Sonnenstich kommt es zu einer regional begrenzten Schädigung des Gehirns und der Hirnhäute (Meningen), die unter der erhöhten Temperatureinwirkung und der langwelligen Infrarotstrahlung anschwellen können. Den besten Schutz vor einem Sonnenstich bieten der Aufenthalt im Schatten und eine ausreichende Kopfbedeckung des Kindes. Die Literatur ist sich hinsichtlich der Vitalgefährdung, die von einem Sonnenstich ausgehen kann, durchaus uneinig. Zwar wird darauf hingewiesen, dass eine tatsächliche Vitalbedrohung nur selten auftritt; andererseits kann es bei einer schweren Verlaufsform zu Hirndrucksteigerungen und generalisierten Krämpfen kommen.

Beim Hitzschlag handelt es sich um eine den ganzen Körper betreffende hypertherme Schädigung, deren Entstehen insbesondere durch zwei Faktoren begünstigt wird: hohe Umgebungstemperatur und fortschreitende Austrocknung des Körpers. Beim Jugendlichen und Erwachsenen tritt der Hitzschlag häufig in Verbindung mit körperlicher Anstrengung in heißer Umgebung bei gleichzeitiger reduzierter Flüssigkeitsaufnahme auf. Bei kleinen Kindern kommt es nicht selten auch ohne körperliche Anstrengung zum Hitzschlag, beispielsweise wenn es sich zu lange Zeit in einem überhitzten Fahrzeug aufhält. Unangemessen dicke Bekleidung und eine reduzierte oder aufgehobene Luftzirkulation reduzieren den Kühlungseffekt, den das vom Körper initiierte Schwitzen erreichen soll. Der Hitzschlag ist als bedrohliche Schädigung anzusehen, die die Vitalfunktionen bis hin zur kompletten Schocksymptomatik beeinträchtigen kann. Andere Formen hyperthermer Schädigungen, beispielsweise Hitzeerschöpfung oder Hitzekollaps, lassen sich in der Notfallsituation nur schwer von einem Hitzschlag abgrenzen. Das Vorgehen ist hingegen identisch, weshalb an dieser Stelle keine Differenzierung vorgenommen wird.

3.5.3 Diagnostik des akuten E-Problems

Die Suche nach begleitenden Verletzungen und die damit verbundene frühe Entkleidung (Exposition) soll, wie eingangs erwähnt, nur dann erfolgen, wenn hierdurch ein greifbares Ergebnis zu erwarten ist, das Kind keinem unnötigen Stress ausgesetzt wird und die Gefahr einer relevanten Herabsetzung der Körperkerntemperatur gebannt ist. Beim Traumapatienten können in der Phase »E« zusätzliche Verletzungen und/oder Blutungsquellen erkannt bzw. ausgeschlossen werden. Liegt ein C-Problem vor, so ist jeder Erythrozyt von Bedeutung, der durch scheinbar lapidare Verletzungen dem Körper verloren gehen könnte.

In der Summe gilt es in der Phase E des Primary Survey drei Fragen zu klären:

1. Gibt es Anzeichen auf zusätzliche relevante Verletzungen?
2. Ist der Wärmehaushalt des Kindes gestört?
3. Hat das Kind Schmerzen?

Trotz der unterschiedlichen Fragestellungen und deren zweifelsohne großen Bedeutung für die Versorgungsqualität wird die Phase in der Einsatzpraxis nach wie vor sehr stiefmütterlich behandelt.

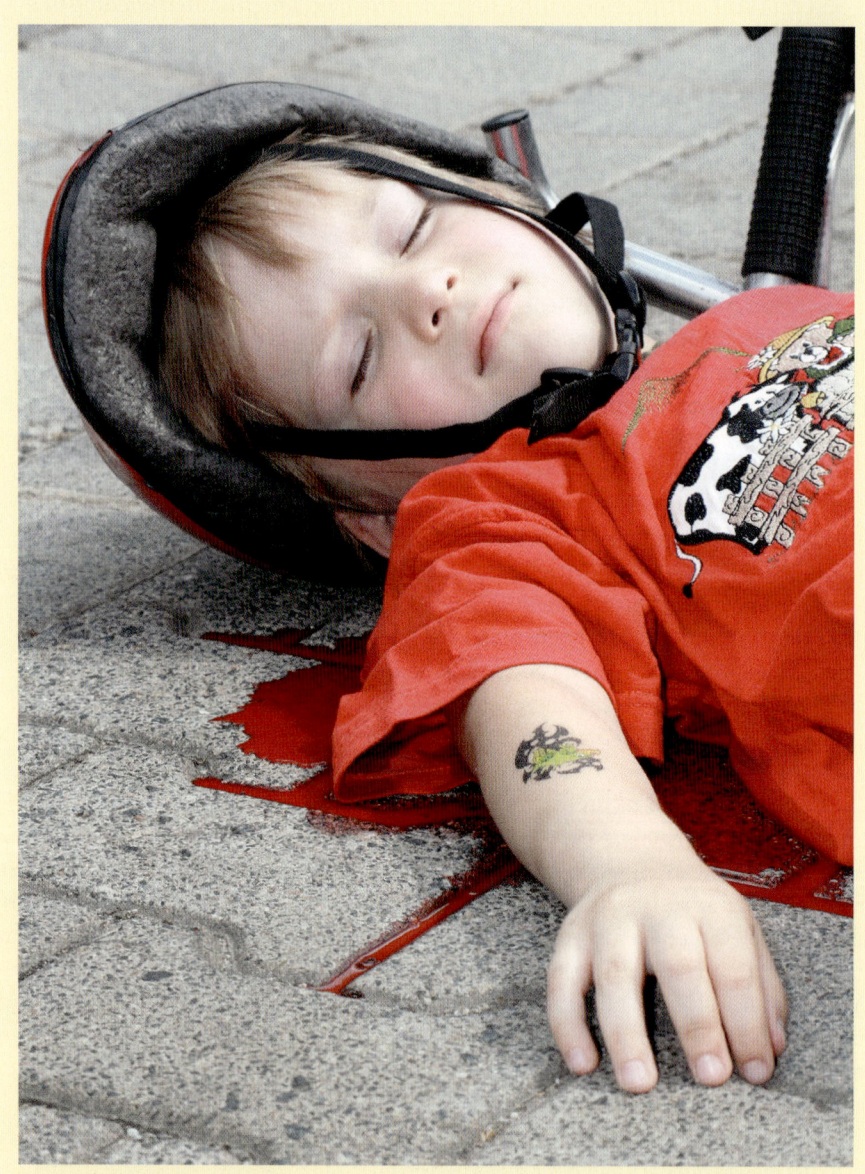

ABB. 3 ▶ Beim Trauma muss in der Phase E auch nach begleitenden Verletzungen Ausschau gehalten werden.

Ersteindruck

Typische Zeichen, die für eine begleitende oder isolierte kritische E-Situation sprechen, sind:

TAB. 1 ▶ Zeichen des E-Problems im Rahmen des Ersteindrucks	
Haut:	warme, ggf. heiße Haut mit hochrotem Kopf als Zeichen einer Hyperthermie kalte, blasse oder ggf. marmorierte Haut als Zeichen einer Hypothermie
motorische Reaktion:	ggf. schlaffer Muskeltonus bei hohem Fieber Unruhe, ggf. Kältezittern bei älteren Kindern mit moderater Hypothermie
verbale Reaktion:	stilles oder wimmerndes Kind
Atmung:	Normo- bzw. Tachypnoe bei moderaten thermischen Dysregulationen Bradypnoe als Zeichen einer fortgeschrittenen Dysregulation
Kinematik (Trauma):	Zeichen für zugrunde liegendes Trauma, das zusätzliche Verletzungen möglich macht

Primary Survey (ABCDE)

Das Entstehen einer *Hypothermie* als häufigster und gefährlichster Form der thermischen Dysregulation kann durch ein akutes C- oder D-Problem begünstigt werden. Von einer Hypothermie spricht man, wenn der Verlust von Körperwärme nicht durch die körpereigene Wärmeproduktion ausgeglichen werden kann. Drei Faktoren führen dazu, dass sich ein solches Defizit manifestiert:

1. erniedrigte Umgebungstemperatur
2. Reduzierung oder Ausfall der körpereigenen Wärmeproduktion (z. B. bei Bewusstlosigkeit, Koma → D-Problem)
3. Zuführung kalter Flüssigkeit (beispielsweise im Rahmen einer Infusionstherapie → C-Problem).

Auf die oberen Atemwege haben thermische Dysregulationen üblicherweise keinen direkten Einfluss. Höchstens über einen Vigilanzabfall (D) und die dadurch beeinträchtigten Schutzreflexe (Weichteilverlegung) können die oberen Atemwege (A) auf indirektem Weg gefährdet sein. Durchaus können aber die einer thermischen Dysregulation zugrunde liegenden Erkrankungen ein A-Problem auslösen. Eine Epiglottitis beispielsweise geht immer mit einem deutlichen Fieberanstieg einher. Die Vitalbedrohung für das Kind resultiert aber nicht aus der erhöhten Temperatur, sondern aus der drohenden Verlegung der oberen Atemwege. Die Atemfrequenz verändert sich infolge gravierender thermischer Dysregulationen, sodass hieraus ein B-Problem entstehen kann. Üblicherweise reagiert der Körper mit einer Erhöhung der Atemfrequenz auf eine beginnende Hypo- wie auch Hyperthermie. Die Atmung wird gleichzeitig flacher, was die Gefahr einer Totraumventilation mit sich bringt. Das Umschlagen einer schnellen in eine langsame Atmung ist ein äußerst kritisch zu bewertendes Spätzeichen einer thermischen Dysregulation.

Eine *Hyperthermie* kann auch ein C-Problem auslösen oder verstärken. Steigt die Körpertemperatur nämlich an, so versucht der Organismus den Anstieg durch Schwitzen und eine dadurch provozierte Verdunstungskälte auszugleichen. Da der kindliche Körper einen deutlich höheren Flüssigkeitsanteil aufweist als der des Erwachsenen, droht früh eine Dehydratation.

Eine *Hypothermie* bewirkt eine Engstellung der peripheren Gefäße. Dies führt zu einer verminderten Gewebedurchblutung und mündet im weiteren

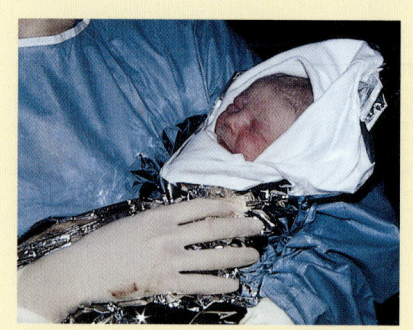

ABB. 4 ▶ Wärmeerhalt bei einem Säugling

Verlauf in einer metabolische Azidose. Durch eine schwere Hypothermie können Rhythmusstörungen bis hin zum Kammerflimmern entstehen. Die niedrige Körpertemperatur führt so über ein eingeschränktes oder aufgehobenes Herzzeitvolumen zu einem massiven C-Problem.

Wie bereits beschrieben, wird auch die Gerinnung von einer reduzierten Körperkerntemperatur negativ beeinflusst. Beim traumatisierten Kind ist daher ein frühestmöglich eingeleiteter Wärmeerhalt von immenser Bedeutung.

Da auch die Funktionen des zentralen Nervensystems sehr sensitiv auf veränderte Umgebungseinflüsse reagieren, haben hypo- und hyperthermische Schädigungen durchaus das Potenzial, ein akutes D-Problem auszulösen. Fieber, Überhitzung des Körpers durch Hitzschlag oder der Strukturen des Gehirns (Sonnenstich) sowie eine kritische Unterkühlung können je nach Verlaufsform mit einer Herabsetzung der Vigilanz einhergehen.

Monitoring

Häufig kann beim hypothermen Patienten wegen der schlechten peripheren Durchblutung kein pulsoxymetrischer Wert erhoben werden. Allerdings ist es nicht möglich, anhand der Messbarkeit oder Nicht-Messbarkeit des S_pO_2 auf das Ausmaß einer Hypothermie Rückschlüsse zu ziehen.

Im EKG wird zu Beginn einer thermischen Dysregulation eine schnellere Herzfrequenz erkennbar sein. Bei einer Unterkühlung kann diese jedoch mit zunehmender Schwere in einen langsamen, bradykarden Rhythmus umschlagen. Diese Veränderung ist als kritisches Zeichen einzustufen.

Das entscheidende Monitoringverfahren beim akuten E-Problem stellt natürlich die Temperaturmessung dar. Das am einfachsten anzuwendende und ausreichend genaue Verfahren ist die Messung im Gehörgang. Das Verfahren, das offiziell als Infrarot-Tympanon-Thermometrie bezeichnet wird, bietet einen großen Messbereich von 20 – 42 °C, kann einfach an einem leicht zugänglichen Ort eingesetzt werden und liefert verwertbare Daten. Abweichungen zur Messung mittels Temperatursonden sind nicht auszuschließen, liegen aber im Toleranzbereich. Die rektale Messung gilt zwar als genauere Methode, birgt aber wiederum verschiedene Nachteile (Verängstigung des Kindes, langwieriges und häufig unangenehmes Prozedere, Zeitverlust).

Anamnese / Fremdanamnese

Fieber stellt nur in einem extremen Ausmaß ein wirkliches E-Problem dar. Berichten jedoch die Eltern darüber, dass sich die Temperatur schon längere Zeit in einem Bereich über 40 °C bewegt, so muss der Zustand auch ohne begleitende Symptome wie Krämpfe oder deutlichen Vigilanzabfall als bedrohlich angesehen werden. Im Rahmen der AMPLE-Anamnese sind Hinweise auf ein akutes E-Problem insbesondere bei den Punkten P (persönliche Vorerkrankungen) und E (auslösende Ereignisse) zu erwarten.

Bei starkem Fieber liefern Informationen zu akuten (seltener chronischen) Krankheitssymptomen häufig die Erklärung für die Immunantwort des Körpers: »War Ihr Kind in den letzten Tagen krank? Wie waren die Symptome?«

Bei thermischen Dysregulationen abseits entzündlicher Prozesse lassen sich häufig äußere Einflüsse ergründen, die diese erklären. »War Ihr Kind lange der Sonne ausgesetzt?« ist eine der Fragen, die Hinweise auf das Vorliegen eines Sonnenstichs geben können. Zusätzliche Informationen dahingehend, dass das Kind keinen ausreichenden Sonnenschutz auf dem Kopf trug, können gegebenenfalls diesen Verdacht untermauern. Berichten die Eltern darüber, dass das Kind lange in einer warmen oder heißen Umgebung aktiv war, so kann dies ebenso als Hinweis auf einen Hitzschlag gelten wie ein längerer Aufenthalt in warmen, von Luftdurchzug abgegrenzten Räumen.

Anamnestische Hinweise auf eine Hypothermie finden sich eher selten. Typischerweise sind es die Rahmenbedingungen, die das Vorliegen einer Unterkühlung wahrscheinlich werden lassen. Mit milden akzidentellen Hypothermien, wie sie häufig nach zu langem Aufenthalt im Wasser vorkommen können, wird der Rettungsdienst üblicherweise nicht konfrontiert werden.

Körperliche Untersuchung

Die Körpertemperatur des Kindes sollte zunächst am Bauch abgeschätzt werden. Bei kleinen Kindern geschieht dies oberhalb des Windelbundes. Unterhalb dieser Linie ist die Haut zu sehr durch das vorherrschende feucht-warme Umgebungsklima beeinträchtigt.

Beim Verdacht auf Vorliegen eines Sonnenstichs treten unter Umständen durch die Reizung der Hirnhäute Meningismuszeichen auf. Als Schutz vor zusätzlicher Dehnung der Hirnhäute verhindert der Körper das aktive oder passive Bewegen des Kopfes nach vorne durch ein Anspannen der Nackenmuskulatur. Das Beugen wird in der Folge nicht oder nur unter Schmerzen möglich sein.

Bei Unterkühlungen kann es zu begleitenden Erfrierungen kommen. Diese treten am ehesten an Körperpartien auf, die über eine relativ große Oberfläche bei vergleichsweise geringem Volumen verfügen: den Akren (z. B. Finger, Fußzehen, Ohren). Die Erfrierungszeichen bei Kindern, die beispielsweise an kalten Wintertagen zu lange im Freien gespielt haben, können von blasser, kalter und gefühlsunempfindlicher Haut bis hin zur Blasenbildung reichen (selten). Hinsichtlich der Vitalgefährdung ist jedoch die Unterkühlung von deutlich größerer Relevanz als die Erfrierung.

3.5.4 Management des akuten E-Problems

Wichtigstes Ziel nicht nur bei der Behandlung eines E-Problems, sondern auch als bedeutsamste Vorgabe im Management von Notfallpatienten im Allgemeinen ist die Aufrechterhaltung bzw. Wiederherstellung einer Normothermie durch den Rettungsdienst. Einzige Ausnahme von dieser Regel ist der Patient in der Postreanimationsphase, dessen Versorgung hinsichtlich der Ziel-Körpertemperatur anderen Maßgaben folgt (siehe Kapitel 4). Handelt es sich um eine isolierte thermische Dysregulation ohne weitere Beeinträchtigung der Vitalfunktionen, so wird das Ausmaß der Schädigung gering sein und der Patient als »nicht kritisch« eingestuft werden. Das Management zur Wiederherstellung einer Normothermie kann hier mit Feingefühl und Augenmaß erfolgen, um das Kind nicht zusätzlich und unnötig zu verängstigen. Tritt das E-Problem aber im Zusammenhang mit weiteren Störungen im Rahmen des Primary Survey auf, so müssen die Maßnahmen zur Regulierung der Körpertemperatur konsequent und ohne Verzögerungen eingeleitet werden.

Hypothermie

Zur Behandlung der Hypothermie stehen dem Helfer im Rettungsdienst einige Optionen zur Verfügung. Sie folgen der obersten Maßgabe, dass eine weitere Auskühlung unbedingt verhindert werden muss. Eine Wiedererwärmung eines hypothermen Patienten ist nur in bestimmten Fällen außerhalb der Klinik angezeigt und muss langsam und vorsichtig durchgeführt werden. Die Optionen sind im Einzelnen:

▶ *Weitere Auskühlung verhindern*
Das durch die Hypothermie gefährdete Kind sollte im Rahmen der gesamten Versorgung so wenig wie möglich entkleidet werden. Spätestens nach Ablauf des Primary Survey und einer schnell initiierten fokussierten körperlichen Untersuchung wird es mit ein bis zwei Decken zugedeckt. Man beachte, dass die gängigen Rettungsfolien eine Konduktion – also den Verlust von Wärme über Kontakt mit einer kalten Unterlage – nicht verhindern können. Sie strahlen lediglich Wärme zurück. Feuchte oder eingenässte Kleidung ist durch trockene Kleidung zu ersetzen. Das ist sehr wichtig, denn Wasser entzieht dem Körper 25- bis 30-mal mehr Energie als Luft gleicher Temperatur (11).

▶ *Für warme Umgebung sorgen*
Am Notfallort wird dies nur in eingeschränktem Maß möglich sein. Die Innenraumtemperatur des Rettungswagens kann aber innerhalb kürzester Zeit so erhöht werden, dass sie die Körpertemperatur übersteigt und ein weiteres Auskühlen deutlich reduziert wird. Man sollte immer bedenken, dass schon leicht erniedrigte Umgebungstemperaturen beim kritischen Patienten das Ausmaß einer Hypothermie vergrößern können. Als Faustregel kann gesagt werden, dass die Temperatur im Innern des RTW bei der Versorgung kritischer Patienten genau dann richtig gewählt ist, wenn der Helfer ins Schwitzen gerät (Ausnahme erneut der Postreanimationspatient).

▶ *Unnötige Bewegung vermeiden*
Bewegung – insbesondere aktive – sorgt für eine Durchmengung von Schalen-
und Kernblut. Dies kann zu einem zusätzlichen Abfall der Körperkerntemperatur führen. Es gilt: Bei milder Hypothermie ohne Vitalbedrohung im Rahmen
des Primary Survey ist Bewegung in warmer Umgebung von Vorteil. Handelt es
sich um eine moderate oder schwere Hypothermie, so sollten Bewegungen unterbleiben und eine Immobilisation des Kindes angestrebt werden.

▶ *Volumengabe nur mit warmen Infusionen*
Die Applikation kalter Infusionen kühlt die Körperkerntemperatur des Kindes
in besonders hohem Maße ab. Infusionen sollen dem Patienten ohne zusätzlichen Verlust ihrer gespeicherten Wärme – schon beim Tragen durch eine kalte
Umgebung geht viel Wärme verloren – infundiert werden. Es sollten kristalloide Lösungen eingesetzt werden. Bei Zeichen einer Hypoglykämie können der
Infusion zwei Ampullen Glukose 40 % beigemengt werden (9).

▶ *Wenn möglich vorgewärmten Sauerstoff verabreichen*
Der Sauerstoffbedarf hypothermer Patienten ist erhöht. In der Klinik sollte
wenn immer möglich feuchter, vorgewärmter Sauerstoff (> 40 °C) verabreicht
werden. Auch präklinisch lässt sich Sauerstoff mit einem Trick anwärmen, siehe dazu Abbildung 6. Man beachte: Die Gabe von warmem Sauerstoff ist eine
einfache, aber durchaus nicht wirkungslose Form der inneren Erwärmung!

Der Einsatz einer so genannten Hibler-Packung ist umstritten und wird nach dem aktuellen medizinischen Wissensstand nicht bei jeder Unterkühlung empfohlen. Bei dem Verfahren wird dem Patienten ein groß-
flächiges Wärmekissen (z. B. ein mit
warmem Wasser durchtränktes und
mehrfach gefaltetes Leinentuch) auf den
Rumpf gelegt. Durch die Erwärmung der
peripheren Gefäße mit nachfolgender
Aufhebung der Vasokonstriktion kommt
es aber zum Einspülen sehr kalten Scha-
lenbluts in den zentralen Kreislauf. Herzrhythmusstörungen bis hin zum Kammerflimmern können die Folge sein
(10). Legitim ist es jedoch, zur Verhinderung einer weiteren Auskühlung vorgewärmte Infusionsflaschen ohne direkten
Körperkontakt in die schützenden Decken einzuwickeln. Bei einer milden Hypothermie sorgt dies beim Patienten für
ein sehr komfortables Gefühl.

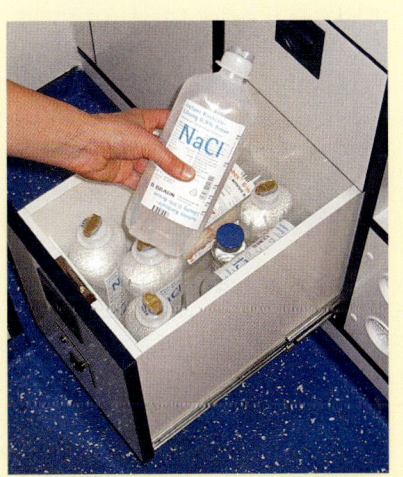

ABB. 5 ▶ Kinder erhalten vorgewärmte Infusionen

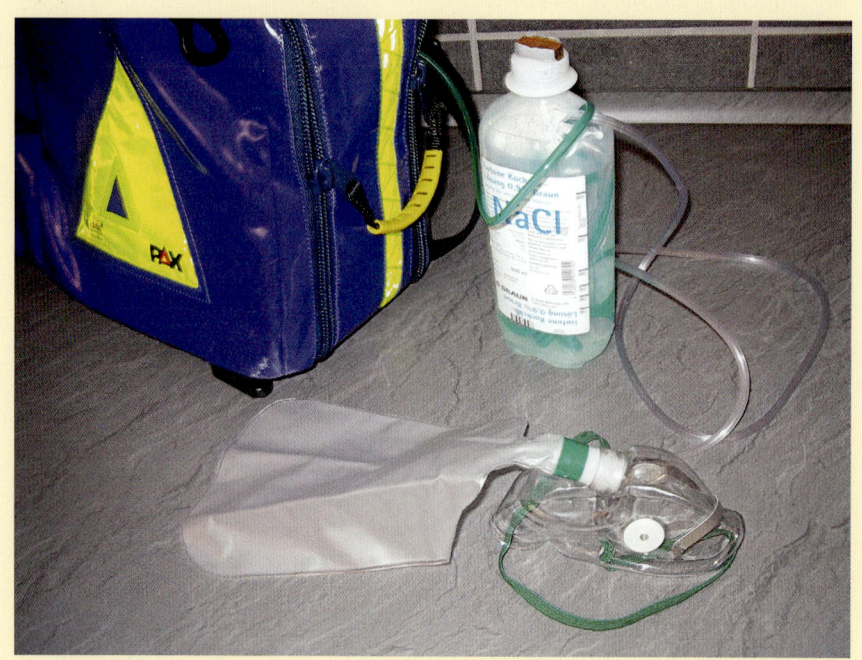

ABB. 6 ▶ Einfache Möglichkeit zur Erwärmung des Sauerstoffs: Verlängerte O₂-Zuleitung wird durch warme Infusionslösung geführt.

Hyperthermie

Fieber → Eine Fiebersenkung erfolgt im Bedarfsfall mithilfe spezieller Antipyretika (Fieber senkende Medikamente) oder mithilfe von Wadenwickeln, mit denen die Temperatur durch die entstehende Verdunstungskälte um bis zu 1,5 °C reduziert werden kann. Die letztgenannte Methode funktioniert allerdings nur, wenn die Beine des fiebernden Kindes warm sind.

Das am häufigsten verwendete Mittel zur Fiebersenkung bei Kindern ist Paracetamol. Die erste Gabe sollte beim kritisch erkrankten Kind rektal mittels Zäpfchen erfolgen und wie folgt dosiert sein:

- ▶ Säuglinge < 1 Jahr   125 mg
- ▶ Kleinkind 1 – 6 Jahre   250 mg
- ▶ Schulkind 6 Jahre bis Pubertät   500 mg
- ▶ ältere Kinder und Erwachsene   1 000 mg

Fieber ist ein wichtiger Bestandteil einer funktionierenden Immunantwort des Körpers auf eindringende Krankheitserreger. Es sollte daher durch den Rettungsdienst nur dann gesenkt werden, wenn begleitende oder durch das Fieber ausgelöste vitalbedrohliche Symptome im Primary Survey erkannt werden.

Hyperthermische Schädigungen → Bei Hitzschlag und Sonnenstich muss das Kind aus der Sonne in den Schatten verbracht werden. Kalte, feuchte Tücher auf Rumpf und Kopf sorgen für einen entsprechenden zusätzlichen Wärmeverlust über die so entstehende Verdunstungskälte. Des Weiteren können nicht vorgewärmte kristalloide Lösungen bis zum Abklingen der klinischen Symptomatik infundiert werden. Da hyperthermische Schädigungen üblicherweise an warmen bis heißen Sommertagen auftreten, werden die im Rettungswagen vorgehaltenen Lösungen nicht unter 20–25 °C kalt sein. Die Gefahr einer durch die Volumengabe provozierten Hypothermie ist daher auszuschließen.

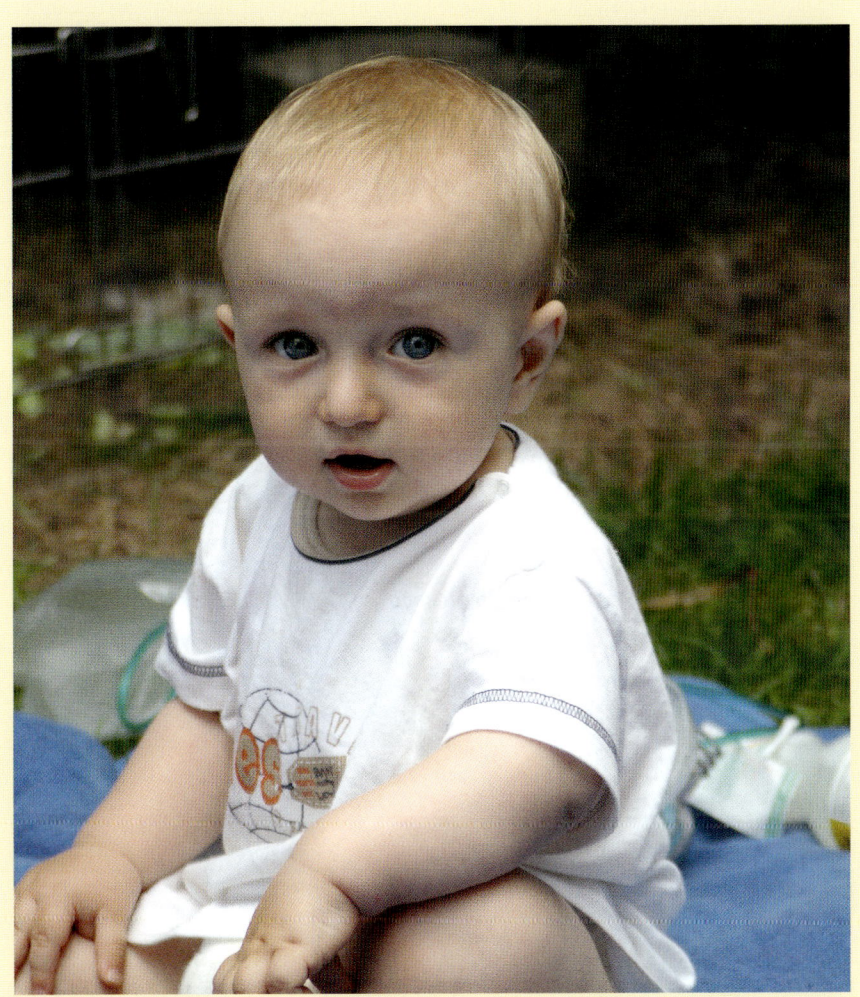

ABB. 7 ▶ Mangelnder Kopfschutz bei einem einjährigen Kind. Bei starker Sonneneinstrahlung droht eine Schädigung infolge einer Hyperthermie (z.B. Sonnenstich).

3.5.5 *Schmerzbehandlung*

Behandlungswürdige Schmerzen werden bei Kindern in den meisten Fällen durch Traumata hervorgerufen. Typische Verletzungen, die eine Schmerzbehandlung notwendig machen, sind beispielsweise Frakturen, Verbrennungen und Verbrühungen. Wie so oft im Rahmen der pädiatrischen Notfallversorgung fehlt dem professionellen Helfer auch bei der Durchführung einer adäquaten Analgesie bei Kindern die Erfahrung. Es finden sich in der Literatur Aussagen, in denen der Wissensstand zu diesem Thema als »unzureichend« oder gar »mangelhaft« bezeichnet wird. Eine Einschätzung, die nicht gerade dazu beiträgt, im Notfall eine Schmerzbehandlung mit der gebotenen Konsequenz einzuleiten.

Ein grober Richtwert besagt, dass Kinder etwa ab dem 4. Lebensjahr in der Lage sind, ihre Schmerzen einzuschätzen. Ob sie diese Einschätzung dann allerdings so formulieren können, dass der Helfer in der Lage ist, die gewonnenen Informationen zu verarbeiten, ist fraglich. Auch der Einsatz von grafischen Skalen wie der Wong-Baker-Skala (ein Instrument zur Schmerzeinschätzung mit separater Beurteilung einzelner Funktionen) führt wegen der häufig mangelhaften Kooperationsbereitschaft schmerzgeplagter Kinder nicht

TAB. 2 ▶ Kindliche Unbehagens- und Schmerzskala (KUSS)		
Schmerzreaktion	**Ausprägung**	**Punkte**
Weinen	gar nicht	0
	Stöhnen, Jammern, Wimmern	1
	Schreien	2
Gesichtsausdruck	entspannt, lächelnd	0
	Mund verzerrt	1
	Mund und Augen grimassieren	2
Rumpfhaltung	neutral	0
	unstet	1
	Aufbäumen, Krümmen	2
Beinhaltung	neutral	0
	strampelnd, tretend	1
	an den Körper gezogen	2
motorische Unruhe	ruhig	0
	mäßige Unruhe	1
	ruhelos	2

▶ Bei einem Punktwert von 0−1 ist keine Intervention notwendig.
▶ Bei 2−3 Punkten muss eine Intervention angestrebt werden.
▶ Dringend notwendig wird sie – das beinhaltet auch den präklinischen Bereich – ab 4 Punkten auf der KUSS-Skala.
▶ Definitionsgemäß kann die Skala in einem Altersbereich von 0−5 Jahren zum Einsatz kommen. Doch auch bei älteren Kindern scheint ein Einsatz ohne Weiteres möglich, wenn mit dem Kind keine ausreichende Kommunikation zur Verifizierung der Schmerzintensität möglich ist.

immer zum gewünschten Erfolg. In der Folge bleibt dem Rettungsteam nichts anderes übrig, als die körperlichen Reaktionen eines Kindes auf die Schmerzen abzuschätzen und so über die Dringlichkeit einer Analgesie zu entscheiden. Ein geeignetes Instrument zur Abschätzung der Schmerzintensität sowie zur Evaluierung des Behandlungserfolges ist die so genannte KUSS-Skala (6).

Analgetika und ihre Zugangswege

Müssen einem Kind Analgetika appliziert werden, so ist dieses in der Regel hoch aktiv und nimmt dem Helfer gegenüber häufig eine Abwehrhaltung ein. Das Management sollte daher darauf ausgerichtet sein, dem Kind möglichst wenig zusätzliche Belastungen aufzubürden. Ein intravenöser Zugang – sofern er nicht bereits wegen akuter A-, B-, C- oder D-Probleme im Primary Survey gelegt wurde – ist daher nicht Zugangsweg der ersten Wahl. Und auch die martialisch anmutende Durchführung einer intraossären Punktion trägt sicherlich nicht dazu bei, dass Patient und Angehörige ein Vertrauensverhältnis zu den Helfern aufbauen.

Akzeptable Zugangswege für die Einleitung einer Analgesie stellen die rektale und die nasale Applikation dar (1, 4). Für die letztere Variante wird ein so genannter MAD (Mucosal Atomization Device®) auf die Luer-Lock-Verbindung einer gängigen Spritze gesteckt. Beim Applizieren des Medikaments wird ein fein zerstäubter Nebel erzeugt, der über die gut durchblutete Nasenschleimhaut schnell absorbiert wird. Wegen der höheren Dosierungen bei der nasalen Applikation müssen Ampullengrößen zum Einsatz kommen, die die höchstmögliche Wirkstoffkonzentration pro Milliliter aufweisen. Denn gerade bei Kindern sollte nicht mehr als 1 Milliliter Flüssigkeit pro Nasenloch appliziert werden, um ein Herunterlaufen in den Pharynx zu vermeiden.

Wichtig für die Wirksamkeit einer nasalen Analgetika- und/oder Sedativa-Applikation ist die möglichst hohe Fettlöslichkeit der Pharmaka. Die gängigsten Schmerzmittel im Rettungsdienst im deutschsprachigen Raum werden dieser Voraussetzung gerecht. In Tabelle 3 sind diese mit den entsprechenden Dosierungsempfehlungen aufgeführt.

TAB. 3 ▶ Schmerzmittel für den pädiatrischen Bereich			
Medikament	Einsatzbereich	ED nasal	ED i.v./i.o.
Morphin	Analgesie (BTM)	100 – 200 µg/kg KG	50 – 100 µg/kg KG
Fentanyl	Analgesie (BTM)	2 µg/kg KG	1 – 2 µg/kg KG
Sufentanyl	Analgesie (BTM)	1 – 3 µg/kg KG	1 µg/kg KG
Esketamin	Analgesie	2,5 – 5,0 mg/kg KG	0,125 – 0,5 mg/kg KG
Ketamin	Analgesie	5,0 mg/kg KG	0,5 – 1,0 mg/kg KG
Midazolam	Sedierung/ Krampfdurchbrechung	0,4 – 0,5 mg/kg KG	0,1 – 0,2 mg/kg KG

Die Wirkdauer eines nasal applizierten Medikaments ist ebenso wie bei der intravenösen oder intraossären Gabe von der Dosierung abhängig. Der Wirkungseintritt ist in etwa gleich.

Zur Beruhigung bzw. Sedierung können auch Diazepam Desitin Rectiolen oder das buccal zu applizierende Lorazepam (Tavor®) Expidet-Täfelchen eingesetzt werden. Letzteres wird dem kleinen Patienten in die Backentasche geschoben und dort von der Mundschleimhaut relativ schnell aufgenommen. Diazepam Desitin Rectiolen werden schon sehr lange als Antikonvulsiva beim krampfenden Patienten eingesetzt. Die 5-mg-Variante ist für Kinder mit weniger als 15 Kilogramm Körpergewicht (bis ca. dreieinhalb Jahre), die 10-mg-Rectiole für schwerere Kinder gedacht.

Ein intravenöser Zugang hat auch heute in der pädiatrischen Notfallversorgung eine große Bedeutung. Alternativ kann ebenso der intraossäre Zugang angestrebt werden, um wichtige Medikamente zu applizieren. Für die Einleitung einer Analgesie sind sie aber denkbar ungeeignet, da sie das schmerzgeplagte Kind gegebenenfalls noch unkooperativer machen. Hier erscheint – ebenso wie bei der Krampfdurchbrechung – eine erste Gabe von Analgetika oder Sedativa über das MAD®-Applikationssystem besser geeignet zu sein. Im weiteren präklinischen Verlauf wird die Anlage eines intravenösen oder intraossären Zugangs notwendig sein. Zum einen können hierüber Infusionslösungen oder wasserlösliche (hydrophile) Medikamente appliziert werden, zum anderen können die oberen Atemwege und die Atmung (A- und B-Problem) durch die Medikamente beeinträchtigt sein. So besteht unter Umständen schnell die Notwendigkeit einer weiteren medikamentösen Intervention, für die ein intravenöser oder intraossärer Zugang zur Verfügung stehen muss.

3.5.6 *Transport von pädiatrischen Patienten mit begleitendem oder isoliertem E-Problem*

Natürlich sollten auch Kinder, die begleitende E-Probleme aufweisen, in eine Kinderklinik transportiert werden. Das Fieber hat beim Kind keinen Einfluss auf die Auswahl der Zielklinik. Wohl aber können Erkrankungen, die mit teils hohem Fieber einhergehen, die Auswahl beeinflussen. Ein Kind mit erstmals aufgetretenem Fieberkrampf sollte in eine Klinik mit neurologischer Station transportiert werden. Eine Antipyrese ist vor bzw. während des Transports einzuleiten, ein neu auftretender Krampf antikonvulsiv zu behandeln. Tritt Fieber in Verbindung mit Petechien und anderen für eine Meningokokkensepsis typischen A-, B-, C- oder D-Problemen auf, so muss ebenfalls eine Klinik mit neurologischer Abteilung ausgewählt werden. Die Dringlichkeit in einem solchen Fall ist ungleich höher als beim Fieberkrampf. Während des Transports ist neben einer antipyretischen Therapie eine frühe intravenöse Antibiose einzuleiten, siehe D (Disability). Die beteiligten Helfer müssen nach dem Einsatz wegen der hohen Virulenz der Erreger selbst hoch dosiert Antibiotika einnehmen.

Kinder mit Schädigungen infolge einer Hyperthermie wie Sonnenstich oder Hitzschlag können je nach Ausmaß der Schädigung in der nächstgelegenen Klinik oder einer Kinderklinik versorgt werden. Die Helfer müssen jedoch während des Transports darauf achten, dass sie es nicht »zu gut« mit den kleinen Patienten meinen und mit allerlei Kühlungsmaßnahmen aus einer hyperthermischen Schädigung eine Hypothermie provozieren. Niemals sollte es so weit gehen, dass das Kind anfängt, unter der Therapie zu zittern.

Eine milde Hypothermie kann in jeder Zielklinik ausreichend therapiert werden. Hier entscheiden gegebenenfalls begleitende Erkrankungen oder Verletzungen, die während des Primary Survey erhoben werden, darüber, ob eine spezielle Auswahl getroffen werden muss. Moderate oder schwere Hypothermien bedürfen häufig des Einsatzes von Methoden zur zentralen Wiedererwärmung, beispielsweise Peritoneallavage, Hämodialyse, oder des Einsatzes einer Herz-Lungen-Maschine. Die Zielklinik ist dann entsprechend der Vorhaltung dieser Therapieformen zu wählen. Um unnötige Bewegungen des Körpers und so eine Vermengung von kaltem Schalen- und warmem Körperkernblut zu verhindern, sollte das Kind zudem immobilisiert werden.

TAB. 4 ▶ Stadien der Hypothermie			
Beurteilung / Management	Milde Hypothermie 36 – 34 °C	Moderate Hypothermie 34 – 30 °C	Schwere Hypothermie < 30 °C
Airway	frei	frei	beeinträchtigt (z.B. durch reduzierte Vigilanz)
Breathing	normal, ggf. erhöhte Atemfrequenz	langsame Atmung	Atmung langsam u. flach oder keine Atmung
Circulation	normofrequent bis tachykard, RR normal, blasse, kalte Haut	normofrequent bis bradykard, RR normal bis erniedrigt, Haut zyanotisch, blass oder marmoriert. Auftreten von Herzrhythmusstörungen möglich	Haut zyanotisch oder marmoriert, fehlende Lebenszeichen, unter Umständen Auftreten von Kammerflimmern
Disability	AVPU leicht undeutliche Sprache	AVPU reduzierte Reaktion	AVPU stark desorientiert oder bewusstlos
Exposure und Environment	Schlottern, unkoordiniertes Verhalten	Kältezittern (reduziert ab Temperaturen zwischen 32,5 und 30,0 °C)	Reflexverlust, Muskelverhärtung oder Muskelversteifung
erstes Management	langsame Erwärmung auch in der Präklinik, Gabe vorgewärmter Infusionen und von Sauerstoff	keine präklinische Erwärmung, Verhinderung weiterer Auskühlung, Gabe vorgewärmter Infusionen und von Sauerstoff	keine präklinische Erwärmung, Verhinderung weiterer Auskühlung, Gabe vorgewärmter Infusionen und von Sauerstoff

3.5.7 Schlüsselinterventionen beim akuten E-Problem

▶ Wärmeerhalt
▶ Schmerztherapie
▶ Ausschluss weiterer Verletzungen.

Überblick: Das E-Problem im Rahmen des Primary Survey

Hyperthermie
Fieber

	▶ Behandlungsbedarf üblicherweise nur bei vitaler Bedrohung!
A **B**	▶ Sicherstellung einer ausreichenden Oxygenierung durch Freihalten der Atemwege und Sauerstoffgabe
C	▶ ggf. Infusion kristalloider Infusionslösungen bei Bedarf (z.B. Exsikkose)
D	▶ engmaschige Kontrolle des Bewusstseinszustandes
	▶ bei Krämpfen: medikamentöse Krampfdurchbrechung (siehe Kapitel D)
E	▶ engmaschiges Monitoring der Körpertemperatur
	▶ ggf. Anlage von Wadenwickeln bei warmen Beinen
	▶ ggf. antipyretische Therapie, z.B. Paracetamol Supp. 125 – 250 mg

Hyperthermische Schädigung (z.B. Hitzschlag, Sonnenstich)

	▶ Kind an schattigen, kühlen Ort bringen
A **B**	▶ Sicherstellung einer ausreichenden Oxygenierung durch Freihalten der Atemwege und Sauerstoffgabe
C	▶ ggf. Infusion nicht vorgewärmter kristalloider Infusionslösungen bei Bedarf (z.B. Exsikkose)
D	▶ engmaschige Kontrolle des Bewusstseinszustandes
	▶ bei Krämpfen: medikamentöse Krampfdurchbrechung (siehe Kap. D)
E	▶ engmaschiges Monitoring der Körpertemperatur
	▶ Kopf und Rumpf mit feuchten Tüchern kühlen

Hypothermie

	▶ bei Zeichen einer Unterkühlung: Schutz vor weiterem Wärmeverlust, wenn möglich schon zu Beginn des Primary Survey
A **B**	▶ Sicherstellung einer ausreichenden Oxygenierung durch Freihalten der Atemwege und Sauerstoffgabe
C	▶ ggf. Infusion vorgewärmter kristalloider Infusionslösungen bei Bedarf
D	▶ engmaschige Kontrolle des Bewusstseinszustandes
E	▶ engmaschiges Monitoring der Körpertemperatur
	▶ langsame Erwärmung des Körpers präklinisch nur bei milden Hypothermien
	▶ bei moderaten und schweren Hypothermien: frühe zentrale Wiedererwärmung in der Klinik anstreben

Traumata

E	▶ Exposition des Kindes unter ständigem Wärmeerhalt zum Ausschluss weiterer relevanter Verletzungen und Blutungsquellen

Abb. 8 ▶ E-Problem im Rahmen des Primary Survey

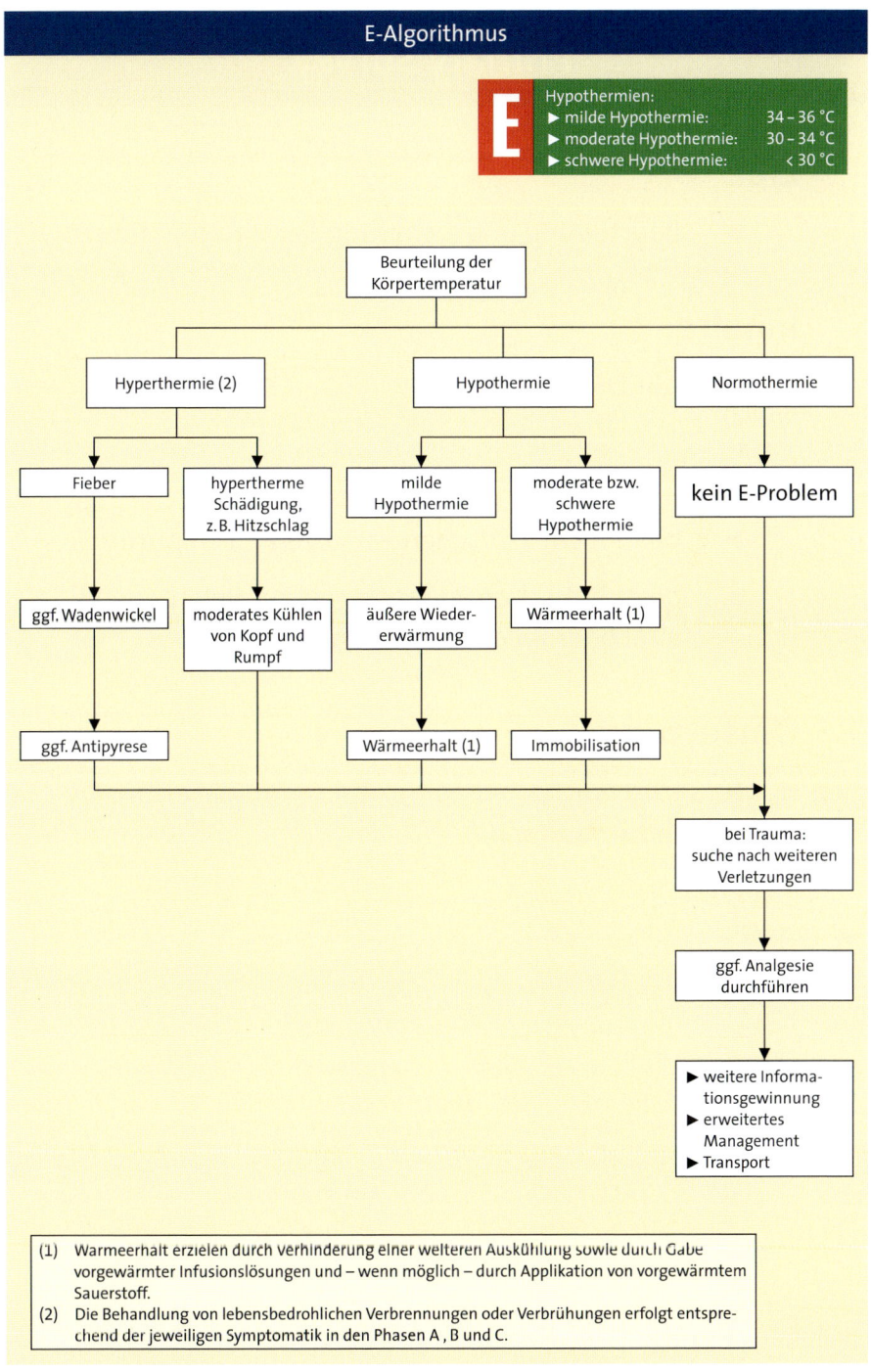

E-Algorithmus

E Hypothermien:
▶ milde Hypothermie: 34 – 36 °C
▶ moderate Hypothermie: 30 – 34 °C
▶ schwere Hypothermie: < 30 °C

Beurteilung der Körpertemperatur

Hyperthermie (2) → Hypothermie → Normothermie

Fieber → hypertherme Schädigung, z. B. Hitzschlag → milde Hypothermie → moderate bzw. schwere Hypothermie → **kein E-Problem**

ggf. Wadenwickel → moderates Kühlen von Kopf und Rumpf → äußere Wieder-erwärmung → Wärmeerhalt (1)

ggf. Antipyrese → Wärmeerhalt (1) → Immobilisation

bei Trauma: suche nach weiteren Verletzungen

ggf. Analgesie durchführen

▶ weitere Informa-tionsgewinnung
▶ erweitertes Management
▶ Transport

(1) Warmeerhalt erzielen durch Verhinderung einer weiteren Auskühlung sowie durch Gabe vorgewärmter Infusionslösungen und – wenn möglich – durch Applikation von vorgewärmtem Sauerstoff.
(2) Die Behandlung von lebensbedrohlichen Verbrennungen oder Verbrühungen erfolgt entspre-chend der jeweiligen Symptomatik in den Phasen A , B und C.

ABB. 9 ▶ E-Algorithmus

Primary Survey

Ziel:

▶ Beurteilung und Sicherung der Vitalfunktionen

Inhalte:

▶ ABCDE

Dauer:

▶ beim nicht kritischen Patienten < 1 Minute

▶ beim kritischen Patienten bis zur Behebung vital bedrohlicher Störungen

Umsetzung:

▶ Untersuche, behandle und sammle gleichzeitig Informationen.

ABB. 10 UND 11 ▶ Primary Survey

Primary Survey

Sicherung der oberen Atemwege

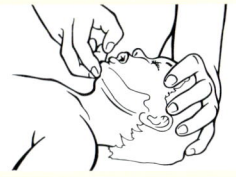 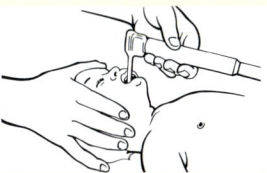

Sicherung der Belüftung

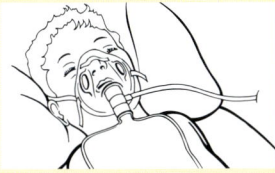 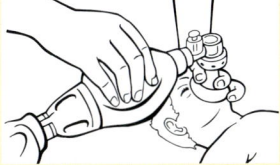

Sicherung der Gewebeperfusion

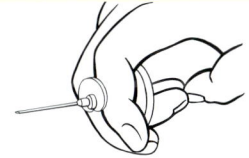 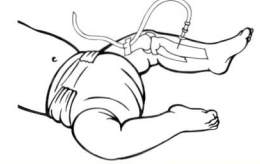 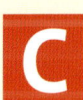

Beurteilung der Neurologie

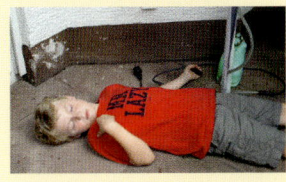

AVPU

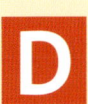

Exposition und Wärmeerhalt

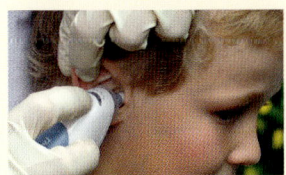 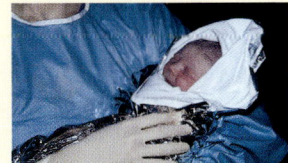

Literatur:

1. Büttner W (2008) KUSS – Kindliche Unbehaglichkeits- und Schmerzskala. Training & Transfer Pflege. Inselspital Bern – Kinderkliniken

2. Castner T (2005) Endonasale Applikation von Notfallmedikamenten: Alternative zur intravenösen Gabe? Rettungsdienst 28: 858-861

3. Flake F (2006) Zertifizierte Fortbildung – Teil 5: Der hypothermische Notfall: Ein Einsatz mit vielen Facetten. Rettungsdienst 29: 482-488

4. http://www.patientenleitlinien.de/Fieber_Kindesalter/fieber_kindesalter.html

5. Lier H (2008) Hypothermie und die tödliche Triade – Vermeidung und Therapie in der Präklinik und im Schockraum. Notfall & Rettungsmedizin 11: 377-380

6. Rakow H et al. (2007) Handlungsempfehlung zur perioperativen Schmerztherapie bei Kindern. Anästhesiologie & Intensivmedizin 48: 99-103

7. Semmel T (2010) Schnell und schmerzlos: nasale Medikamentengabe im Notfalleinsatz. Rettungsmagazin 15 (Januar/Februar 2010): 60-63

8. Semmel T, Lenz W (2006) Nasale Gabe von Midazolam (Dormicum®) im Rahmen der Notkompetenz. Rettungsdienst 29: 470-471

9. Strauß JM, Becke K, Schmidt J (2007) Perioperative Infusionstherapie bei Neugeborenen, Säuglingen und Kleinkindern. Anästhesiologie & Intensivmedizin 48 (Supl 3): 71-72

10. Tjhen Ch et al. (2006) Universität Witten Herdecke – Leitlinie Fieber im Kindesalter. Patientenleitlinien.de

11. Tsuey BJ, Kearney PA (2004) Hypothermia and the Trauma Patient. Injury 35: 7-15

12. Ying CL, Tsang SF (2008) The Potential Use of Desmopressin to Correct Hypothermia-Inducted Impairment of Primary Haemostasis – An In Vitro Study Using PFA-100(R). Resuscitation 76: 129-133

4 Reanimation bei Kindern

Atem-Kreislauf-Stillstände im Kindesalter sind ein sehr seltenes Notfallgeschehen. Dieser einerseits überaus glückliche Umstand macht es andererseits schwer, eine ausreichende Evidenz hinsichtlich der angezeigten Maßnahmen und Handlungsabläufe zu erreichen.

Da die meisten – auch professionellen – Helfer keine oder nur eine geringe Routine in der Reanimation von Kindern haben, müssen die zu ergreifenden Maßnahmen leicht umsetzbar sein. Nicht zuletzt aufgrund dieser Prämisse ähnelt der Ablauf stark dem der Erwachsenenreanimation, mit der die Rettungsteams in einer deutlich höheren Inzidenz konfrontiert werden.

Neben einer so genannten *Basisreanimation,* die die Elemente manuelles Öffnen der Atemwege, Beatmung und Herzdruckmassage beinhaltet, können noch *erweiterte lebensrettende Maßnahmen* ergriffen werden. Diese beinhalten die Elektrotherapie (Defibrillation, Kardioversion), eine der Situation angepasste Sicherung der Atemwege, die Gabe von Medikamenten sowie die Suche nach potenziell behebbaren Ursachen des Atem-Kreislauf-Stillstandes und deren Therapie.

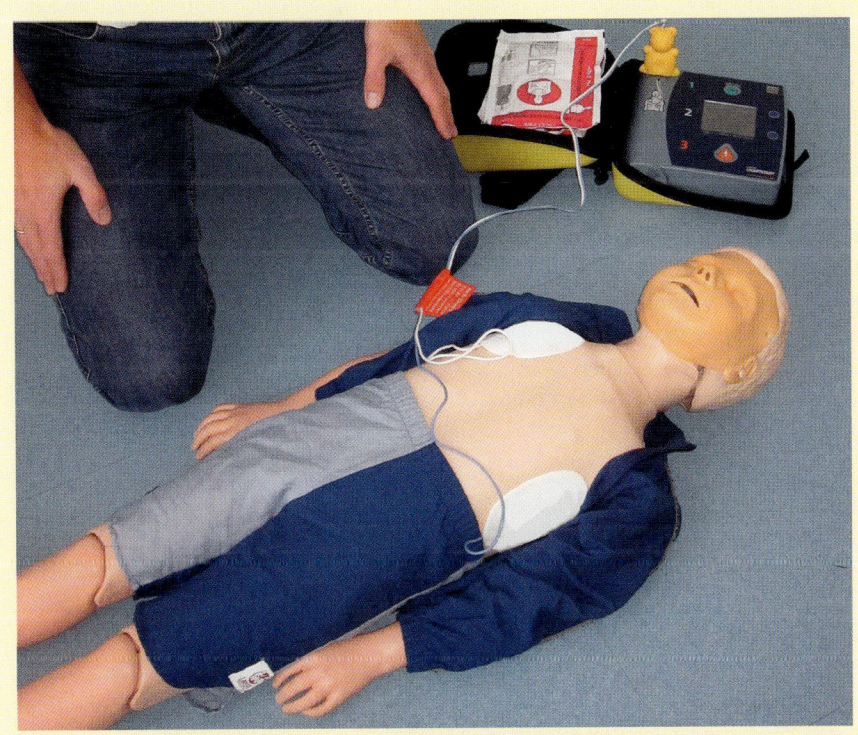

ABB. 1 ▶ Anlage der Defibrillationselektroden und Einsatz eines AED-Gerätes beim Kind

Auch wenn alle diese Punkte optimal ineinander greifen und adäquat durchgeführt werden, sind die Erfolgsaussichten bei der Reanimation von Kindern eher schlecht. Der Grund für diese frustrierende Feststellung liegt in den typischen Ursachen der Notfallsituation.

4.1 Ursachen des kindlichen Atem-Kreislauf-Stillstandes und Auswirkungen auf das Management

Die häufigsten Ursachen für kindliche Herz-Kreislauf-Stillstände sind A- oder B-Probleme. Beim Erwachsenen steht mit plötzlich auftretenden schweren Rhythmusstörungen infolge einer koronaren Minderdurchblutung ein C-Problem als auslösende Ursache im Vordergrund. Aus dieser simplen Feststellung lassen sich die wichtigsten Unterschiede im Ablauf der Reanimation ableiten und erklären.

Beim Erwachsenen muss die fehlende bzw. kritisch herabgesetzte linksventrikuläre Funktion sofort durch Thoraxkompressionen überbrückt werden. Beim Kind hingegen liegt der Fokus des Managements auf der Beseitigung der zugrunde liegenden Hypoxie. Mit fünf so genannten Rescue Breaths (Rettungsbeatmungen) soll ausreichend Sauerstoff an die alveolar-kapillare Membran transportiert werden. Erst danach wird mit der Herzdruckmassage begonnen, deren Frequenz gemäß den neuen Leitlinien von 2010 bei allen Altersgruppen gleich ist. Das Verhältnis zwischen Thoraxkompressionen und Beatmungen liegt beim Kind bei 15:2, beim Erwachsenen bei 30:2. Auch hierdurch lässt sich über die Dauer der Reanimation hinweg eine Verschiebung der Prioritäten hin zur Beatmung ableiten.

Defibrillationswürdige Rhythmen, die bei den Erwachsenenreanimationen initial überwiegen, finden sich bei Kindern eher selten. Studien zeigen hier eine Häufigkeit von 3,8–19 % auf. Der »linke Schenkel« des universellen Reanimationsalgorithmus wird daher bei Kindern nur sehr selten abgearbeitet.

4.2 Erkennen des kindlichen Atem-Kreislauf-Stillstandes

Mit »Floppy Child« wird in der englischen Sprache ein Kind bezeichnet, das einen erkennbar pathologisch herabgesetzten Muskeltonus hat. Dieses kritische Zeichen offenbart sich dem Rettungsteam üblicherweise zunächst. Das Kind

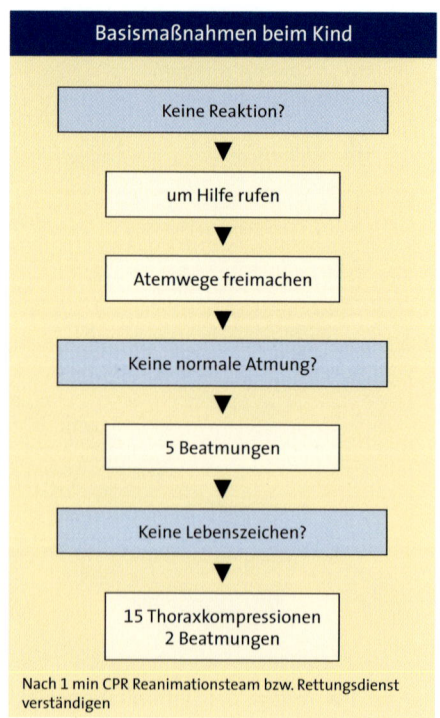

ABB. 2 ▶ Basismaßnahmen beim Kind

liegt reglos und mit schlaffen Extremitäten in seinem Bett. Auch die Kiefermuskulatur kann erschlafft sein, der Mund ist leicht geöffnet. Das Hautkolorit ist üblicherweise zyanotisch oder blass-fahl bis grau. Im Falle bestimmter Intoxikationen kann jedoch auch eine scheinbar normale Hautfarbe vorhanden sein.

Der professionelle Helfer sollte bei Vorliegen solch kritischer Zeichen sofort versuchen, das Kind leicht (z.B. durch Anfassen) zu stimulieren und laut zu fragen: »Ist alles in Ordnung?« Auch wenn das Kind sich nicht in einem Alter befindet, in dem es normalerweise auf diese Frage adäquat antworten könnte, so sollte doch der Klang einer fremden Stimme beim nicht bewusstseinsgetrübten Patienten irgendeine Reaktion erzeugen. Insgesamt darf eine Zeitspanne von 10 Sekunden für die Erhebung der Lebenszeichen nicht überschritten werden.

4.3 Techniken und Maßnahmen der Basisreanimation durch professionelle Helfer

A *Atemwege freimachen*

Bleibt eine entsprechende Reaktion aus, so sind die Atemwege durch leichtes Überstrecken des Kopfes und gegebenenfalls Anheben des Kinns zu öffnen. Diese Maßnahme sollte lediglich dann durch den Esmarch-Handgriff (Vorschieben des Kiefers) ersetzt werden, wenn eine Schädigung der Halswirbelsäule vermutet wird. Die eigentliche Kontrolle der Atemtätigkeit erfolgt daraufhin mittels Sehen (Bewegt sich der Thorax?), Hören (Sind Atemgeräusche aus Mund und/oder Nase des Kindes hörbar?) und Fühlen (Sind Luftbewegungen durch eine Ausatmung des Kindes an der Wange des Helfers wahrnehmbar?). Besteht die Möglichkeit einer begleitenden HWS-Verletzung, so ist diese bereits in der Phase A manuell zu immobilisieren.

B *Beatmung*

Atmet das Kind nicht oder nur unzureichend (z.B. Schnappatmung), so müssen bei Fehlen von Lebenszeichen sofort fünf so genannte Rescue Breaths (Rettungsbeatmungen) unter Anlage von 100 % Sauerstoff durchgeführt werden.

Das Rettungsteam wird diese im Gegensatz zum Laienhelfer in der Regel mithilfe einer Beutel-Masken-Beatmung durchführen. Diese sollte, so der ERC in seinen neu erschienenen Guidelines, »von jedem professionellen Helfer beherrscht werden«. Eine optimistische Einschätzung, denn lediglich ein ständiges Training gewährleistet, dass die notwendigenen Handgriffe dieser sehr komplexen Maßnahme adäquat durchgeführt werden können (s. Kapitel 7 – Trainingssequenzen).

Wie bereits in Kapitel 3.2 erwähnt, ist die Auswahl einer gut sitzenden Gesichtsmaske entscheidend für den Erfolg und die Qualität der Beutel-Masken-Beatmung. Deren Größe sollte so bemessen sein, dass das obere Ende auf oder kurz oberhalb der Nasenwurzel platziert ist, während das untere Ende in der Mulde zwischen Unterlippe und Kinn zum Liegen kommt. Zur Beatmung wird der Beutel mit mäßigem Druck 1 – 1,5 Sekunden komprimiert. Ist keine ausreichende Beatmung möglich, kann der Kopf vorsichtig neu positioniert und gegebenenfalls ein Esmarch-Handgriff durchgeführt werden. Sichtbare Fremdkörper werden manuell aus dem geöffneten Mundraum entfernt, wenn hierdurch nicht die Gefahr eines Verschiebens des Fremdkörpers nach unten besteht. Die Beatmung ist dann suffizient, wenn sich der Thorax des Kindes zu heben beginnt.

C Herzdruckmassage

Nach fünf Beatmungen erfolgt eine Kontrolle der Kreislauffunktion. Das Tasten des Pulses stellt hierbei nur eine Möglichkeit dar, die jedoch auch den professionellen Helfer vor große Probleme stellen kann. Die ungewohnte Anatomie, eine häufig dicke Fettschicht über den Gefäßen und Aufregung auf Seiten des Helfers können dazu führen, dass die Pulse (beim Säugling an der Aa. brachialis, beim Kind Aa. carotis oder Aa. femoralis) nicht richtig getastet werden können. Ist man sich nicht sicher, ob Lebenszeichen vorliegen oder ein ausreichender Puls von > 60/min palpiert werden kann, soll mit der Herzdruckmassage begonnen werden. Diese wird bei Kindern jeden Alters in einer Frequenz von 100–120/min durchgeführt. Gemäß den Leitlinien des ERC sollen die Thoraxkompressionen »fest« und »in schneller Abfolge« durchgeführt werden. Beim Säugling ist hierfür die »Zwei-Daumen-Methode« angezeigt, bei der der Thorax von beiden Händen umschlossen wird. Die nebeneinander liegenden Daumen komprimieren dann den unteren Teil des Sternums (einen Finger breit oberhalb des Xiphoids) so weit, dass der Brustkorb des Kindes etwa zu einem Drittel nach unten gedrückt wird.

Beim Kind über einem Jahr soll die Kompression auf der unteren Sternumhälfte mit einem bzw. beiden durchgestreckten Armen durchgeführt werden, wobei der Thorax wiederum um ein Drittel seines Durchmesser bzw. 5 cm tief komprimiert werden soll. Ziel ist es auch hier, eine kontinuierliche, suffiziente Zirkulation wiederherzustellen. Die Herzdruckmassage darf daher im Rahmen der Basisreanimation nur durch die Beatmungen

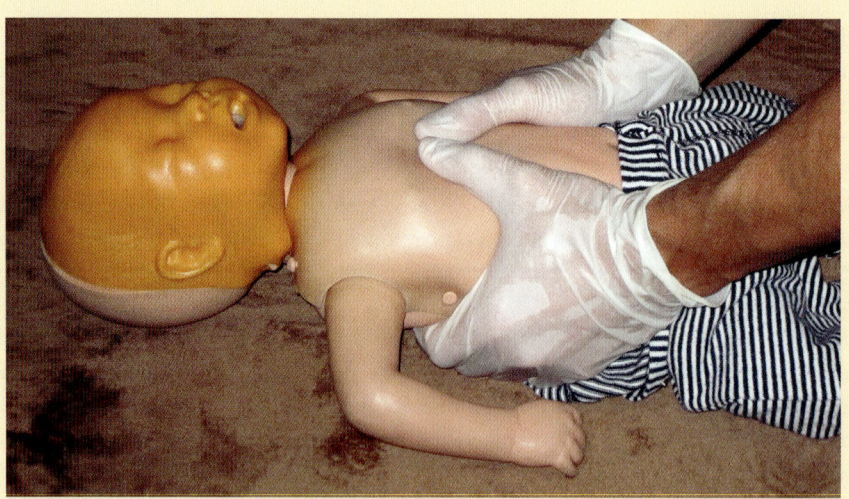

ABB. 3 ▶ Thoraxkompressionen beim Säugling: Zwei-Daumen-Technik. Der Druckpunkt liegt wie bei Kindern jeden Alters in der unteren Hälfte des Sternums.

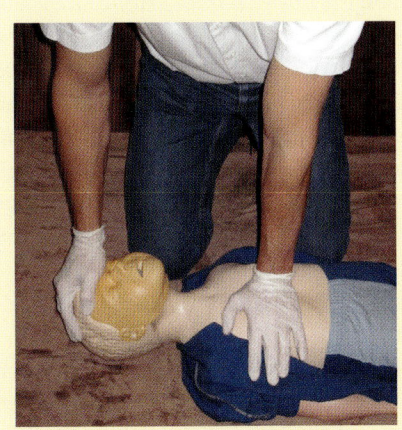

ABB. 4 ▶ Thoraxkompressionen beim Kleinkind: Einhand-Technik

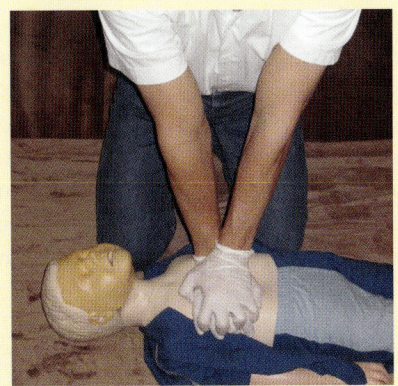

ABB. 5 ▶ Thoraxkompressionen beim Kind (Schulkind-/Erwachsenenalter): Zweihand-Technik

unterbrochen werden. Das Verhältnis zwischen Thoraxkompressionen und Beatmungen liegt bei Säuglingen und Kindern gleichermaßen bei 15:2. Sämtliche Reanimationsmaßnahmen werden durchgeführt bis:

▶ deutliche Lebenszeichen an dem Kind wahrnehmbar sind,
▶ ein anhaltend tastbarer Puls > 60/min zu erheben ist
▶ oder die Helfer erschöpft sind.

Liegt ein defibrillierbarer Rhythmus (VF, pVT) vor, so darf die Herzdruckmassage gemäß den neuen Wiederbelebungs-Leitlinien von 2010 nur kurz durch die eigentliche Schockabgabe unterbrochen werden. Danach ist die Herzdruckmassage ungeachtet des aktuellen EKG-Bildes umgehend wieder aufzunehmen.

Besonderheiten

Alle zuvor beschriebenen Maßnahmen und Handlungsabläufe betreffen typische Einsatzsituationen, in denen mindestens zwei professionelle Helfer mit entsprechendem Equipment eine Basisreanimation bei Kindern durchführen. Ist nur ein Helfer anwesend oder verfügen mehrere Helfer nicht über ein entsprechendes Training, so kann das Verhältnis zwischen Thoraxkompressionen und Beatmungen analog zum Erwachsenen 30:2 betragen. Bei Säuglingen kann die Thoraxkompression anstelle der Zwei-Daumen-Methode in Form einer »Zwei-Finger-Methode« erfolgen. Hierbei wird das Sternum mit zwei Fingerspitzen (üblicherweise Zeige- und Mittelfinger) komprimiert, was einen schnelleren Wechsel zwischen Thoraxkompressionen und Beatmung ermöglicht.

Helfer, die nicht in der Anwendung eines Beatmungsbeutels geschult sind oder diesen nicht bei sich führen, sollen eine Mund-zu-Mund/Nase-Beatmung durchführen. Bei älteren Kindern kann stattdessen eine Mund-zu-Mund- oder Mund-zu-Nase-Beatmung erfolgen.

4.4 Erweiterte lebensrettende Maßnahmen bei Kindern

Als Ergänzung zur Basisreanimation können erweiterte Maßnahmen zum Einsatz kommen, die dabei helfen, die zum Erliegen gekommenen Vitalfunktionen zu unterstützen bzw. diese wiederherzustellen. Diese Maßnahmen betreffen insbesondere das Atemwegsmanagement, die Gabe von Medikamenten, die Elektrotherapie und die Suche nach behebbaren Ursachen des Atem-Kreislauf-Stillstandes. Des Weiteren kann die Anlage eines Monitorings wichtige Hinweise auf die Ursache des Atem-Kreislauf-Stillstandes und die Qualität der durchgeführten Maßnahmen geben.

4.4.1 *Atemwegsmanagement*

Die Beutel-Masken-Beatmung kann durch den Einsatz von oro- bzw. nasopharyngealen Tuben (Guedel- bzw. Wendl-Tubus) optimiert werden. Um die wichtigen Komponenten der Basisreanimation (Beatmung und Thoraxkompression) nicht unnötig zu unterbrechen, sollte eine endotracheale Intubation in der Frühphase der Reanimation nur von Personal durchgeführt werden, das in der Maßnahme geschult ist und diese sicher beherrscht. Hier dürfen auch Tuben mit Cuffs zur Anwendung kommen. Die Intubation wird nach wie vor als sicherste Form des Atemwegsmanagements angesehen. Sie verhindert eine Überblähung des Magens, schützt vor Aspiration und erlaubt eine »optimale Kontrolle über Beatmungsdruck und PEEP« (ERC). Die Vorteile der Intubation kommen insbesondere bei prolongierter Beatmung zum Tragen und überwiegen hier die möglichen Gefahren. Alternativ zur Intubation kann auch ein Larynxmaske oder ein Larynxtubus eingesetzt werden. Nach Sicherung der Atemwege wird die Beatmung mit 10–12 Atemhüben pro Minute weitergeführt. Erst nach Wiederherstellung eines spontanen Kreislaufs soll mit einer Frequenz zwischen 12 und 20 pro Minute weiterbeatmet werden, bis ein normaler arterieller pCO_2 erzielt wird.

Nur selten dürfte die Notwendigkeit bestehen, den Atemweg mit chirurgischen Techniken zu sichern. Eine kontinuierliche und suffiziente Beutel-Masken-Beatmung ist auch im Rahmen der erweiterten lebensrettenden Maßnahmen legitim.

Die Beatmung erfolgt unter Anlage von 100 % Sauerstoff bis zur Wiedererlangung eines Spontankreislaufs.

4.4.2 *Monitoring*

Hier erfolgt die routinemäßige EKG-Ableitung über Defibrillations-Klebeelektroden oder Extremitäten-EKG zur Verifizierung des aktuellen EKG-Rhythmus und zur Dokumentation. Darüber hinaus wird eine $etCO_2$-Messung zur Verifizierung der Tubuslage und zur Kontrolle der Effizienz der Herzdruckmassage vorgenommen. Hier ist bei Werten unter 15 mmHg eine Verbesserung anzustreben. Bei vorheriger Applikation von Adrenalin (führt zu falsch niedrigen Werten) oder Bicarbonat (führt zu falsch hohen Werten) können Messungsungenauigkeiten auftreten.

Die Pulsoxymetrie ist im Falle einer Reanimation ein schlechter Indikator für die Verifizierung der Tubuslage. Die Messung wird mit herabgesetzter peripherer Perfusion ungenau.

4.4.3 *Elektrotherapie*

Kinder ab dem zweiten Lebensjahr mit einem schockbaren Rhythmus (Kammerflimmern/ pulslose ventrikuläre Tachykardie) werden gemäß dem Algorithmus mit 4 J/kg KG defibrilliert (AED 50–75 J bei Kindern zwischen einem und acht Jahren). Eine Serie von drei aufeinander folgenden Schocks ist nicht vorgesehen. Allerdings sollte bei Erkennen eines schockbaren Rhythmus sofort ein Defibrillationsversuch unternommen werden. Eine zweiminütige Vorab-CPR zur Verbesserung der Defibrillationschance ist nicht mehr indiziert.

Die Positionierung der Paddles erfolgt antero-lateral (rechts unterhalb der Klavikula, links unter der Achsel) oder antero-posterior. Die zuletzt genannte Variante kommt dann zum Einsatz, wenn die Paddles im Verhältnis zum kindlichen Thorax recht groß sind und die Gefahr der Bildung eines Spannungsbogens besteht. Hier wird das vordere Paddle links neben dem Sternum, das hintere unterhalb des linken Schulterblatts positioniert.

Eine synchronisierte Kardioversion ist empfohlen bei tachykarden Rhythmusstörungen mit Instabilitätszeichen oder nach fehlgeschlagenen Versuchen, eine solche Rhythmusstörung medikamentös in einen Sinusrhythmus zu konvertieren. Die Kardioversionsenergie beträgt 0,5–1,0 J/kg KG für die initiale Energieabgabe und 2 J/kg KG für die zweite.

In Ermangelung einer entsprechenden Datenlage gelten die zuvor gemachten Empfehlungen auch für Kinder unter einem Jahr. Die Größe der Paddles sollte so gewählt werden, dass eine möglichst große Kontaktfläche zum Thorax entsteht.

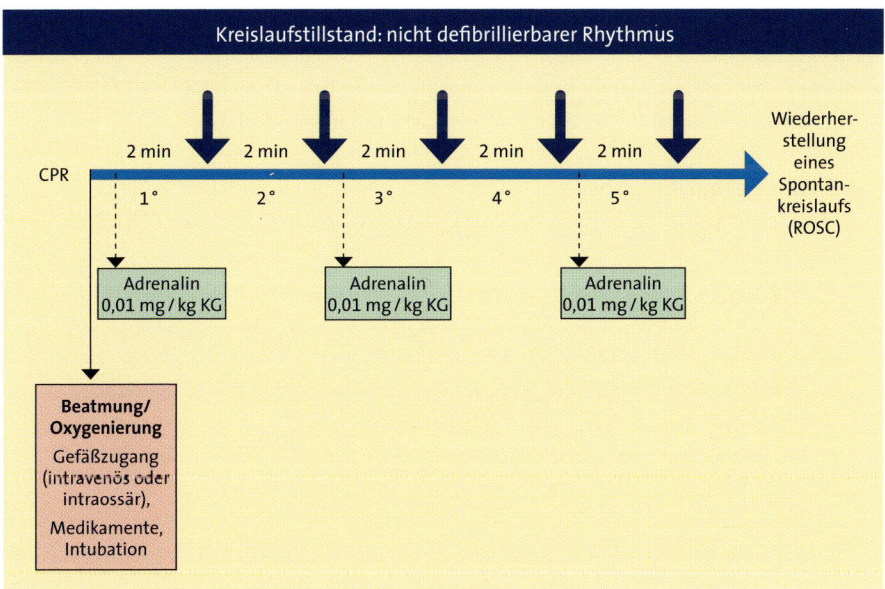

ABB. 6 ▶ Algorithmus Kreislaufstillstand: nicht defibrillierbarer Rhythmus

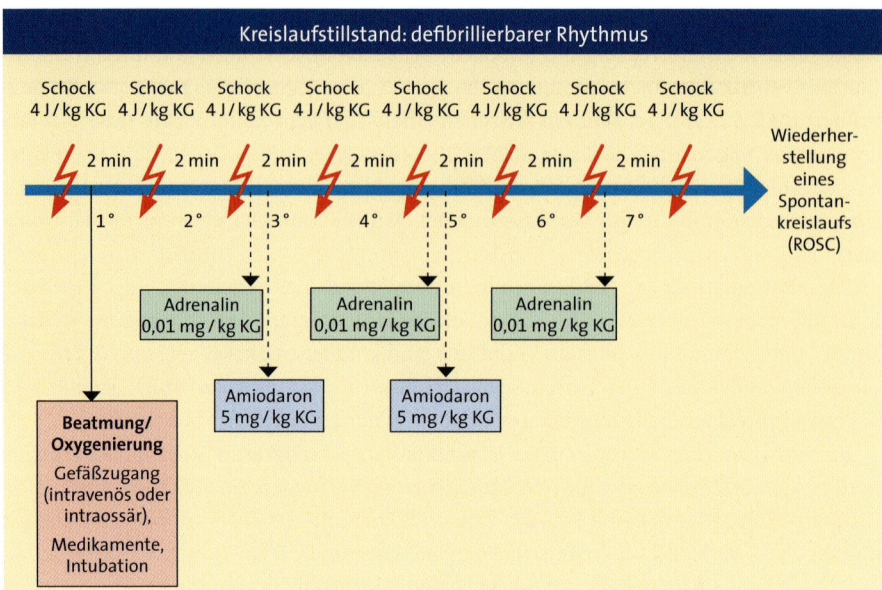

Abb. 7 ▶ Algorithmus Kreislaufstillstand: defibrillierbarer Rhythmus

4.4.4 Zugang in das Gefäßsystem

Zugangswege sind der periphervenöse und/oder der intraossäre Zugang. Bereits liegende zentrale Zugänge können für die Medikamenten- und Volumensubstitution genutzt werden. Der endobronchiale Applikationsweg sollte nur in Ausnahmefällen gewählt werden, da hier die Resorptionsrate der Medikamente sehr unterschiedlich ist.

4.4.5 Medikamentengabe

Folgende Medikamente kommen im Rahmen der Kinderreanimation zum Einsatz:

▶ *Adrenalin*
  Bei allen Formen des Atem-Kreislauf-Stillstandes in einer Dosierung von 0,01 mg/kg KG i.v. oder i.o. (0,1 mg/kg KG e.b.) alle 3 – 5 Minuten. Bei VF/pulsloser VT erfolgt die erste Gabe nach dem 3. Schock, danach nach jedem ungeraden Schock. Bei Asystolie und PEA erfolgt die erste Gabe so schnell wie möglich.

▶ *Amiodaron*
  Die Applikation erfolgt bei VF/pulsloser VT nach der Gabe von Adrenalin nach dem 3. und 5. Schock, jeweils in einer Dosierung von 5 mg/kg KG.

▶ *Magnesium*
  Magnesium wird gegeben bei polymorphen ventrikulären Tachykardien (Torsade de de pointes) in einer Dosierung von 0,5 mmol/kg KG.

▶ *Kochsalz-Infusion*
  Die Gabe erfolgt im Falle eines Atem-Kreislauf-Stillstandes mit Volumenmangel: 20 ml/kg KG als initialer Bolus. Gegebenenfalls ist eine mehrfache Wiederholung der Gabe bei fehlender Verbesserung nötig.

4.4.6 *Suche nach behebbaren Ursachen des Atem-Kreislauf-Stillstandes*

Während der Reanimation soll nach behebbaren Ursachen des Atem-Kreislauf-Still-standes gesucht werden, um diese gegebenenfalls zu beseitigen. Die eigentlichen Wieder-belebungsmaßnahmen dürfen hierdurch jedoch nicht unterbrochen oder in ihrer Qualität beeinträchtigt werden.

Die reversiblen Ursachen eines Atem-Kreislauf-Stillstandes beim Kind lassen sich sehr gut anhand der 4 H's und HITS zusammenfassen:

TAB. 1 ▶ Reversible Ursachen (4 H's und HITS)		
	Ursachen	**Therapieoption**
H	Hypoxie	Freimachen der Atemwege; Beatmung mit 100% Sauerstoff
H	Hypovolämie	Blutungsstillung, Volumengabe
H	Hypo- oder Hyperkaliämie	Behandlung entsprechend Labor sonst. metabolischen Störungen
H	Hypothermie	Wärmeerhalt, ggf. Erwärmen
H	Herzbeuteltamponade	Volumengabe, ggf. Perikardpunktion
I	Intoxikation	Giftelimination, Antidotgabe
T	Thrombose (kardial oder pulmonal)	ggf. Thrombolyse
S	Spannungspneumothorax	Entlastungspunktion

4.4.7 *Prognose nach Atem-Kreislauf-Stillstand*

Nach 20 Minuten erfolgloser Wiederbelebungsmaßnahmen sollte durch den Teamführer die Überlegung angestellt werden, inwieweit eine Fortführung der Maßnahmen sinnvoll ist. Diese Zeitangabe ist jedoch nur als grober Richtwert anzusehen. Zum einen sind durch-aus Kasuistiken bekannt, in deren Verlauf auch nach länger andauernden Reanimationen ein Wiedereinsetzen des Kreislaufs mit nachfolgend guter neurologischer Funktion zu be-obachten war, zum anderen haben verschiedene äußere Faktoren großen Einfluss auf die Situation. Zu diesen zählen:

- ▶ Alter des Kindes
- ▶ Ursache des Atem-Kreislauf-Stillstandes
- ▶ Dauer des unbehandelten Stillstandes (»No Flow Time«)
- ▶ besondere Rahmenbedingungen (z.B. Ertrinkungsunfall in kaltem Wasser, Ver-giftungen)
- ▶ Vorliegen begleitender schwerer oder nicht mit dem Leben vereinbarer Verlet-zungen.

Auch Erkenntnisse, die während der Reanimation selbst gewonnen wurden, sind mög-liche Marker für die Chance der Rückkehr eines Spontankreislaufs:

- ▶ Bestand initial ein defibrillierbarer Rhythmus oder zeigte sich dieser infolge der Reanimationsmaßnahmen?
- ▶ Welchen $etCO_2$-Wert konnte man erheben?
- ▶ Wie viele Adrenalingaben wurden durchgeführt?

Eine allgemein gültige Leitlinie, wann der Abbruch einer Reanimation angezeigt ist, gibt es aufgrund dieser verschiedenen Faktoren nicht. Die Klärung dieser häufig hoch emotionalen Frage ist immer auch situationsabhängig.

4.5 ROSC – Return of Spontaneous Circulation – und dann?

Kommt es zur Wiederkehr eines Spontankreislaufs, so müssen umgehend Maßnahmen ergriffen werden, die dabei helfen, diesen zu sichern und ein möglichst hochgradiges neurologisches Outcome zu gewährleisten.

A B Wurden die Atemwege im Rahmen der Reanimation gesichert, so wird dies nach Möglichkeit beibehalten. Im Bedarfsfall kann die Gabe eines Sedativums/Hypnotikums angezeigt sein, um eine bessere Tolerierung eines endotrachealen Tubus oder einer supraglottischen Atemwegshilfe zu gewährleisten. Sowohl die Sauerstoffsättigung als auch das endexspiratorische CO_2 sollten dauerhaft monitorisiert werden, um unvermittelt auftretende Probleme schnell zu erkennen. Die Sauerstoffgabe sollte titriert erfolgen, um einen S_pO_2 zwischen 94 und 98 % aufrechtzuerhalten. Die Lungenauskultation kann Hinweise auf eventuelle Fehllagen eines Tubus und auf Flüssigkeitsansammlungen liefern.

C In der Postreanimationsphase ist die zirkulatorische Situation häufig noch unzureichend. Katecholamine können über eine Vasokonstriktion den systemischen Blutdruck anheben und so eine ausreichende Perfusion sicherstellen. Besteht zusätzlich eine Hypovolämie, so kann auch eine Infusionstherapie mit kristalloiden Lösungen erfolgen. Sowohl EKG als auch Blutdruck müssen engmaschig kontrolliert werden.

D Ein erfolgreich reanimiertes, jedoch nach wie vor komatöses Kind kann von der Kühlung auf eine Körperkerntemperatur zwischen 32 und 34 °C über mindestens 24 Stunden profitieren. Die Wirksamkeit dieser Maßnahme (»therapeutische Hypothermie«) wird derzeit intensiv untersucht. Bei Neugeborenen und Erwachsenen stellt das Verfahren eine anerkannte Möglichkeit zur Verbesserung des neurologischen Outcomes dar. Möglichkeiten, eine therapeutische Hypothermie schon präklinisch oder innerhalb der Notaufnahme einzuleiten, sind:
- ▶ Gabe von nicht vorgewärmten Infusionen
- ▶ vorübergehendes Aussetzen eines Wärmeerhalts
- ▶ externe Kühlung (etwa durch Auflegen von kalten Gegenständen).

Es muss darauf geachtet werden, dass die Kühlung nicht zu einer Hypothermie mit Werten unter 32 °C führt.

In der Postreanimationsphase sind weiterhin sowohl eine Hyperglykämie (Werte von über 180 mg/dl) als auch eine Hypoglykämie zu vermeiden. Der Blutzucker ist hierzu engmaschig zu überwachen.

E In der Postreanimationsphase sollte Fieber mittels Antipyretika gesenkt werden, da eine erhöhte Körpertemperatur mit einem schlechten Outcome einhergeht.

4.6 Transport von Kindern nach Reanimation

Kinder, die erfolgreich wiederbelebt wurden, werden einer Kinderklinik mit Kinder-Intensivstation zugeführt. Je nach Einsatzort und Rahmenbedingungen kann der Transport mithilfe eines boden- oder luftgebundenen Rettungsmittels durchgeführt werden. Die Vitalfunktionen müssen während des gesamten Transports engmaschig kontrolliert und dokumentiert werden. Die Übergabe in der Zielklinik erfolgt nach Voranmeldung und, wenn möglich, strukturiert nach dem ABCDE-Schema.

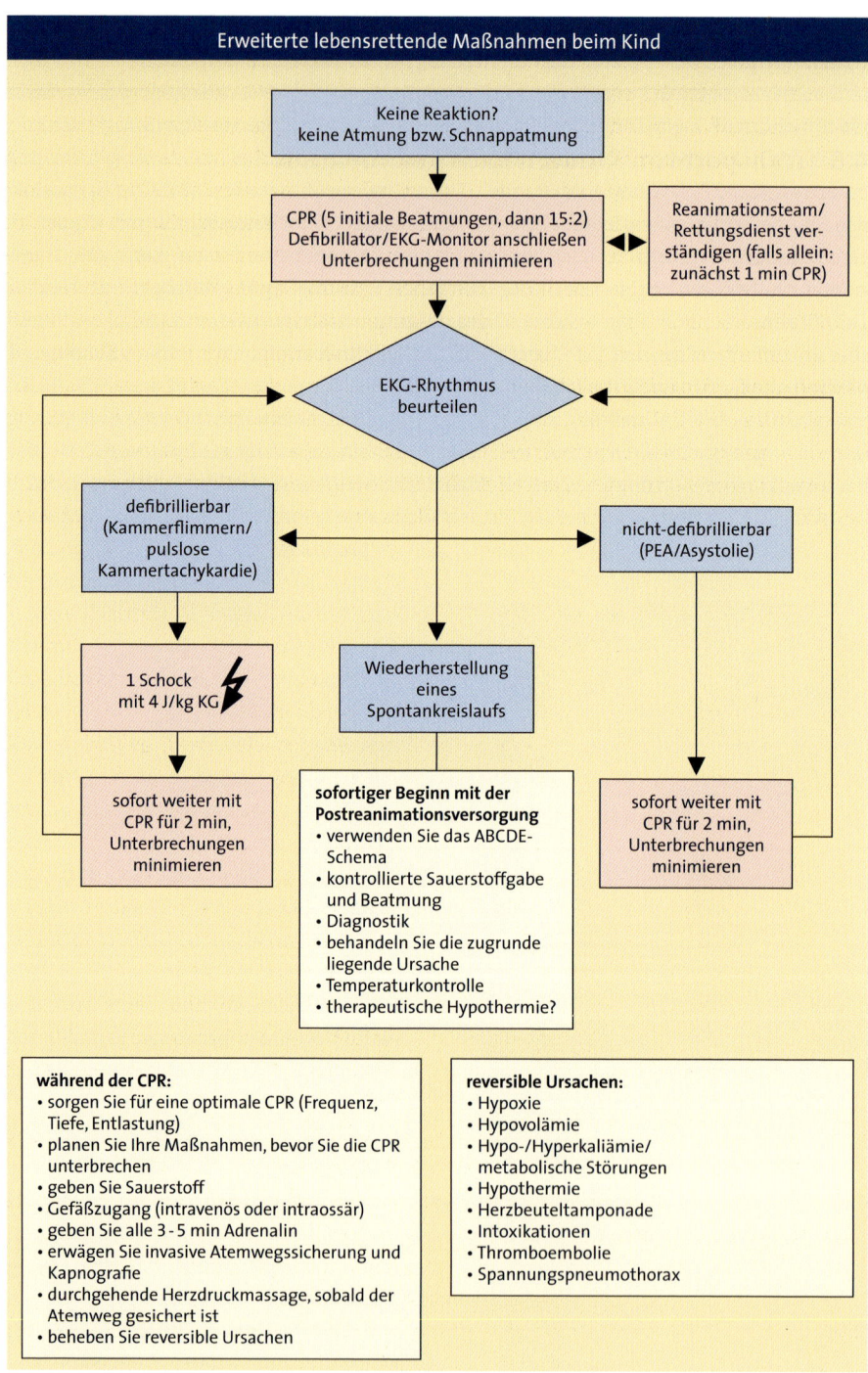

Abb. 8 ▶ Algorithmus Advanced Life Support beim Kind (ALS)

5 Neugeborenen-Management

Die Einsatzmeldung »drohende Geburt« löst bei vielen im Rettungsdienst Tätigen Unbehagen, manchmal sogar Angst aus. Dies wird schon durch die Wortwahl »drohend« in der Alarmierung verstärkt. Ziel dieses Buches – wie schon bereits formuliert – und insbesondere dieses Kapitels ist es, Ihnen als Leser diese Angst zu nehmen. Halten Sie sich vor Augen, dass eine reguläre Geburt (ohne zu erwartende Komplikationen) auch im Rettungsdienst problemlos verlaufen wird. Die Aufgabe des Rettungsdienstpersonals ist hier zumeist nur unterstützender Natur.

Die Reanimation eines problemlos entbundenen Säuglings nach der 32. Schwangerschaftswoche (SSW) ist in lediglich 0,2 % der Fälle notwendig. Davon sprechen allein 90 % auf eine Maskenbeatmung an. Die Wahrscheinlichkeit, präklinisch auf eine mit Risiken behaftete Schwangere bei einsetzender Geburt zu stoßen, ist sehr gering, da Früh- und Neugeborene aufgrund gesetzlicher Regelungen entsprechend ihrem pränatalen Risiko in definierten Zentren entbunden werden müssen und daher selten zu Hause anzutreffen sind.

Idealerweise erfolgt die Geburt in der Klinik. Handelt es sich um eine normale Geburt, so gliedert sich der Verlauf in drei Abschnitte:

▶ *Eröffnungsperiode:* Einleitung der Geburt durch Eröffnung des Muttermundes, begleitet von einer regelmäßigen Wehentätigkeit
▶ *Austreibungsperiode:* vollständige Eröffnung des Muttermundes, Verkürzung der Wehenabstände, Blasensprung und eigentliche Geburt
▶ *Nachgeburtsperiode:* Abnabeln des Neugeborenen und Abstoßung der Plazenta.

Befindet sich der Geburtsvorgang bereits in der Austreibungsperiode und haben schon Presswehen eingesetzt, ist ein Transport der Gebärenden in die Klinik oft nicht mehr möglich. Die Geburt ist dann an Ort und Stelle durchzuführen. Liegen noch keine Presswehen vor, sollte ein Transport in die Zielklinik erfolgen. Zu beachten ist, dass eine Schwangere nach einem Blasensprung keinesfalls mehr laufen darf, um die Gefahr eines Nabelschnurvorfalls zu vermeiden. Darüber hinaus sollte die Gebärende möglichst zur Vermeidung des Vena-cava-Kompressionssyndroms in der Linksseitenlage gelagert werden. Bei relativ kurzen Abständen der Wehen sollte ein Notarzt hinzugezogen werden. Auch besteht in einigen Landkreisen die Möglichkeit, einen Baby-Notarztwagen mit zu alarmieren, der für den Transport und die Versorgung des Neugeborenen optimal geeignet ist.

5.1 Ziele der Primärversorgung von Säuglingen

Oberstes Ziel der Primärversorgung eines Neugeborenen ist die Sicherung / Aufrechterhaltung der Vitalfunktionen. Auch hierfür bietet das ABCDE ein gängiges Ablaufschema:

▶ **A** Freimachen und Offenhalten der oberen Atemwege
▶ **B** Entfaltung und Offenhalten der Lungen, Sicherung eines Anstiegs des arteriellen Sauerstoffpartialdrucks durch adäquate alveoläre Ventilation sowie Perfusion der Lunge durch Senken des pulmonal-vaskulären Widerstandes

▶ **C**   Aufrechterhaltung einer ausreichenden kardialen Auswurfleistung

▶ **D**   Sicherstellung der neurologischen Frühentwicklung durch konsequentes Freihalten der Atemwege, Sicherstellung der pulmonalen Belüftung und kontinuierliche Überwachung der Kreislauffunktionen (ABC)

▶ **E**   konsequenter Schutz vor Wärmeverlusten.

5.1.1 *A: Freimachen und Offenhalten der Atemwege*

Direkt nach der Geburt wird überprüft, ob das Neugeborene atmet. Wenn es atmet, werden die Atemfrequenz, die Tiefe und die Symmetrie der Thoraxexkursionen beurteilt. Die meisten Neugeborenen schreien spontan nach der Geburt. Eine Atemkontrolle ist in diesem Fall nicht erforderlich. Atmet das Neugeborene unregelmäßig oder röchelt es, kann eine Atemwegsverlegung die suffiziente Atmung behindern. Häufige Ursache ist Fruchtwasser, das sich noch in den Atemwegen befindet. Dieses kann durch Absaugen entfernt werden. Liegt ein Atemstillstand vor, muss zunächst versucht werden, diesen Zustand nach dem Absaugen durch eine kurze Stimulation mittels Berühren, Reiben an der Fußsohle oder am Rücken zu beheben. Erfolgt keine Verbesserung, muss unverzüglich mit der Beatmung des Neugeborenen begonnen werden (siehe zu Punkt B Kapitel 5.1.2) Das intrapartale Absaugen von Mekonium aus dem Nasen- und Rachenraum des Neugeborenen nach Geburt des Kopfes wird allerdings nicht mehr empfohlen. Zeigt sich ein Neugeborenes bei mekoniumhaltigem Fruchtwasser nach der Geburt mit einem schlaffen Muskel-

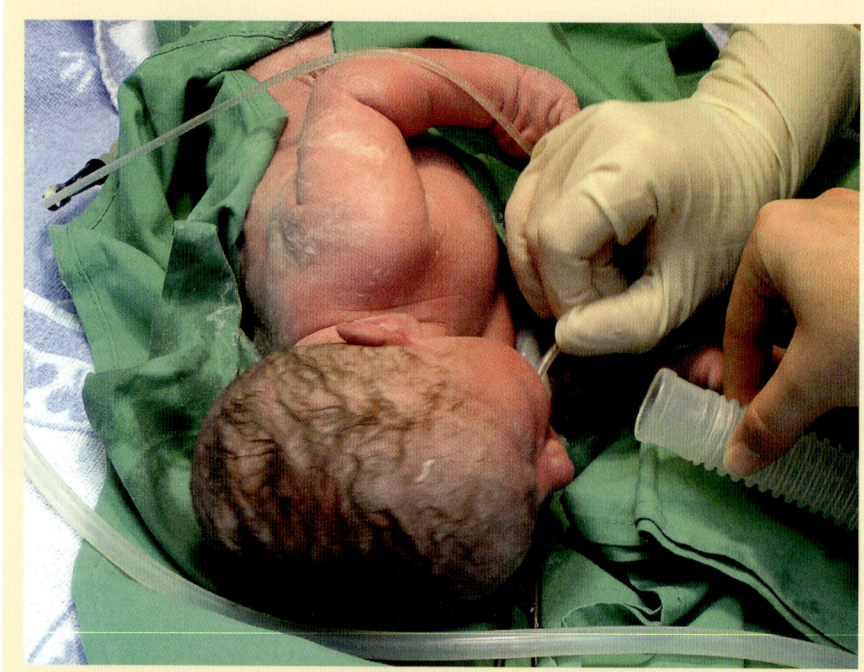

ABB. 1 ▶ Verabreichung von Sauerstoff beim Neugeborenen

tonus und apnoisch, müssen rasch der Oropharynx inspiziert und potenzielle Atemwegs-hindernisse entfernt werden. Steht bei der Intubation von Neugeborenen erfahrenes Personal zur Verfügung, kann es in dieser Situation sinnvoll sein, das Neugeborene zu intubieren und tracheal abzusaugen. Sollte der Intubationsversuch zu lange dauern oder nicht erfolgreich sein, soll mit einer Maskenventilation begonnen werden, insbesondere wenn das Neugeborene eine anhaltende Bradykardie zeigt. Larynxmasken können im Rahmen der Reanimation von Neugeborenen verwendet werden, besonders dann, wenn eine Maskenbeatmung insuffizient oder eine endotracheale Intubation nicht erfolgreich oder nicht möglich ist. Eine Larynxmaske kann als Alternative zur Maskenbeatmung bei Neugeborenen > 2.000 Gramm und ≥ 34 Schwangerschaftswochen in Erwägung gezogen werden. Allerdings gibt es wenig Evidenz für die Verwendung von Larynxmasken bei Neugeborenen < 2.000 Gramm und < 34 Schwangerschaftswochen. Eine Larynxmaske kann ebenfalls als Alternative zweiter Wahl zur endotrachealen Intubation während der Reanimation von Neugeborenen > 2.000 Gramm und ≥ 34 Schwangerschaftswochen in Erwägung gezogen werden.

5.1.2 B: Entfaltung und Offenhalten der Lungen, Sicherung eines Anstiegs des arteriellen Sauerstoffpartialdrucks durch adäquate alveoläre Ventilation sowie Perfusion der Lunge durch Senken des pulmonal-vaskulären Widerstandes

Ist der obere Atemweg frei, so kann im Bedarfsfall mit einer assistierten Beatmung die Oxygenierung des kleinen Patienten optimiert werden. Wie bereits weiter oben erwähnt, führt eine assistierte Beatmung häufig schon zu einem Anstieg der Herzfrequenz und damit zu einer erfolgreichen Reanimation des Neugeborenen. Es gibt keine sicheren Daten über optimale Beatmungsfrequenzen und die Beatmungsdrücke im Rahmen einer Neugeborenenreanimation Es lässt sich aber gemäß den aktuellen Leitlinien des ERC folgende Empfehlung geben: Versuchen Sie, 30–60 Beatmungen pro Minute durchzuführen, um einen raschen Anstieg der Herzfrequenz über 100/min zu erreichen bzw. die Herzfrequenz über 100/min zu halten. Sauerstoff soll nur dann eingesetzt werden, wenn die pulsoxymetrisch überwachte Oxygenierung nicht zufriedenstellend ist.

5.1.3 C: Aufrechterhaltung einer ausreichenden kardialen Auswurfleistung

Die beste Methode zur Beurteilung der Herzfrequenz ist die direkte Auskultation mit dem Stethoskop über der Herzspitze. Das Tasten des Pulses an der Basis der Nabelschnur ist oft möglich, kann aber irreführend sein. Eine Beurteilung der Herzfrequenz allein über die Pulsation der Nabelschnur ist nur zuverlässig, wenn die Herzfrequenz über 100 Schlägen pro Minute liegt. Für Neugeborene, die eine Reanimation und/oder Unterstützung bei der Atmung benötigen, kann ein modernes Pulsoxymeter für die Bestimmung der Herzfrequenz hilfreich sein. Die Pulskontrolle ist zunächst nur bei einem deprimierten Neugeborenen erforderlich. Liegt eine Bradykardie vor, ist dafür häufig eine insuffiziente Atmung verantwortlich. Daher müssen zunächst die respiratorischen Probleme gelöst werden, in der Folge stabilisiert sich der Kreislauf. Dies ist eines der besten Argumente für die Effektivität des ABCDE-Schemas! Nur dessen stringente Anwendung hilft, sich sicher durch jedwede Art von Notfallsituation zu arbeiten.

5.1.4 D: Sicherstellung der neurologischen Frühentwicklung durch konsequentes Freihalten der Atemwege, Sicherstellung der pulmonalen Belüftung und kontinuierliche Überwachung der Kreislauffunktionen

Auch für die Neurologie ist es essenziell, dass zuerst die Atemwege freigemacht wurden, im Anschluss für eine ausreichende Belüftung der Lungen gesorgt wurde (dies macht das gesunde Neugeborene durch Schreien) und die Umstellung des Kreislaufs vom fetalen auf den großen Kreislauf sicher erfolgte. Sind diese Probleme sicher bewältigt, so löst sich in aller Regel auch das neurologische Problem. Exemplarisch seien hier die beiden wichtigsten vorgestellt:

- ▶ *Muskeltonus:* Ein deutlich hypotones Neugeborenes ist zumeist auch bewusstlos und benötigt respiratorische Unterstützung.
- ▶ *Taktile Stimulation:* Das Abtrocknen des Neugeborenen bedeutet im Allgemeinen eine ausreichende Stimulation zur Anregung einer effektiven Spontanatmung. Eine übertrieben kräftige Stimulation soll vermieden werden. Entwickelt das Baby trotz taktiler Stimulation keine effektive Spontanatmung, sind weitere unterstützende Maßnahmen notwendig.

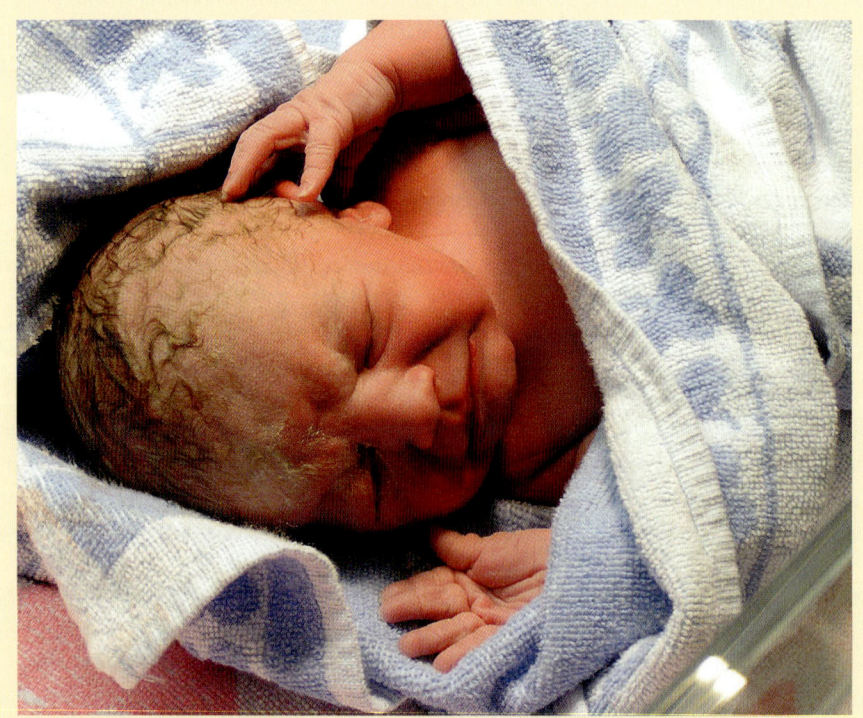

ABB. 2 ▶ Wichtig: Wärmeerhalt zur Verhinderung einer Hypothermie

5.1.5 E: Konsequente Vermeidung von Wärmeverlusten

Ist das Kind abgetrocknet worden sowie atem- und kreislaufstabil, dann muss es – wenn möglich bereits mit einer Windel ausgestattet – zum Wärmeerhalt entweder in eine Silberfolie oder alternativ in vorgewärmte Decken eingewickelt werden. Bereits bei der Anfahrt zu einer Geburt sollte der RTW möglichst gut beheizt werden, um eine Auskühlung des Neugeborenen – insbesondere für die initiale Beurteilung – zu vermeiden. Die Temperaturen, bei denen das vor Ort tätige Personal ins Schwitzen gerät, sind gerade einmal die Mindesttemperaturen, bei denen sich ein Neugeborenes wohlfühlt. Man bedenke immer, dass das Neugeborene gerade aus einer 37 °C warmen Umgebung gekommen ist. Frühgeborene unter der 28. Schwangerschaftswoche sollen direkt nach der Geburt, ohne sie vorher abzutrocknen, vollständig bis zum Hals in eine durchsichtige Folie aus Plastik oder einen Plastiksack eingewickelt bzw. in diesen gesteckt werden. Die weitere Versorgung soll – wenn möglich – unter einem Wärmestrahler erfolgen. Das Frühgeborene soll in der Folie bis zur Kontrolle der Körpertemperatur verbleiben. Für Frühgeborene soll die Umgebungstemperatur mindestens 26 °C betragen.

Parallel zum Wärmeerhalt wird eine körperliche Inspektion des Neugeborenen vorgenommen. Hierbei ist zu beachten, dass die Beurteilung des Hautkolorits ein schlechter Parameter ist, um die Oxygenierung zu beurteilen. Diese sollte, wenn möglich, mithilfe der Pulsoxymetrie erfasst werden. Ein gesundes Neugeborenes ist unmittelbar nach der Geburt zunächst zyanotisch und wird bei effektiver Spontanatmung innerhalb von 30 Sekunden rosig. Eine periphere Zyanose ist häufig und in den wenigsten Fällen Zeichen einer Hypoxie. Eine ausgeprägte, persistierende Blässe trotz effektiver Ventilationen kann Zeichen einer signifikanten Azidose, seltener einer Hypovolämie sein. Auch wenn die visuelle Beurteilung des Hautkolorits eine schlechte Methode zur Erfassung einer Zyanose ist, sollte sie nicht unterbewertet werden: Überprüfen Sie die Oxygenierung des Neugeborenen unbedingt mittels Pulsoxymetrie, wenn Ihnen ein Neugeborenes zyanotisch erscheint.

5.2 Abnabeln

Für unbeeinträchtigte, gesunde Neugeborene wird ein verzögertes Abnabeln empfohlen. Das Abnabeln sollte frühestens nach einer Minute erfolgen oder dann, wenn keine Pulsation der Nabelschnur mehr erkennbar ist – erst dann erfolgt die Durchtrennung der Nabelschnur. Dazu werden in einer Entfernung von ca. 10 – 15 cm vom Kind zwei Nabelklemmen gesetzt. Zwischen diesen wird mit einer sterilen Schere oder einem Skalpell die Nabelschnur durchtrennt. Der Nabelschnurstumpf wird mit einer sterilen Kompresse abgedeckt und gegebenenfalls mit einer Mullbinde am Neugeborenen fixiert. Wichtig ist es in diesem Zusammenhang, die Nabelschnur nicht zu früh zu durchtrennen. Dies kann einen Volumenmangel zur Folge haben. Das Neugeborene sollte vor der Durchtrennung der Nabelschnur aus diesem Grunde maximal auf der Höhe des mütterlichen Uterus gelagert werden. Ist bis zu diesem Zeitpunkt alles komplikationslos verlaufen, wird das Kind der Mutter gegeben und den Eltern gratuliert.

Reanimation des Neugeborenen

IN JEDER PHASE: BRAUCHE ICH HILFE?

Trocknen
feuchte Tücher entfernen und in warme Tücher wickeln
Uhr starten und Zeit notieren

▼

Beurteilung von Muskeltonus,
Atmung und Herzfrequenz

▼

bei Schnappatmung oder fehlender Atmung
Atemwege öffnen
5 initiale Beatmungen
Sättigungsmonitoring erwägen

▼

Wiederbeurteilen
Kein Anstieg der Herzfrequenz?
Thoraxbewegungen überprüfen

▼

Keine Thoraxbewegungen?
Kopfposition überprüfen und ggf. repositionieren
2-Helfer-Esmarch-Handgriff
oder Hilfsmittel zum Öffnen der Atemwege erwägen
Wiederholung der initialen Beatmungen
Sättigungsmonitoring erwägen
Anstieg der Herzfrequenz oder Spontanatmung?

▲▼

Kein Anstieg der Herzfrequenz?
Thoraxbewegungen überprüfen

▼

Wenn Thoraxbewegungen sichtbar,
aber keine Herzfrequenz feststellbar oder < 60/min,
Herzdruckmassagen beginnen
3 Herzdruckmassagen : 1 Beatmung

▼

Wiederbeurteilung der Herzfrequenz
alle 30 Sekunden
Keine Herzfrequenz feststellbar oder < 60/min?
Zugang und Medikamentengabe erwägen

Geburt

30 sec

60 sec

Akzeptable*
präduktale SpO_2

2 min : 60 %
3 min : 70 %
4 min : 80 %
5 min : 85 %
10 min : 90 %

*www.pediatrics.org/cgi/doi/10.1542/peds.2009–1510

ABB. 3 ▶ Algorithmus Neugeborenen-Management

TAB. 1 ▶ Pädiatrische Notfälle – APGAR-Score

	0	1	2
Atmung	keine	unregelmäßig	regelmäßig
Puls	kein	< 100	> 100
Grundtonus	schlaff	träge	aktiv
Aussehen	blau, blass-grau	Stamm rosig	alles rosig
Reflexe beim Absaugen	keine	Grimassieren	Husten, Niesen

5.3 Beurteilung des Neugeborenen

Die Beurteilung des Neugeborenen erfolgt nach dem bekannten APGAR-Score (Tabelle 1). Dieser wird direkt nach der Geburt und jeweils fünf und zehn Minuten nach der Geburt erhoben und dokumentiert. Die Summe der Punkte kann eine Einschätzung der vitalen Situation des Neugeborenen geben:

▶ 10 – 7 Punkte: lebensfrisches Kind in gutem vitalen Zustand
▶ 6 – 4 Punkte: vitale Störungen sind vorhanden und weitere stabilisierende Maßnahmen erforderlich
▶ 3 – 0 Punkte: reanimationspflichtiges Neugeborenes.

5.4 Einteilung nach der initialen klinischen Beurteilung

Anhand der initialen klinischen Beurteilung lassen sich Neugeborene in drei Gruppen einteilen:

1. Kräftiges Schreien/suffiziente Atmung, guter Muskeltonus, Herzfrequenz > 100/min. Neugeborene dieser Gruppe benötigen keine weiteren Maßnahmen außer Abtrocknen und Einwickeln in warme Tücher. Das Neugeborene kann der Mutter auf den Bauch gelegt werden. Durch den Kontakt zur Haut der zugedeckten Mutter wird das Baby gewärmt. Es kann zu diesem Zeitpunkt bereits an die Brust angelegt werden.

2. Insuffiziente Spontanatmung oder Apnoe, normaler bis reduzierter Muskeltonus, Herzfrequenz < 100/min. Nachdem ein Neugeborenes dieser Gruppe abgetrocknet und in warme Tücher gewickelt wurde, ist meist eine kurze Maskenbeatmung ausreichend. Kommt es darunter nicht zu einem adäquaten Anstieg der Herzfrequenz, müssen Herzdruckmassagen durchgeführt werden.

3. Insuffiziente Spontanatmung oder Apnoe, schlaffer Muskeltonus (floppy), bradykarde oder nicht nachweisbare Herzfrequenz, oft mit ausgeprägter Blässe als Zeichen einer schlechten Perfusion. Nachdem ein Neugeborenes dieser Gruppe abgetrocknet und in warme Tücher gewickelt wurde, müssen unverzüglich die Atemwege geöffnet werden. Die Lunge muss belüftet und das Kind beatmet werden. Wurden die Atemwege erfolgreich geöffnet und die Lunge belüftet, können außerdem Herzdruckmassage und Medikamentengabe notwendig sein.

Eine sehr kleine Gruppe von Neugeborenen bleibt trotz adäquater Spontanatmung und guter Herzfrequenz hypoxämisch. Die Diagnosen umfassen hier ein weites Spektrum, beispielsweise Zwerchfellhernie, Surfactantmangel, kongenitale Pneumonie, Pneumothorax oder ein angeborenes zyanotisches Herzvitium.

5.5 Reanimation des Neugeborenen

Fällt bei der initialen Beurteilung auf, dass das Neugeborene keine suffiziente und regelmäßige Spontanatmung entwickelt hat oder eine Herzfrequenz unter 100/min aufweist, muss mit Reanimationsmaßnahmen begonnen werden.

5.5.1 A: Atemwege

Das Neugeborene muss in Rückenlage mit dem Kopf in Neutralposition gelagert werden. Zur optimalen Lagerung und Stabilisierung des Kopfes in Neutralposition kann die Platzierung eines 2 cm dicken Lakens oder Tuches unter den Schultern des Neugeborenen hilfreich sein. Nur so ist das Neugeborene anatomisch korrekt gelagert. Wird der Kopf wie beim Erwachsenen überstreckt, werden die Atemwege automatisch verschlossen. Um die Atemwege eines Neugeborenen mit schlaffem Muskeltonus zu öffnen, kann der Esmarch-Handgriff angewendet oder ein oropharyngealer Tubus in passender Größe zum Einsatz gebracht werden.

Ein Absaugen ist nur dann notwendig, wenn die Atemwege verlegt sind. Eine solche Verlegung kann – auch wenn das Neugeborene keine entsprechenden Ablagerungen auf der Haut zeigt – aufgrund von Mekonium, aber auch von Blutkoageln, zähem Schleim oder Vernix (Käseschmiere) bestehen. Wird abgesaugt, ist zu bedenken, dass zu heftiges oropharyngeales Absaugen das Einsetzen einer suffizienten Spontanatmung verzögern und zu einem Laryngospasmus sowie zu einer vagalen Bradykardie führen kann.

Wenn ein Absaugen des Oropharynx erwogen wird, sollte dies idealerweise unter Sicht erfolgen. Dazu sollte ein 12 bis 14 French starker Absaugkatheter oder ein Yankauer-Absauger verwendet werden. Der applizierte Sog sollte nicht mehr als 100 mmHg betragen.

5.5.2 B: Belüftung

Nachdem das Neugeborene abgetrocknet, in Tücher eingewickelt und die Atemwege geöffnet wurden, hat bei fehlender oder insuffizienter Spontanatmung die Belüftung der Lungen die oberste Priorität. Initial sollte mit Raumluft begonnen werden. Kommt es trotz suffizienter Ventilationen zu keinem zufriedenstellenden Anstieg der Herzfrequenz oder peripheren Sättigung, wird die zugeführte Sauerstoffkonzentration erhöht. Das wichtigste Kriterium zur Beurteilung einer adäquaten Lungenentfaltung und -belüftung ist eine rasche Verbesserung der Herzfrequenz. Kommt es hier zu keinem Anstieg, muss überprüft werden, ob sich der Thorax adäquat hebt und senkt.

Für die ersten fünf Beatmungen sollte der Inspirationsdruck über jeweils 2 – 3 Sekunden aufrechterhalten bleiben. Dies erleichtert die Entfaltung der Lunge. Die meisten Neugeborenen, die Reanimationsmaßnahmen benötigen, zeigen unter Ventilation der Lungen innerhalb von 30 Sekunden einen raschen Anstieg der Herzfrequenz. Steigt die Herzfrequenz an, aber das Neugeborene zeigt keine suffiziente Spontanatmung, wird mit einer Frequenz von 30 Beatmungen pro Minute weiterbeatmet, bis eine suffiziente Spontanatmung einsetzt. Die Inspirationszeit sollte nun während der Beatmung bei einer Sekunde liegen. Ist die passive Beatmung suffizient, ist dies in der Regel an einem sofortigen Anstieg der Herzfrequenz bzw. daran, dass sich die Herzfrequenz über 100 Schlägen pro Minute hält, erkennbar. Reagiert das Neugeborene nicht entsprechend, liegt die Ursache in den meisten Fällen in einer insuffizienten Öffnung der Atemwege oder einer nicht effektiven Beatmung. Hebt sich der Thorax nicht, ist der Atemweg nicht unter Kontrolle und die Lungen sind nicht suffizient belüftet. Ohne suffiziente Belüftung der Lungen können Herzdruckmassagen nicht wirksam sein. Bevor mit diesen begonnen wird, muss unbedingt die effektive Ventilation der Lungen sichergestellt sein.

5.5.3 C: Kreislaufunterstützung

Eine Unterstützung des Kreislaufs durch Herzdruckmassagen kann nur wirksam sein, wenn die Lunge zuvor erfolgreich belüftet wurde. Mit der Herzdruckmassage muss begonnen werden, wenn die Herzfrequenz trotz adäquater Ventilation unter 60 Schlägen pro Minute liegt. Dazu werden zwei Daumen nebeneinander über dem unteren Drittel des Brustbeines platziert, direkt unter einer gedachten Linie zwischen den Brustwarzen. Die Finger umgreifen den gesamten Brustkorb und unterstützen so den Rücken des Kindes.

Zum Auffinden des korrekten Druckpunktes kann alternativ die Spitze des Brustbeines aufgesucht und die Daumen einen Finger breit darüber platziert werden. Das Brustbein soll um ein Drittel des anterio-posterioren Thoraxdurchmessers komprimiert werden und muss nach jeder Kompression wieder in die Ausgangsposition zurück gelangen.

Herzdruckmassagen und Beatmungen werden beim Neugeborenen in einem Verhältnis von 3 : 1 durchgeführt. Dies entspricht etwa 90 Kompressionen und 30 Beatmungen pro Minute. Die Herzfrequenz wird alle 30 Sekunden überprüft und die Herzdruckmassagen erst dann beendet, wenn die Herzfrequenz über 60/min liegt.

5.6 Medikamente in der Neugeborenenreanimation

Wenn Adrenalin verabreicht werden soll, dann in erster Linie intravenös in einer Dosis von 10 – 30 µg/kg KG. Ist kein intravenöser Zugang verfügbar, kann eine endotracheale Gabe erwogen werden. Hier sind wahrscheinlich höhere Dosen (50 – 100 µg/kg KG) notwendig, um den gleichen Effekt wie bei intravenöser Gabe zu erzielen. Dies ist aber wissenschaftlich nicht gesichert.

Die Gabe von Glukose im Rahmen der Neugeborenenreanimation wird nicht explizit empfohlen, da es diesbezüglich zu wenig Daten gibt. Eine Normoglykämie sollte allerdings angestrebt werden. Eine Hyperglykämie scheint möglicherweise sogar einen protektiven Effekt zu haben. Aber auch hierfür gibt es zurzeit keine gesicherten Daten.

5.7 Therapeutische Hypothermie

In mehreren Studien konnte nachgewiesen werden, dass die Mortalität bei Neugeborenen über 36 Schwangerschaftswochen mit moderater bis schwerer hypoxisch-ischämischer Enzephalopathie durch eine therapeutische Hypothermie (33,5 – 34,5 °C) signifikant gesenkt und mit 18 Monaten ein besseres neurologisches Outcome erzielt werden konnte. Eine Gesamtkörperkühlung und eine selektive Kopfkühlung führten zu vergleichbaren Ergebnissen. Auch hier gibt es für den Bereich der Neugeborenenreanimation keine gesicherten Daten.

5.8 Transport von Neugeborenen

Neugeborene, die präklinisch versorgt werden, müssen üblicherweise auch in die Klinik transportiert werden. Dabei unterscheidet sich der Transport gegenüber dem bei Erwachsenen in vielfältiger Hinsicht. Neben der besonderen Schwierigkeit der Sicherung der kleinen Patienten im Rettungsmittel ist eine Kommunikation eingeschränkt oder gar nicht möglich. Neugeborene oder Säuglinge müssen, wenn möglich, mit einem Transportinkubator transportiert werden. Allerdings werden solche Transporte nur durch besonders geschultes Personal durchgeführt, das mit der Bedienung und der Funktion des Inkubators vertraut und entsprechend eingewiesen ist. Auf keinen Fall sollten Neugeborene während des Transports auf dem Arm der Angehörigen oder des Rettungsdienstpersonals transportiert werden – auch nicht bei kurzer Fahrtstrecke.

Literatur:

1. European Resuscitation Council (2010) Guidelines for Resuscitation 2010. Section 06 Lebensrettende Maßnahmen bei Kindern
2. European Resuscitation Council (2010) Guidelines for Resuscitation 2010. Section 07: Die Versorgung und Reanimation von Neugeborenen

6 Fünf besondere Notfallsituationen

6.1 Stromunfall

6.1.1 *Allgemeines*

Zu Stromunfällen kommt es entweder durch direkten körperlichen Kontakt zu einer Stromquelle oder durch eine Lichtbogeneinwirkung. Die Schäden, die innerhalb eines Körpers durch die Stromeinwirkung entstehen, sind durch dessen elektrische Reizwirkung auf das Gewebe und durch die entstehende Wärmeentwicklung begründet.

Ein typischer kindlicher Stromunfall ist ein Niederspannungsunfall innerhalb des Haushalts, etwa ausgelöst durch unsachgemäßen Umgang mit elektrischen Geräten oder Stromleitungen. Auf diesen Unfallmechanismus soll in diesem Kapitel näher eingegangen werden. Im Vordergrund des Managements steht die Gefahr der Auslösung von schweren Herzrhythmusstörungen bis hin zum Kammerflimmern. Auch kann es infolge der Stromeinwirkung zu lokalen oder generalisierten Krämpfen kommen. Verbrennungen haben bei der Versorgung von Niederspannungsunfällen lediglich eine geringe Bedeutung.

Oberste Priorität im Management hat die Eigensicherheit des Helfers, da der Strom, der das Kind geschädigt hat, natürlich auch andere schädigen kann. Und nichts hilft dem Kind weniger, als ein bewusstlos neben ihm liegender Helfer. Erst wenn die Hauptsicherung ausgeschaltet ist, kann davon ausgegangen werden, dass die Szenerie wirklich sicher ist (3).

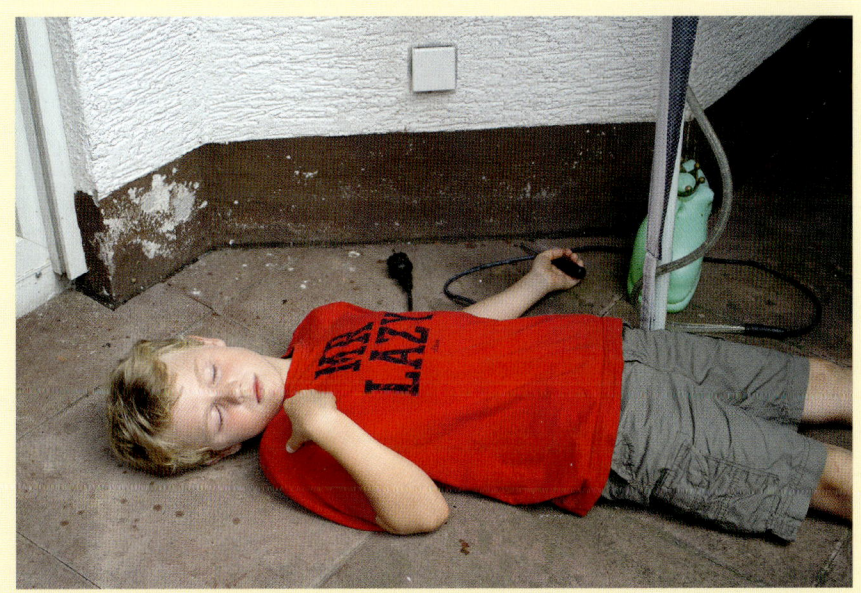

ABB. 1 ▶ Stromschlag beim Kind – möglicher Auslöser eines Kammerflimmerns

Beim *Ersteindruck* gilt es zunächst, den Unfallmechanismus zu beurteilen. Hier soll nach Hinweisen auf die Dauer der Stromeinwirkung und auf eventuelle Begleitverletzungen, beispielsweise infolge von Stürzen, gesucht werden.

Atemtätigkeit, Kreislauf und Bewusstseinszustand können durch die Einwirkungen des Stroms insbesondere auf Gehirn und Myokard geschädigt sein. Kritische Zeichen im Rahmen des Ersteindrucks sind eine blasse oder fahle Gesichtshaut, Teilnahmslosigkeit bis hin zur Apathie und eine unregelmäßige oder zu langsame Atmung als Zeichen einer zerebralen Schädigung. Ist das Kind reaktionslos und weist es nach Freimachen der Atemwege keine regelgerechte Atmung auf, so ist der Algorithmus Basisreanimation anzuwenden.

Der Ablauf der frühen Versorgung von Stromunfällen bei Kindern folgt dem ABCDE.

A Niederstromunfälle führen nicht zu einer direkten Verlegung der oberen Atemwege. Kommt es jedoch zu einer Reduzierung der Vigilanz infolge eines C- oder D-Problems, so kann es durch den Abfall des Muskeltonus im Bereich der oberen Atemwege zu einer teilweisen oder kompletten Verlegung durch Weichteile kommen (z. B. weicher Gaumen oder Epiglottis). In der Regel reicht hier ein Esmarch-Handgriff oder die Einlage eines Guedl- oder Wendl-Tubus, um diese Probleme zu beseitigen. Im Bedarfsfall kann jedoch auch ein erweitertes Atemwegsmanagement zum Einsatz kommen.

Nach jedem Stromunfall ist zudem die Halswirbelsäule des Kindes mittels einer Halskrause zu schützen. Der Grund hierfür sind durch den Strom ausgelöste massive Muskelkontraktionen im Bereich des Nackens, die zu Schädigungen der HWS führen können. Und auch unkontrollierte Stürze, die durch die beeinträchtigte Bewusstseinssituation nach dem Geschehen begünstigt werden, führen unter Umstanden zu zervikalen Verletzungen.

B Die Atemtätigkeit kann nach einem Stromunfall durch C- und D-Probleme soweit eingeschränkt sein, dass der Helfer intervenieren muss. Sie kann jedoch auch durch Lähmung zentraler Steuerungssysteme der Atmung und der Atemmuskulatur selbst beeinträchtigt sein (2). Wird im Rahmen des Primary Survey eine kritische Störung der Vitalfunktionen diagnostiziert, so erhält das Kind entweder hoch dosiert Sauerstoff oder wird im Bedarfsfall assistiert bzw. kontrolliert beatmet. Während der Einwirkung des Stroms kann es natürlich auch zu Kontraktionen oder Paralysen der Atemmuskulatur kommen. Hieraus kann eine – auf die zeitliche Dauer der Stromeinwirkung begrenzte oder auch darüber hinausgehende – B-Problematik resultieren.

C Fließt Strom durch den menschlichen Körper, so ist das Herz als Reizbildungs- und Weiterleitungsorgan im hohen Maß anfällig für Störungen seiner Physiologie. Mit Ausnahme einiger Bereiche (z. B. Telefonnetz, elektrische Eisenbahn) wird in Haushalten Wechselstrom verwendet, bei dem die Polarität ständig wechselt. Wird das Herz von Strom durchflossen und fällt hierbei ein solcher »Richtungswechsel« in die vulnerable Phase der Herzaktivität (Zeitpunkt der ansteigenden T-Welle im EKG), kann Kammerflimmern ausgelöst werden. In diesen Fällen ist der linke Schenkel des Reanimationsrhythmus Grundlage für das weitere Management.

Auch wenn keine schweren Rhythmusstörungen ausgelöst werden, so ist die zirkulatorische Situation eines Kindes nach einem Stromunfall engmaschig zu kontrollieren. Die Gefahr von zeitverzögert auftretenden schweren Rhythmusstörungen bzw. eines Abfalls des Herzzeitvolumens (HZV) kann nicht ausgeschlossen werden (1, 2). Grundsätzlich birgt ein Stromfluss durch das Herz ein großes Gefahrenpotenzial. Ein transthorakaler (Hand-zu-Hand-)Stromfluss ist hierbei bedrohlicher als ein vertikaler (Hand-zu-Fuß-) oder ein Fuß-zu-Fuß-Stromfluss. Kooperiert das Kind, kann im Bedarfsfall ein intravenöser Zugang gelegt werden. Kam es infolge des Niederspannungsunfalls zu einer ausgedehnten Verbrennung, so ist das hieraus resultierende C-Problem mit einer Infusionstherapie gemäß der Baxter-Parkland-Formel zu behandeln (siehe Kapitel 6.3). Eine Infusionstherapie kann zudem die negativen Auswirkungen einer Myoglobinurie abschwächen. Hierzu kommt es, wenn durch größere Muskelgewebsschäden infolge des Stromunfalls Myoglobin und denaturierte Proteine freigesetzt werden. Es droht die Entstehung einer so genannten Crush-Niere: eine Niereninsuffizienz infolge einer Verstopfung der Nierentubuli durch die genannten Abfallprodukte. Ein frühes Zeichen für dieses akute Krankheitsbild ist die Ausscheidung tee- oder fleischfarbenen Urins. Bei Verdacht auf eine schwere muskuläre Schädigung sollte die stündliche Urinausscheidung über 1 ml/kg KG liegen.

D Das Gewebe, das eindringendem Strom den geringsten Widerstand bietet, ist das Nervengewebe, weshalb hier ebenfalls schwere Schäden drohen. Es kommt zu Sensibilitätsstörungen, Paralysen und fokalen Krämpfen. Fließt der Strom direkt durch das Gehirn, so können hierdurch zerebrale Krampfanfälle ausgelöst werden.

Grundsätzlich ist eine engmaschige Kontrolle des Bewusstseinszustands (AVPU, GCS) durchzuführen. Eine antikonvulsive Therapie wird in aller Regel nicht notwendig sein. Wenn dies doch der Fall ist, so können die üblichen Therapieschemata zum Einsatz kommen (siehe Kapitel 3.4).

E Strommarken sind regional begrenzte thermische Schädigungen, welche die Ein- und Austrittsstellen des elektrischen Stroms am Körper markieren. Strommarken entstehen jedoch nur bei örtlich abgegrenztem Kontakt des einwirkenden Stroms. Bei einem Badewannen-Stromunfall (z.B. durch einen in das Wasser fallenden Föhn) fehlen die Strommarken üblicherweise gänzlich.

Je länger der Strom auf den Körper einwirkt, desto größer ist die Gefahr von schwerwiegenden Verletzungen. Zu lang andauernden Stromeinwirkungen kommt es beispielsweise, wenn die Stromquelle beim ersten Kontakt mit der Hand »gehalten« wird. Massive Kontraktionen der Beugemuskulatur machen dann ein Loslassen der Stromquelle unmöglich. Bei dem in Deutschland üblichen 220 V-Haushaltsstrom ist die so genannte *Loslassgrenze* schon bei 15–25 mA erreicht.

Neben dem Herz- und Nervengewebe können alle Bereiche des Körpers durch einwirkenden Strom geschädigt werden. Zu Frakturen kommt es durch die plötzlich auftretenden starken Muskelkontraktionen. Diese sind gegebenenfalls bei einer körperlichen Untersuchung zu erkennen. Auch Bänder, Sehnen und Muskeln können durch die Stromeinwirkung Schaden nehmen.

Bei erhaltenem Bewusstsein kann das Kind über massive Schmerzen in den geschädigten Bereichen klagen. Diese sind durch eine ausreichende Analgosedierung (siehe Kapitel 3.5) zu behandeln.

Monitoring, Anamnese und körperliche Untersuchung
Bei einem Stromunfall ist die Anlage eines EKG obligat, um schwere Rhythmusstörungen erkennen und gezielt behandeln zu können.

Im Rahmen einer Fremdanamnese können unter Punkt E (Ereignisse) nähere Informationen zum Unfallhergang gesammelt werden: »Mit welchem Körperteil hatte das Kind Kontakt zu der Stromquelle?« – »Wie lange hat die Stromeinwirkung etwa gedauert?« – »War das Kind nach dem Stromunfall bei Bewusstsein, hat es nach Abschalten des Stroms weitergekrampft oder klagte es über Schmerzen?«

Im Gegensatz zum Hochspannungsunfall, bei dem die thermischen Schädigungen im Vordergrund stehen, sind die gravierenden Auswirkungen eines Niederspannungsunfalls häufig schwer zu erkennen. Alle Informationen hinsichtlich der Auswirkungen des Unfalls auf die Vitalfunktionen müssen daher gesammelt und in die weiteren Überlegungen mit aufgenommen werden.

Zeichen, die auf einen generalisierten Krampf infolge der Stromeinwirkung hinweisen, können etwa ein Zungenbiss oder – beim älteren Kind – ein Einnässen sein. Am ganzen Körper können Gefühlsstörungen und/oder Paralysen auftreten. Deren Vorkommen muss genau dokumentiert werden.

6.1.2 *Erweitertes Management beim Stromunfall*
Rhythmusstörungen können bei gleichzeitig vorliegenden Instabilitätszeichen mit Antiarrhythmika behandelt werden. Beim Einsatz der Medikamente sollten die regionalen Protokolle beachtet und umgesetzt werden.

Mögliche antiarrhythmische Therapien nach Stromunfall	
▶ Schmalkomplextachykardien, z. B.:	▶ Adenosin 0,1 mg/kg KG bis max. 6 mg ED
	▶ Adenosin max. 12 mg/kg KG bei 2. Gabe
	▶ ggf. Kardioversion:
	1. Kardioversion 1 Joule/kg KG
	2. Kardioversion 2 Joule/kg KG
▶ Breitkomplextachykardien, z. B.:	▶ Amiodaron 5 mg/kg KG
▶ bradykarde Rhythmusstörungen, z. B.:	▶ Adrenalin 0,001 – 0,01 mg/kg KG

Des Weiteren kann bei Durchführung einer umfangreichen Volumentherapie Furosemid (z. B. Lasix® 0,5 – 1,0 mg/kg KG) zur Sicherstellung einer ausreichend hohen Diurese und renalen Ausscheidung gegeben werden.

6.1.3 *Transport von pädiatrischen Patienten nach Stromunfall*
Kinder sollten nach einem Stromunfall in eine Kinderklinik mit Intensivüberwachungsstation transportiert werden. Frakturen sollten während der Fahrt immobilisiert werden.

Beim kritischen Kind reicht hierfür die Fixierung auf einer festen Unterlage wie Vakuummatratze, Schaufeltrage oder Spineboard aus. Besteht der berechtigte Verdacht auf eine Schädigung der HWS, so ist diese besonders zu schützen.

Beim seltenen Fall eines Hochspannungs- oder Blitzunfalls stehen die in der Regel ausgedehnten Verbrennungen im Vordergrund. Hier muss das Kind in ein Verbrennungszentrum transportiert werden.

Literatur:

1. European Resuscitation Council (2005) European Paediatric Life Support (Manual)
2. European Resuscitation Council (2010) Guidelines for Resuscitation 2010. Section 8: Cardiac Arrest in Special Circumstances
3. Semmel T (2006) Stromunfälle: Die Gefahr lauert im Haushalt. Rettungsdienst 29: 472-476

6.2 Kindesmisshandlungen

6.2.1 *Allgemeines*

Der Ablauf der medizinischen Notfallversorgung folgt auch beim Verdacht auf Vorliegen einer Kindesmisshandlung dem üblichen Vorgehen. Eine Intervention zur Aufrechthaltung der Vitalfunktionen darf niemals verzögert oder gar wegen der möglichen Gefahr einer »Spurenverwischung« unterlassen werden.

Es gilt immer zu bedenken, dass Kinder häufig Unfälle erleiden. Und keinesfalls verbirgt sich hinter jedem ungewöhnlichen oder schwer nachvollziehbaren Unfallhergang gleich ein Kindesmissbrauch. Dennoch müssen Zeichen, die auf ein solches Geschehen deuten, wahrgenommen und im weiteren Verlauf der medizinischen Versorgung adäquat behandelt werden. Am Einsatzort können unterschiedliche Verdachtsmomente auf eine Kindesmisshandlung hinweisen:

▶ Die Alarmierung des Rettungsdienstes erfolgte verzögert.
▶ Die Aussagen zum Hergang des Geschehens weichen voneinander ab.
▶ Es gibt keinen behandelnden Kinderarzt oder es wird von häufigem Kinderarztwechsel berichtet.
▶ fehlende Einträge im gelben Untersuchungsheft für Kinder bzw. nicht vorhandenes Untersuchungsheft
▶ verwahrloste Wohnung, verwahrlostes Kinderzimmer.

Und auch während des *Ersteindrucks* können Zeichen einer körperlichen oder psychischen Gewaltanwendung erkennbar sein. Hierzu zählen:

▶ Gedeihstörungen (Kind zu schwach, zu leicht, zu klein)
▶ Vorliegen alter Verletzungszeichen wie Narben, Striemen, Bisse etc.
▶ versteckt liegende Verletzungen in Körperhöhlen, an Gesäß und Rücken
▶ Verletzungen an Stellen, die untypisch sind für Folgen eines Unfalls
▶ abnorme Verhaltensweisen.

Kritische Störungen im Rahmen des ABCDE treten eher selten auf. Wurde das Kind mit Tritten oder Schlägen misshandelt, so kann es beispielsweise infolge einer Mittelgesichtsfraktur zu einem A-Problem kommen. Parenchymatische oder Gefäßverletzungen können zu einem bedrohlichen Blutverlust führen (C). Ausgedehnte Verbrennungen und Verbrühungen, die einer Schockbehandlung bedürfen, können ebenso vorliegen wie abgegrenzte Verbrennungen durch beispielsweise ausgedrückte Zigaretten oder das Eintauchen von akren-/rumpffernen Extremitäten in heiße Flüssigkeit (»Handschuh«- oder »Strumpfverbrennung«). Werden Kinder vernachlässigt, kann es zu längeren Karenzzeiten in der Nahrungs- und vor allem Flüssigkeitsaufnahme kommen. Eine hieraus resultierende Dehydratation wird durch Infusion kristalloider Lösungen therapiert.

Schläge auf den Kopf oder ein so genanntes Schütteltrauma führen zu Schädigungen des ZNS und hier insbesondere

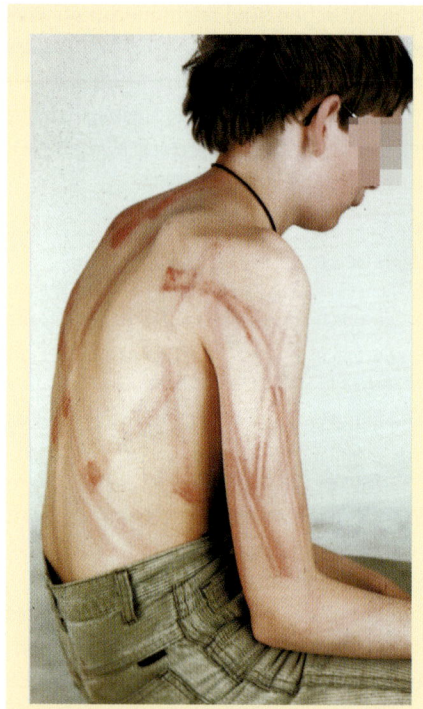

ABB. 2 ▶ Striemen am Oberkörper eines misshandelten Kindes

der HWS und der Strukturen innerhalb des Schädels. Beim resultierenden D-Problem können Blutergüsse unterschiedlicher Intensität im Bereich der Kopfhaut und des Nackens beobachtet werden. Daneben kommt es zu untypischen Symptomen wie Bewusstseinsverlusten, die auch progredient sein können, Erinnerungslücken (bei größeren Kindern)

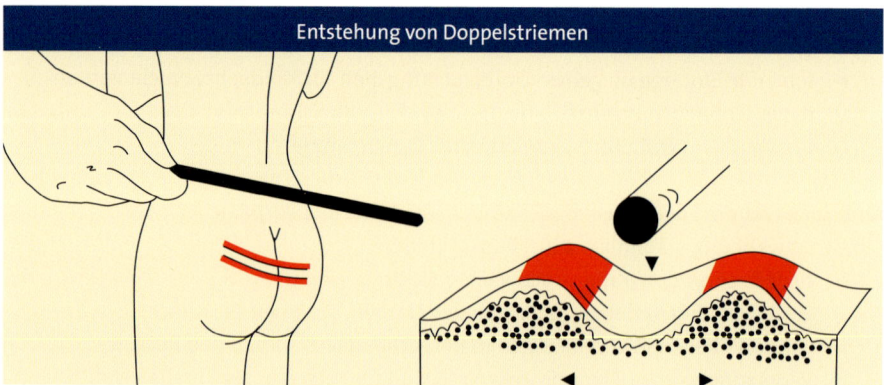

ABB. 3 ▶ Entstehung von Doppelstriemen nach Schlägen mit z.B. Stöcken oder Kabeln

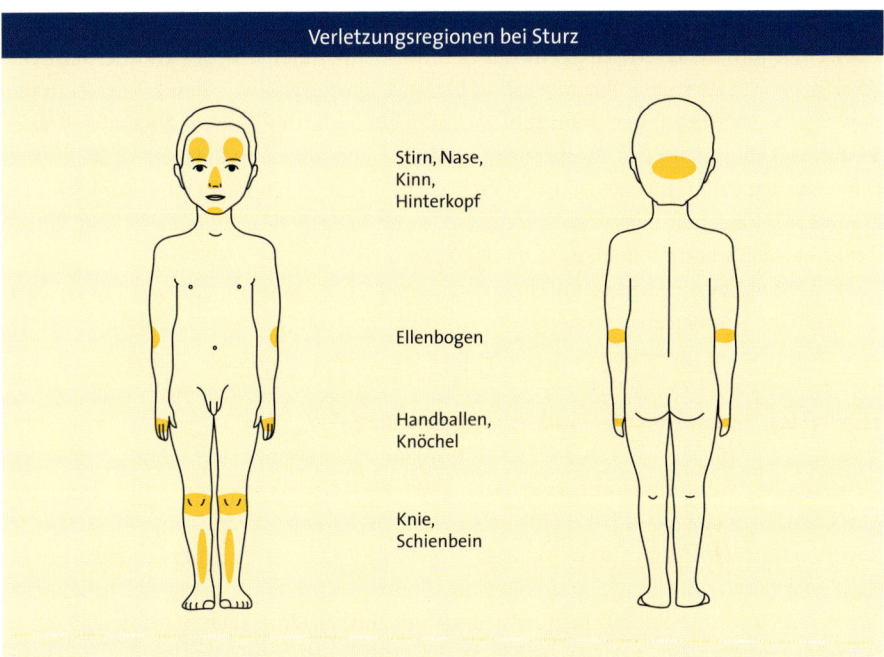

ABB. 4 ▶ Charakteristische Verletzungsregionen bei Stürzen

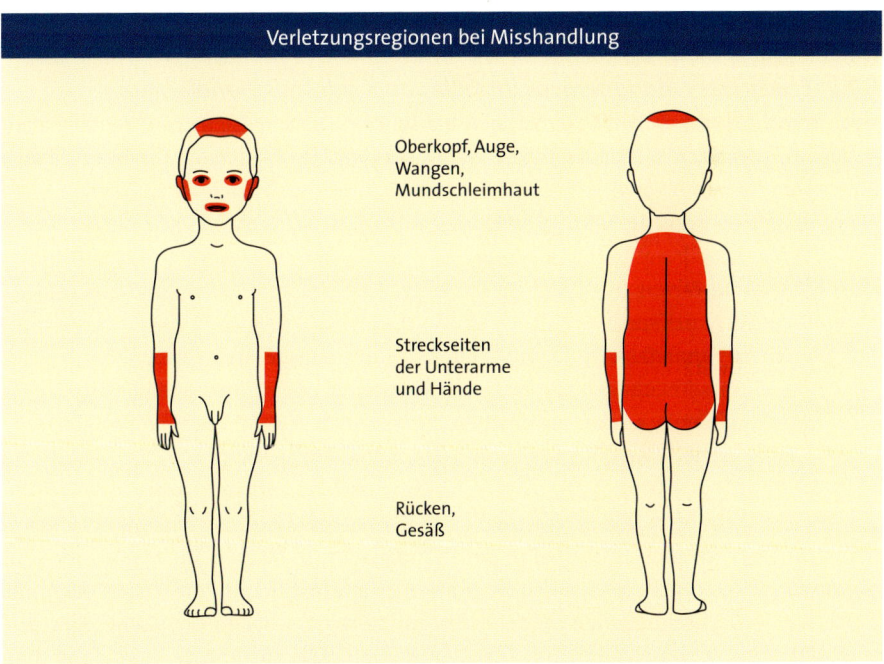

ABB. 5 ▶ Charakteristische Verletzungsregionen infolge von Schlägen

und unkontrollierbarem Weinen (sehr häufig). Eine der Hauptgefahren beim Schütteltrauma ist eine durch das »Anschlagen« des Gehirns an die Innenseite des knöchernen Schädels ausgelöste zerebrale Blutung. Schon heftiges Schütteln über einen kurzen Zeitraum von zwei bis drei Sekunden kann zum Auslösen einer Blutung führen. Aber auch Krämpfe oder Schädigungen des Atemzentrums bis hin zur Apnoe sind bereits infolge eines schweren Schütteltraumas beobachtet worden. Jungen sind häufiger Opfer eines Schütteltraumas als Mädchen. Verursacher sind üblicherweise jüngere Männer bzw. Väter, die mit dem Kind allein und von der Situation überfordert sind.

Ist das Kind hypotherm, so muss als wichtige E-Maßnahme ein Wärmeerhalt erfolgen. Hat das Kind Schmerzen, ist eine Analgosedierung angezeigt. Jedoch ist darauf zu achten, dass es durch die eingeleiteten Maßnahmen nicht zusätzlich verängstigt wird.

Monitoring, Anamnese und körperliche Untersuchung
Dies gilt auch für die übrigen Untersuchungsgänge. Ein Monitoring sollte nur durchgeführt werden, wenn hierdurch essenzielle Ergebnisse zu erwarten sind. Eine Anamnese gestaltet sich bei Verdacht auf Vorliegen einer Misshandlung schwierig. Das Kind ist in der Regel verängstigt und gibt, obwohl es aufgrund seines Alters dazu in der Lage wäre, ungenaue oder falsche Auskünfte. Von Seiten der Eltern oder anderer potenzieller Urheber der Misshandlung sind ebenfalls nicht unbedingt verwertbare Aussagen zu erwarten.

Bei der Untersuchung des Kindes sollte die Klärung medizinischer Fragen im Vordergrund stehen und nicht die Suche nach einem kriminellen Hintergrund. Dennoch müssen Verdachtszeichen wahrgenommen und dokumentiert werden, ohne hieraus allerdings vorschnelle Schlüsse zu ziehen.

6.2.2 Erweitertes Management im Falle von Kindesmisshandlungen
Auch wenn die physischen Verletzungen häufig keine vitalbedrohliche Qualität haben, so sind die psychischen Schäden infolge der Misshandlung oft immens. Kindesmisshandlung ist kein allgemein gültiger Begriff. Folgende Formen lassen sich unterscheiden:
- ▶ direkte körperliche Gewaltanwendung
- ▶ Vernachlässigung, Verwahrlosung
- ▶ psychische Gewalt, z. B. durch permanentes Beschimpfen, Drohen und Demütigen
- ▶ sexueller Missbrauch
- ▶ krankhaft übersteigerte Sorge der Eltern (Münchhausen-Stellvertreter-Syndrom). Gemeint ist hier das Verursachen, Erfinden oder Dramatisieren von Krankheitsbildern Schutzbefohlener. Diese werden in der Folge zu unnötigen medizinischen Untersuchungen und Behandlungen gedrängt.

Eine Meldepflicht beim Bekanntwerden einer Kindesmisshandlung besteht in Deutschland grundsätzlich nicht. Mitarbeiter der Rettungsdienste bleiben daher in erster Linie an ihre Schweigepflicht gebunden. Besteht eine Gefahr für Leib und Leben oder sind durch nicht auszuschließende weitere Misshandlungen schwere physische oder psychische Entwicklungsschäden zu befürchten, so muss das zuständige Jugendamt alarmiert werden.

6.2.3 *Transport von Kindern nach Misshandlungen*

Als Zielklinik sollte eine Kinderklinik ausgewählt werden, die für die Akutbehandlung der medizinischen Probleme geeignet ist. Personen (auch Eltern), auf die das Kind verängstigt reagiert, sollte die Mitfahrt – gegebenenfalls auch unter einem Vorwand – verweigert werden.

6.3 Verbrennungen und Verbrühungen

6.3.1 *Allgemeines*

Bei Verbrennungen handelt es sich um hyperthermische Schädigungen von Körpergewebe. Werden die Schädigungen durch Dampf oder heiße Flüssigkeiten ausgelöst, spricht man von *Verbrühungen*. Diese machen 70 % der hyperthermischen Schädigungen beim Kind aus. Alle anderen Formen hyperthermischer Gewebeschäden (etwa durch Kontakt mit heißen Gegenständen und Gasen, Strom, Reibung und Strahlung) werden als *Verbrennungen* bezeichnet. Schwere und Ausmaß werden bestimmt durch die Tiefe und flächenmäßige Ausdehnung der Schädigung sowie die Beeinträchtigung der Kreislauf- und Organfunktionen. Bei Kindern ist die Verbrennung nach Verkehrsunfällen und Ertrinken die dritthäufigste durch Traumata ausgelöste Todesursache.

Das Ausmaß der Gewebeschädigung hängt im Wesentlichen von zwei Faktoren ab: der Temperatur und der Einwirkzeit. Wirkt eine geringe Wärme über einen langen Zeitraum auf den Körper ein (z. B. zu warme Wärmflasche), so kann dies ebenso zu Verbrennungen führen wie eine kurze Einwirkzeit mit sehr hohen Temperaturen (z. B. Verbrühungen mit verschüttetem Tee oder Kaffee).

Präklinisch sind bei der Versorgung von Verbrennungen und Verbrühungen nur wenige Maßnahmen angezeigt, die aber großen Einfluss auf das Überleben und die Überlebensqualität des Kindes haben.

Beim *Ersteindruck* können sich bei einer kurzen Begutachtung des Unfallorts erste Hinweise hinsichtlich der Schwere und Dauer der Hitzeeinwirkung finden. Auch können typische Zeichen der hyperthermischen Schädigung wie Rußablagerungen um Mund und Nase, Rötungen, Blasenbildungen oder Nekrosen am Patienten selbst erkannt werden. Die Atemfrequenz ist aufgrund der Sympathikusaktivierung erhöht und kann bei einem begleitenden Inhalationstrauma oder bei Rauchgasinhalation von pathologischen Atemgeräuschen begleitet sein. Das Kind wird bei erhaltenem Bewusstsein schreien. Je nach den vorliegenden motorischen Reaktionen wird ein deutlich erhöhter Wert auf der Kindlichen Unbehagens- und Schmerzskala (KUSS) zu erheben sein.

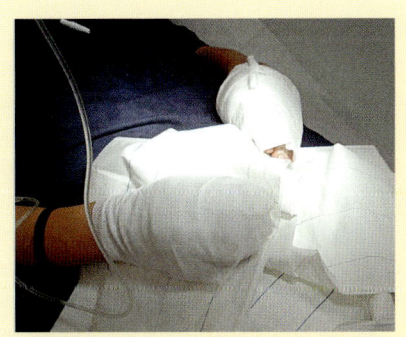

ABB. 6 ▶ Nicht kritischer 12-jähriger Patient mit Verbrühungen an beiden Händen

Auch der Ablauf der Versorgung von Verbrennungsopfern folgt dem ABCDE.

A Ursache eines A-Problems bei Kindern mit Verbrennungen können Ödeme sein, die sich aufgrund der Hitzeeinwirkung auf die Schleimhäute der oberen Atemwege gebildet haben. Heißer Dampf hat hier ein deutlich höheres Schädigungspotenzial als trocken-heiße Luft. Neben den typischen Zeichen, die beim Kind auf ein A-Problem hindeuten, können Heiserkeit und unter Umständen Verbrennungen im Bereich des Gesichts erkennbar sein. Im Falle eines solchen Inhalationstraumas ist eine Intubation empfehlenswert, am besten noch zu einem Zeitpunkt, *bevor* das Kind Zeichen einer massiven Dyspnoe entwickelt (3, 4). Doch der Helfer muss hier sehr streng Nutzen und Risiko gegeneinander abwägen. Zum einen kann jede Schwellung der ohnehin engen oberen kindlichen Atemwege diese so weit obstruieren, dass es zu einer respiratorischen Erschöpfung kommt. Zum anderen können fehlgeschlagene Intubationsversuche bei einer gereizten und durch Ödeme angeschwollenen Schleimhaut fatale Folgen haben. Auch alternative Atemwegstechniken, beispielsweise der Larynxtubus, können versagen, wenn eine Schwellung im Bereich der Epiglottis besteht (5). Im Notfall bleibt dem Rettungsteam so eventuell nur die Möglichkeit, die oberen Atemwege durch chirurgische Interventionen wie die Koniotomie oder die Jet-Ventilation offenzuhalten.

Wird eine Narkoseeinleitung notwendig, so wird der Einsatz von Succinylcholin oder anderer Muskelrelaxanzien heute wegen eines zu erwartenden massiven Anstiegs des Kaliumspiegels kontrovers diskutiert. Ansonsten können die üblichen Analgetika und Hypnotika für die Einleitung und Aufrechterhaltung einer Narkose eingesetzt werden. Grundsätzlich gilt:

▶ Einfache Methoden des Atmewegsmanagements (z. B. Wendl- oder Guedel-Tuben) haben im Falle von Inhalationstraumata wenig Bedeutung.

▶ Eine Intubation sollte im Falle einer sich verschärfenden respiratorischen Insuffizienz zum Einsatz kommen.

▶ Chirurgische Alternativen müssen vorbereitet werden, um im Falle einer unmöglichen Intubation schnell gegensteuern zu können.

B Jedes Kind mit schweren Verbrennungen erhält hoch dosiert Sauerstoff – wenn möglich mithilfe von Maske und Reservoir. Die Durchführung der Maßnahmen ist dabei nicht an die Frage geknüpft, ob das Kind Zeichen einer begleitenden Rauchgasinhalation (Hustenreiz, Bronchospastik) oder eines Inhalationstraumas der unteren Atemwege aufweist oder nicht. Zeichen einer Kohlenmonoxidvergiftung sind bei Kindern wegen der eingeschränkten Kommunikationsfähigkeit nur schwer zu erkennen. Sie reichen üblicherweise von Schläfenkopfschmerzen über Übelkeit und Erbrechen bis hin zu motorischen Störungen. Aufgrund der Belegung des Hämoglobins mit Kohlenmonoxid behält das intoxikierte Kind obendrein eine gesund wirkende rosige Hautfarbe bei.

Nur wenn klare Zeichen vorliegen, dass trotz Sauerstoffgabe eine respiratorische Insuffizienz droht, sollte eine assistierte oder kontrollierte Beatmung mit den üblichen Beatmungsparametern vorgenommen werden. Eine prophylaktische Intubation bei Zeichen einer Rauchgasinhalation ist nicht angezeigt. Der physiologische Hustenreiz wäre unter der Narkose aufgehoben. Husten ist ein wichtiger Reinigungsmechanismus der Lungen und sollte keinesfalls unterdrückt werden. Zu einer massiven Beeinträchtigung der Atemtätigkeit kann es bei einer ausgedehnten oder gar zirkulären (d.h. den Rumpf des Patienten »umlaufenden«) Verbrennung kommen. Hierbei wird die Compliance des Thorax so weit herabgesetzt, dass eine ausreichende Ventilation nicht mehr möglich ist. In Extremfällen, die präklinisch jedoch selten zu beobachten sind, muss hier mittels einer Escharotomie (kutane Entlastungsschnitte) die Dehnbarkeit des Brustkorbs wiederhergestellt werden.

C Schwere Verbrennungen führen über Verdunstung und Verletzungen der Kapillaren zu massiven Flüssigkeitsverlusten. Die Filtrationsrate von Wasser ins Gewebe steigt in den ersten acht Stunden nach der thermischen Schädigung deutlich an und ist zeitweise um das Zwei- bis Dreifache erhöht. Die Folge sind generalisierte Ödeme, die nicht nur auf den Ort der primären Hautschädigung beschränkt bleiben, sondern den gesamten Organismus betreffen. In der Frühphase des Geschehens deutet häufig nichts auf ein angelaufenes C-Problem hin. Trotzdem muss Kindern mit großflächigen Verbrennungen sofort Flüssigkeit zugeführt werden. Die Zurückhaltung, die heutzutage im Rahmen vieler Krankheitsbilder bei der Volumentherapie zu Recht geübt wird, hat bei der schweren Verbrennung keine Bedeutung. Über zwei bis drei möglichst großlumige Gefäßzugänge muss großzügig Flüssigkeit infundiert werden, um die Ausbildung eines hypovolämischen Schocks zu verhindern.

Kann ein intravenöser Zugang nicht etabliert werden, muss sofort die Anlage eines oder zweier intraossärer Zugänge erwogen werden. Die Flüssigkeitsgabe wird sogleich mithilfe schnell laufender kristalloider Infusionen (z.B. NaCl) eingeleitet. Das Ausmaß der Flüssigkeitstherapie ist abhängig von der Ausdehnung der zweit- bis drittgradigen Verletzungen und wird beispielsweise nach der Baxter-Parkland-Formel errechnet:

4 ml × Körpergewicht (kg) × % verbrannte Körperoberfläche (zweit- bis drittgradig)

Die errechnete Menge spiegelt den Flüssigkeitsbedarf in den ersten 24 Stunden nach dem Geschehen wider. Die Hälfte der Menge soll in den ersten acht Stunden infundiert werden. Zur Berechnung des Anteils der verbrannten Körperoberfläche kann die Neunerregel für Kinder angewandt werden. Für die Ermittlung der geschädigten Fläche sind vor allem die zweit- bis viertgradigen Schädigungen von Bedeutung:

Grad 1: schmerzhafte Hautrötung mit oberflächlicher Epithelschädigung ohne Zelltod (wie bei einem Sonnenbrand)
Grad 2: sehr schmerzhafte Schädigung mit Blasenbildung (je nach Tiefe kann in Grad 2a und 2b unterschieden werden)
Grad 3: nicht schmerzhafte Nekrose von Epidermis und Dermis und ggf. der darunterliegenden Gewebeschichten; die Haut erscheint weiß oder gelblich, manchmal auch mit Rußablagerungen, und weist eine trockene oder lederartige Konsistenz auf.
Grad 4: Verkohlung.

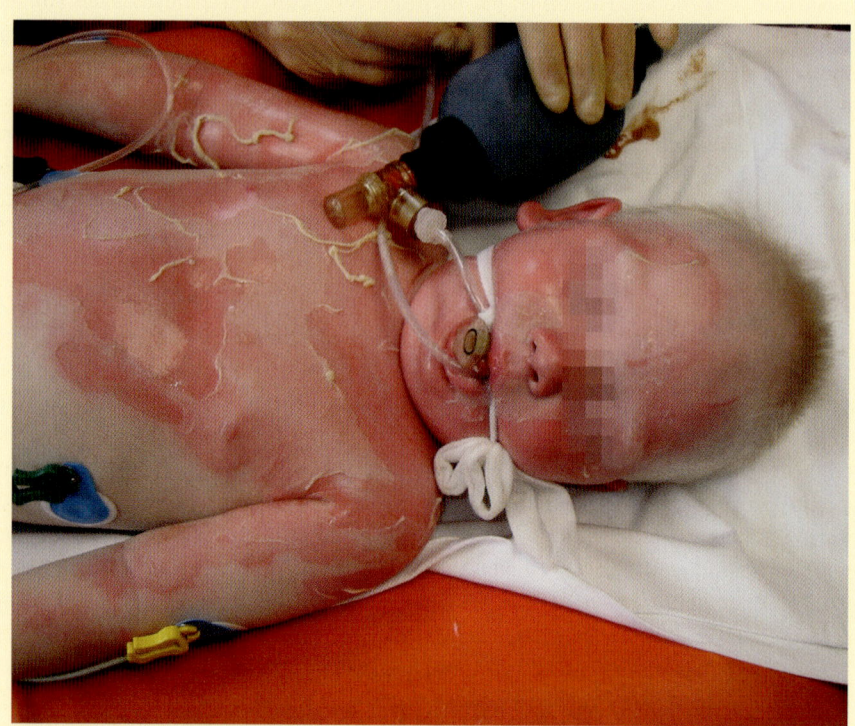

ABB. 7 ▶ Kritisch verletztes Kleinkind durch schwere Verbrühung nach Unfall mit Wasserkocher

In den Randbereichen drittgradiger Verbrennungen finden sich auch regelhaft Verbrennungen niedrigerer Tiefe, weshalb auch hier eine Analgesie angezeigt ist. Die Neunerregel beim Kind trägt dem Umstand Rechnung, dass dessen Kopf im Verhältnis deutlich größer ist als der des Erwachsenen, die Beine hingegen kürzer.

D Verbrennungen und Verbrühungen schädigen das zentrale Nervensystem in der Regel nicht direkt, sondern indirekt über eine Störung einer ausreichenden Sauerstoffzufuhr. Bewusstseinsstörungen sind bei Verbrennungsnotfällen häufig Ausdruck einer bestehenden Hypoxie (B-Problem) oder eines Volumenmangels (C-Problem). Vorrangige Ziele sind daher die Sicherung einer ausreichenden Sauerstoffzufuhr in den Körper und dessen Verteilung hin zum Zielgewebe (A, B und C). Die Vigilanz des Patienten ist mithilfe des AVPU-Schemas oder der Pediatric-GCS (siehe Kapitel 3.4) zu erheben und in regelmäßigen Abständen bis zur Klinikübergabe neu zu evaluieren.

E Obwohl es sich bei Verbrennungen oft um großflächige Verletzungen handelt, sind die Prinzipien der Wundbehandlung in der Notfallsituation vergleichsweise banal. Eine Kühlung sollte durch den professionellen Helfer nicht durchgeführt werden. Lediglich dem

Ersthelfer ist ein kurzes »Ablöschen« der Brandwunden erlaubt, da ihm keine anderen Behandlungsmöglichkeiten zur Verfügung stehen. Eine Wirksamkeit dieser Laienmaßnahme etwa hinsichtlich der Reduzierung einer Ödembildung ist jedoch nur dann gegeben, wenn sie *sofort* nach der thermischen Schädigung durchgeführt wird. Schon eine Verzögerung der Ablöschung um zwei Minuten reduziert die Wirksamkeit deutlich (2).

Der Grund für die aktuelle ablehnende Haltung gegenüber der Kaltwasseranwendung ist, dass viele Verbrennungsopfer bei Einlieferung in die Zielklinik kritisch unterkühlt waren. Aus dem gleichen Grund wird auch eine Wundversorgung mithilfe spezieller Gels oder flüssigkeitsgetränkter Verbandmaterialien bei der ausgedehnten Verbrennung – insbesondere dann, wenn Kopf und Rumpf beteiligt sind – nicht empfohlen.

Eine Kaltwasseranwendung bei rumpffernen Verbrennungen, beispielsweise an den Händen, birgt zwar kaum die Gefahr einer hierdurch provozierten Unterkühlung. Die Hauptaufgabe dieser Maßnahme aus der Ersten Hilfe, nämlich die Reduzierung der teils massiven Schmerzen, lässt sich effizienter durch eine medikamentöse Analgesie erreichen. Brandverletzte haben starke Schmerzen und einen sehr hohen Bedarf an Analgetika, weshalb früh eine konsequente Schmerztherapie einzuleiten ist. Als Zugangswege für die Analgetika eignen sich insbesondere intravenöse oder intraossäre Zugänge. Aber auch eine nasale Applikation der wichtigsten Analgetika und Sedativa ist im Bedarfsfall bei Kindern ohne Weiteres möglich. In Ausnahmefällen kann auch eine intramuskuläre Injektion, beispielsweise von Esketamin, durchgeführt werden. Die Dosierung ist hier doppelt so hoch wie bei der intravenösen/intraossären Applikation.

Auch die Abdeckung der Verbrennungen schützt vor dem laminaren Luftstrom und kann so zu einer deutlichen Schmerzreduktion beitragen.

Jeder Brandverletzte sollte eine adäquate Wundversorgung erfahren. Die Wundauflage hat folgende fünf Kriterien zu erfüllen:

- ▶ Sie ist trocken.
- ▶ Sie bedeckt die Wunden komplett.
- ▶ Sie übt keinen äußeren Druck aus.
- ▶ Sie verhindert eine Auskühlung des Körpers.
- ▶ Sie ist möglichst keimarm.

Monitoring, Anamnese und körperliche Untersuchung

Falls die Vigilanz nicht herabgesetzt ist, bedürfen Kinder mit Verbrennungen im präklinischen Bereich keines umfangreichen Monitorings. Eine Analgosedierung oder gar Narkose macht hingegen eine ausreichende Überwachung aufgrund möglicher Beeinträchtigungen der Vitalfunktionen notwendig. Ein Auskühlen sollte an dieser Stelle ebenso vermieden werden wie ein unnötiger Zeitverlust.

Im Falle einer Rauchgasinhalation dürfen ausreichend hohe pulsoxymetrische Werte den Helfer nicht in falscher Sicherheit wiegen. Denn zum einen erkennen die meisten Geräte keinen Unterschied zwischen COHb (also mit Kohlenmonoxid belegtes Hämoglobin) und Sauerstoff tragendem Hämoglobin. Zum anderen wird bei der Zyanidvergiftung genügend Sauerstoff bis in die Kapillaren transportiert. Der Übertritt in die Zelle ist jedoch gestört.

Die Anamnese kann unter Umständen Hinweise auf eine begleitende Rauchgasinhalation oder ein Inhalationstrauma geben. »Hat Ihr Kind stark gehustet?« oder »Klagt das Kind nach dem Unfallgeschehen über Atemnot?« sind Fragen, die unter dem Punkt E der AMPLE-Anamnese Informationen liefern könnten. Und natürlich können auch unter M (Medikamente) und P (persönliche Vorerkrankungen) gegebenenfalls vorhandene Informationen zur bisherigen Krankheitsgeschichte und den eingeleiteten Therapien eingeholt werden.

Bei der fokussierten körperlichen Untersuchung kann das zuvor bestimmte Ausmaß der Verbrennung gegebenenfalls bestätigt oder neu bestimmt werden. Dies sollte jedoch nur dann geschehen, wenn ernsthafte Zweifel an der hinreichenden Genauigkeit der ersten Berechnung bestehen. Denn die hierfür notwendige Entkleidung des Kindes geht natürlich fast zwangsläufig mit einem Zeit- und Wärmeverlust einher. Eine alternative Abmessung des Ausmaßes einer Verbrennung stellt die Bestimmung mithilfe der Handinnenfläche des Kindes (ohne Finger) dar. Diese entspricht in etwa einem Prozent der Gesamtkörperoberfläche. Hinsichtlich der Genauigkeit kann keine Unterscheidung zwischen den beiden Methoden getroffen werden.

6.3.2 Erweitertes Management beim Verbrennungsnotfall

Eine Gabe von Kortison bei Verdacht auf eine begleitende Rauchgasinhalation ist nach heutigem Wissensstand nicht indiziert. Dies gilt sowohl für die intravenöse (systemisch) als auch für die inhalative Gabe (topisch). Grund hierfür ist die hohe Inzidenz schwerer Mykosen nach der Gabe von Kortisonpräparaten. Bei Rauchgasinhalation oder einem Inhalationstrauma durch heiße Luft (Flammeninhalation) kann bei Auftreten einer Bronchospastik über den Einsatz eines Short-Acting-Beta$_2$-Agonists (SABA), wie zum Beispiel Salbutamol-Fertiginhalat, nachgedacht werden.

Wichtige Atemgifte, die im Rahmen von Brandunfällen entstehen können, sind Kohlenmonoxid (CO) und Zyanid (Blausäure, CN). Kohlenmonoxid hat eine hohe Affinität zu den roten Blutkörperchen, bindet an Hämoglobin und verhindert so einen ausreichenden Sauerstofftransport. Die Haut des Kindes erscheint infolge der Bindung des Kohlenmonoxids an das Hämoglobin rosig. Zyanid entsteht beispielsweise bei der Verbrennung von Bettfedern, Kunststoffen und Kunstharzen. Das Zyanid blockiert die so genannte Zytochromoxidase und dadurch die Sauerstoffverwertung innerhalb der Zelle.

Neben einer hoch dosierten Sauerstoffgabe erhält ein Kind mit Verdacht auf eine Zyanidintoxikation das Antidot Cyanokit® in einer Dosierung von 70 mg/kg KG bis zu einer Maximaldosis von 5 g. Natriumthiosulfat kann in einer Dosierung von 50–100 mg/kg KG verabreicht werden, um eine schnellere renale Ausscheidung des Zyanids zu erreichen.

Es ist dringend davon abzuraten, eine inhalative, lediglich vermutete Zyanidvergiftung mit 4-DMAP zu behandeln. Hierbei bildet sich MetHb, das wie COHb keinen Sauerstoff transportieren kann.

Bei großflächigen bzw. zirkulären Verbrennungen der Extremitäten kann ebenso wie bei Verbrennungen des Rumpfes eine Escharotomie angezeigt sein. Dies geschieht, um die Ausbildung eines Kompartmentsyndroms zu verhindern.

6.3.3 *Transport von Kindern mit lebensbedrohlichen Verbrennungen*

Schwere Verbrennungen und Verbrühungen bedürfen immer der Behandlung in einer Spezialklinik. Für den Helfer ist es nicht leicht, das Ausmaß der thermischen Schädigung und damit die Schwere der Verletzung richtig abzuschätzen. Häufig wird die Fläche der Verbrennung *über-*, die Tiefe hingegen *unterschätzt*. Als Faustregel gilt: Sind mehr als 10 % der kindlichen Hautoberfläche betroffen, so muss von einer lebensbedrohlichen Störung ausgegangen werden. Weist das Kind zudem Zeichen eines begleitenden Inhalationstraumas auf, so halbiert sich der kritische Wert auf 5 %.

Die Versorgung während des Transports muss folgende Kriterien erfüllen:

▶ ständige Vitalfunktionskontrolle	▶ wiederholtes ABCDE!
▶ Oxygenierung sicherstellen	▶ hoch dosierte Sauerstoffgabe!
▶ Kreislauf unterstützen	▶ angepasste Volumengabe
▶ Vermeidung einer Hypothermie	▶ Es gilt: Der Helfer muss schwitzen!
▶ ausreichende Analgosedierung	▶ Schmerzfreiheit anstreben!

Empfehlenswert ist primär der Anruf beim nächstgelegenen Verbrennungszentrum, ansonsten ist eine Anfrage an die zentrale Bettenvermittlung für Schwerbrandverletzte in Hamburg (Tel.: 040 42851-3998) zu richten. Natürlich darf in diesem Zusammenhang nicht der Hinweis vergessen werden, dass es sich bei dem Brandverletzten um ein Kind handelt.

Literatur:

1. Demling R, Mazess R, Wolberg W (1979) The Effect of Immediate and Delayed Cold Immersion on Burn Edema Formation and Reception. J. Trauma 19: 56-60

2. Demling R, LaLonde C (1995) Effect of Graded Increases in Smoke Inhalation Injury on the Early Systemic Response to a Body Burn. Crit. Care Med. 23(1): 171-178

3. NAEMT (Hrsg.) (2009) Präklinisches Traumamanagement – Das PHTLS-Konzept. Urban & Fischer bei Elsevier, München: 325 ff

4. NAEMT (Hrsg.) (2010) Prehospital Trauma Life Support (PHTLS). 7th Edition – Conference Copy Mosby-Elsevier, St. Louis; Pages 366-369, 395 f

5. Seekamp A et al. (Hrsg.) (2009) Das Trauma-Buch – Präklinische Versorgung Verletzter. Stumpf & Kossendey, Edewecht, S. 347-356

6.4 Angeborene Herzfehler

MARTIN C. SASSEN

6.4.1 Einleitung

Notfälle bei Kindern mit angeborenen Herzfehlern stellen eine absolute Seltenheit dar. Im Bereich der Notaufnahme und im Rettungsdienst haben wir mit diesen Fällen üblicherweise dann zu tun, wenn bei bekannter Grunderkrankung eine akute Verschlechte-

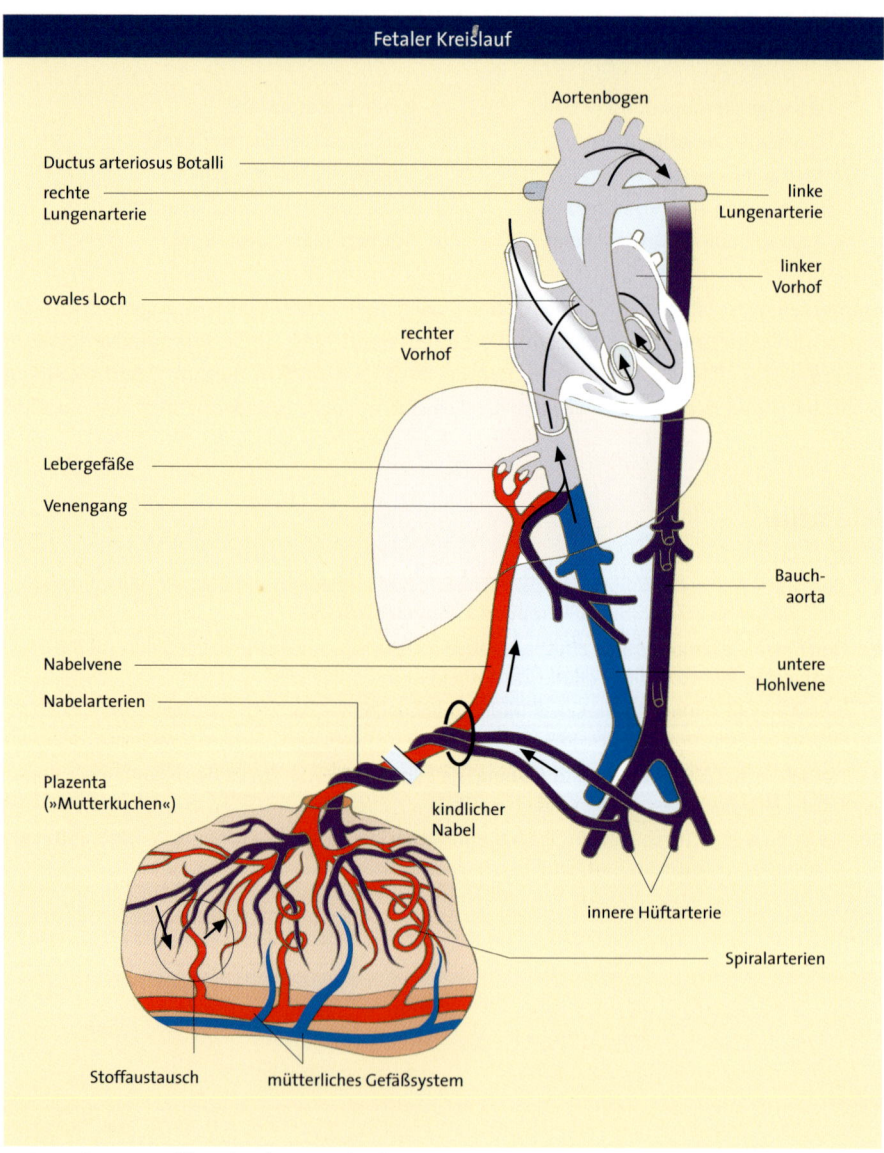

ABB. 8 ▶ Regulärer fetaler Kreislauf

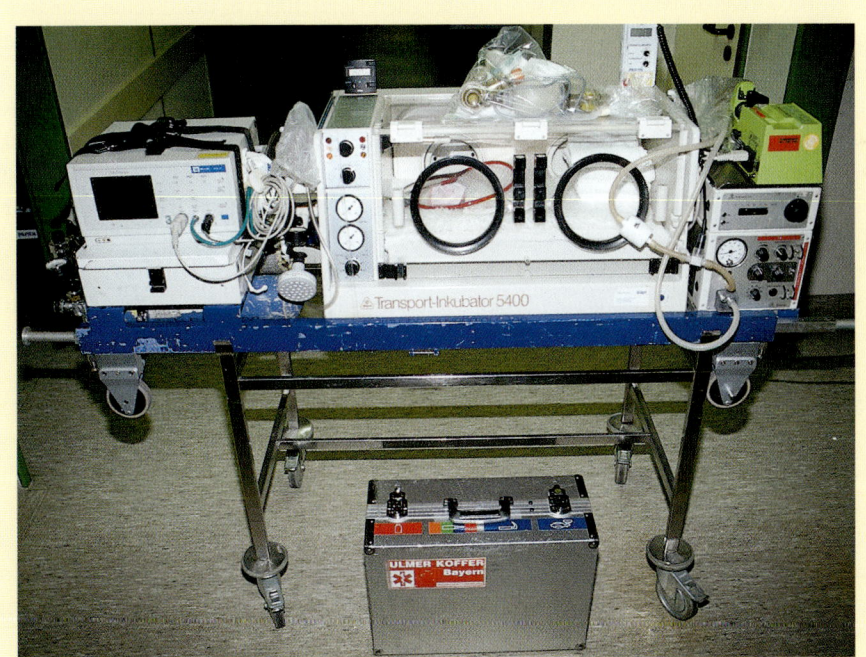

ABB. 9 ▶ Transport-Inkubator

rung eintritt. Gerade bei seltenen Krankheitsbildern ist es jedoch wichtig, die typischen Symptome erkennen und eine Beseitigung der akuten Probleme einleiten zu können. Grundlagen für ein solches zielgerichtetes Vorgehen sind ein ausreichendes Verständnis der Physiologie des Herz-Kreislauf-Systems, der altersgemäßen Veränderungen des Kindes sowie der Pathophysiologie der wichtigsten angeborenen Herzfehler.

Allen Formen kindlicher Herzfehler ist gemein, dass sie entweder zu einer herabgesetzten Oxygenierung des zirkulierenden Volumens und/oder zu einer Herabsetzung des Herzzeitvolumens führen. Das Herzzeitvolumen ist definiert als Produkt aus Herzschlagvolumen und Herzfrequenz. Von Bedeutung hinsichtlich der Blutversorgung der Gewebe sind zudem der periphere Gefäßwiderstand, der mittlere arterielle Blutdruck, die Kontraktilität der Ventrikel sowie die Vor- und Nachlast.

Kinder im Alter von unter 8–10 Jahren können nur in sehr geringem Umfang die Herzkontraktilität und somit ihr Schlagvolumen verandern. Eine Steigerung des Herzzeitvolumens wird so im Bedarfsfall (z. B. Schock) nur durch eine Erhöhung der Herzfrequenz gesteuert. Da aber auch dies nur begrenzt möglich ist, dürfen Zeichen des kompensierten Schocks nicht übersehen und müssen aggressiv behandelt werden, um einen plotzlichen Übergang zum dekompensierten Schock zu verhindern.

Angeborene Herzfehler sind Fehlbildungen des Herzens und der herznahen Arterien und Venen. Die Inzidenz angeborener Herzfehler liegt bei 5–10/1 000 Lebendgeborenen, d. h. bei 0,5–1 %.

Normalerweise haben Kinder mit angeborenen Herzfehlern in utero keine oder wenige kardiovaskuläre Probleme, da die fetal-maternale Zirkulation ein adäquates Gedeihen ermöglicht.

Unmittelbar nach der Geburt (postnatal) wird der Blutfluss von der Plazenta unterbrochen, der systemische arterielle Druck steigt an. Durch einsetzende Eigenatmung sinkt der pulmonale vaskuläre Druck und der pulmonale Blutfluss steigt. Der Anstieg des linksatrialen Drucks führt zu einem funktionellen Verschluss des Foramen ovale, der Verbindung zwischen den Vorhöfen. Letztendlich bewirken Anstieg des systemischen arteriellen Drucks und Abfall des pulmonalarteriellen Drucks eine Flussumkehr – von links nach rechts – im Ductus arteriosus botalli. Beim Reifgeborenen kommt es in der Regel innerhalb von drei bis vier Tagen postnatal zum funktionellen Verschluss des Ductus arteriosus.

Eine kindliche Zyanose kann durch Probleme des Kreislaufs, der Atmung und durch mangelnde Sauerstofftransportkapazität verursacht werden. Letztere entsteht infolge eines Hämoglobinmangels, aber auch bei Hämoglobinopathien, Methämoglobinbildung oder CO-Intoxikationen. Neugeborene weisen üblicherweise eine Akrozyanose (Blaufärbung an Händen und Füßen) auf, die durch eine periphere Vasokonstriktion ausgelöst wird. Eine generalisierte bzw. zentrale Zyanose ist wesentlich bedrohlicher einzustufen und wird nicht selten durch das Schreien des Neugeborenen verstärkt. Bei älteren Säuglingen und Kindern ist das plötzliche Auftreten einer Zyanose grundsätzlich als Gefahrenzeichen einzustufen und bedarf einer sofortigen Intervention.

Angeborene Herzfehler lassen sich in *zyanotische* und *azyanotische* Herzfehler einteilen. Um einen zyanotischen Herzfehler von anderen postnatalen Ursachen für eine Zyanose zu unterscheiden, kann man u. a. den so genannten Hyperoxietest durchführen (s. u.).

6.4.2 *Zyanotische Herzfehler*

Kinder mit zyanotischem Herzfehler können ihr Blut nicht ausreichend oxygenieren. Nicht oxygeniertes Blut gelangt über einen Rechts-Links-Shunt in den systemischen Kreislauf. Bei einigen zyanotischen Herzfehlern muss ein Shunt über den Ductus arteriosus aufrechterhalten werden, damit das Kind überleben kann. Verschließt sich der Ductus arteriosus, stirbt das Kind. Je schwerer der Herzfehler ist, desto früher wird das Kind symptomatisch.

Herzfehler, die mit einer Zyanose einhergehen, sind die »5 T's«:

▶ Transposition der großen Arterien (TGA)
▶ Tetralogie nach Fallot (Fallot-Tetralogie = TOF)
▶ Truncus arteriosus communis
▶ Trikuspidalklappenatresie
▶ Totale Lungenvenenfehlmündung.

Aber auch die schwere Aortenklappenstenose, die schwere Aortenisthmusstenose und das hypoplastische Linksherz sind durch eine Zyanose gekennzeichnet.

Des Weiteren kann man angeborene zyanotische Herzfehler aufteilen in zyanotische Herzfehler mit *gesteigerter* (z. B. TGA) und *verminderter* Lungenperfusion (z. B. TOF).

Beim *Ersteindruck* imponiert eine zentrale Zyanose, die sich unter Stress und Schreien verstärken kann. Das Kind zeigt allgemeine Schockzeichen mit kalten Extremitäten, verzögerter Rekapillarisierungszeit, Tachykardie, zunehmend schwächer werdendem Schreien und Tachypnoe.

Der Ablauf der Versorgung von Kindern mit zyanotischen Herzfehlern erfolgt nach ABCDE. Zusätzlich sollte auch präklinisch bei Verdacht auf Vorliegen einer Erkrankung infolge eines angeborenen zyanotischen Herzfehlers ein Experte hinzugerufen werden (Kinder-/Baby-NAW). In diesen Rettungsmitteln werden lebensrettende Medikamente

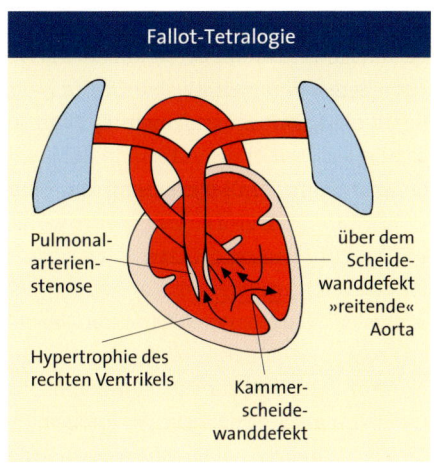

ABB. 10 ▶ Zyanotischer Herzfehler: die Fallot-Tetralogie

wie das *Prostaglandin E₁* zum Offenhalten des Ductus arteriosus botalli vorgehalten. Häufig besitzen diese spezialisierten Rettungsmittel aufgrund der bedarfsweisen Besetzung und längerer Anfahrtzeiten einen gewissen Vorlauf. Dieser muss hinsichtlich der strategischen Überlegungen zum Einsatzablauf bedacht werden. Eine sofortige Nachforderung bei plötzlich auftretender Zyanose erscheint sinnvoll.

6.4.3 *Azyanotische Herzfehler*

Azyanotische Herzfehler unterteilt man in Herzfehler, die einen Links-Rechts-Shunt verursachen (Shuntvitien), und solche, die eine Stenose oder Obstruktion hervorrufen (Stenosevitien). Shuntvitien verursachen eine Lungenhyperperfusion, Stenosevitien gehen mit normaler Lungenperfusion einher. Die Ausnahme von dieser Regel stellt die Pulmonalklappenstenose dar. Diese führt zu einer Lungenhypoperfusion. Allen azyanotischen Herzfehlern ist gemein, dass ein Teil des oxygenierten Blutes aufgrund des hohen Druckgradienten aus dem großen Kreislauf zurück in den Lungenkreislauf fließt. Die Folge ist eine chronische Mangelperfusion der Gewebe.

Shuntvitien sind: Atriumseptumdefekt, Ventrikelseptumdefekt, atrioventrikulärer Septumdefekt, persistierender (offener) Ductus arteriosus botalli.

Unter den Oberbegriff der *Stenosevitien* fallen folgende Herzfehler: Pulmonalklappenstenose, Aortenklappenstenose, Aortenisthmusstenose, Mitralklappenstenose.

Beim *Ersteindruck* weisen Kinder mit azyanotischem Herzfehler meist Zeichen einer Herzinsuffizienz auf. Die Kinder erscheinen blass, fahl-grau und schwach. Die Atemfrequenz ist erhöht. Die körperliche Belastbarkeit bei älteren Kindern ist herabgesetzt.

Die frühe Versorgung von Kindern mit zyanotischen und azyanotischen Herzfehlern erfolgt nach dem *ABCDE*.

A Zum Offenhalten der Atemwege können bei A von einfachen manuellen Verfahren bis hin zur Intubation bei signifikanter Dyspnoe bzw. Aspirationsgefahr alle Maßnahmen zum Einsatz kommen, die dabei helfen, eine ausreichende Ventilation sicherzustellen. Die Behandlung mit *Prostaglandin E₁* kann Apnoen beim Kind verursachen. Deshalb sollte man bereits vor Transportbeginn über eine Intubation zur Sicherung der Atemwege und Sicherstellung der Oxygenierung und Ventilation nachdenken.

B Die Optimierung der Oxygenierung ist von entscheidender Bedeutung. Die Atmung ist schnell und gegebenenfalls angestrengt. Spontan atmende Kinder erhalten hoch dosiert Sauerstoff über Maske mit Reservoir. Um die Atemarbeit und somit den Sauerstoffverbrauch zu senken, ist eine frühzeitige maschinelle Beatmung in Betracht zu ziehen. Falls kein geeigneter Respirator zur Verfügung steht, kann auch eine kontrollierte oder assistierte Beatmung mittels Beatmungsbeutel erfolgen. Vermieden werden sollten eine Hyperventilation, da sie zu einer zerebralen Minderperfusion führen kann, und eine Hyperkapnie, da diese eine Azidose verstärkt und die kardiale Funktion weiter beeinträchtigt. Der maximale Beatmungsdruck (PIP) und der positive endexspiratorische Atemwegsdruck (PPE) sollten möglichst niedrig gewählt werden. Beide wirken sich auf den mittleren Beatmungsdruck aus. Ein hoher mittlerer Beatmungsdruck beeinträchtigt das Schlagvolumen des Herzens.

C Bei einer C-Problematik mit den typischen Zeichen einer reduzierten Perfusion (Blässe, Tachykardie, ggf. verzögerte Rekap-Zeit) ist es obligat, einen Zugang in das vaskuläre System zu legen. Je nach Situation kommen hier intravenöse bzw. intraossäre Zugänge in Frage. Die zu infundierende Flüssigkeitsmenge richtet sich nach der klinischen Symptomatik und dem Ausmaß des C-Problems. Im Schock kann ein Volumenbolus von 10–20 ml/kg KG NaCl 0,9 % gegeben werden. Die Gabe ist im Falle einer Verschlechterung des Patientenzustands sofort zu unterbrechen. Zur Steigerung der myokardialen Kontraktilität kann auch Dobutamin appliziert werden (2–20 µg/kg KG/min). Ein anderes geeignetes Katecholamin ist beispielsweise Adrenalin (0,05–2 µg/kg KG/min). Noradrenalin (0,05–1 µg/kg KG/min) ist hier nach Abwägung zu verwenden. Noradrenalin steigert den peripheren Gefäßwiderstand, aber nicht die Kontraktilität des Herzens und erhöht somit die Herzarbeit. Das wiederum kann durchaus zu einer Verschlechterung der Symptomatik führen.

D Hypoxie-bedingte Krampfanfälle können etwa im Rahmen einer Fallot-Krise auftreten. Üblicherweise erfolgt ein spontanes Erwachen nach Sekunden bis Minuten. Ist dies nicht der Fall oder drohen weitere Beeinträchtigungen der Vitalfunktionen durch das Krampfgeschehen, so kann dies mit den üblichen Antikonvulsiva unterbrochen werden (siehe Kapitel 3.4). Nach der Gabe von *Prostaglandin E₁* sind ebenfalls Krampfanfälle möglich. Eine Hypoglykämie als Ursache des Krampfes oder als Resultat eines prolongierten Krampfgeschehens muss jederzeit ausschließbar sein.

E Wie bei jedem anderen Notfall ist die Vermeidung einer Hypothermie essenziell. Begleitende Verletzungen sind beim pädiatrischen Notfall infolge angeborener Herzerkrankungen lediglich im Fall begleitender Krampfanfälle denkbar. Um dem Kind Stress zu nehmen (z. B. durch Angst, Dyspnoe mit vermehrter Atemarbeit, Schmerzen etc.), ist frühzeitig an eine Analgosedierung (Morphin oder Fentanyl) zu denken.

Monitoring, Anamnese und körperliche Untersuchung

Wie beim Erwachsenen ist im Falle einer kardialen Erkrankung die Anlage eines EKG unerlässlich. Rhythmusstörungen können so schnell erkannt werden, was eine umgehende Intervention ermöglicht. Neben der ständigen Kontrolle der präduktalen Sauerstoffsättigung und des Blutzuckers ist die Kapnometrie zur Steuerung einer Beatmung mit normokapnischen Werten von Bedeutung. Sind zwei Pulsoxymeter vorhanden, dann sollte die Sauerstoffsättigung präduktal (rechte obere Extremität) und postduktal (linke obere Extremität und untere Extremitäten) gemessen werden. So kann man möglicherweise einen Anhalt für das Ausmaß eines Shunts und einer Shuntumkehr erhalten. Die Messung des Blutdrucks an allen vier Extremitäten ist sinnvoll. So kann man etwa bei einer Aortenisthmusstenose eine Blutdruckdifferenz vor und hinter der Stenose feststellen. Daneben kommen im Baby-NAW je nach Situation auch spezielle Monitoringverfahren wie die Druckmessung über Nabelarterienkatheter zum Einsatz.

Durch eine Anamnese kann die Verdachtsdiagnose angeborener Herzfehler erhärtet werden. Risikofaktoren sind u. a. Trisomie 21, CATCH 22 etc. sowie Herzfehler bei Eltern oder Geschwistern. Auch mütterliche Risikofaktoren während der Schwangerschaft spielen eine Rolle (z. B. Alkoholabusus, Diabetes mellitus, Infektionskrankheiten und die Einnahme teratogener Medikamente wie Antikonvulsiva, Vitamin-A-Säure, Lithium etc.). Eltern von Kindern mit angeborenen Herzfehlern berichten typischerweise von Symptomen wie Trinkschwäche, Schlafstörungen oder verminderter körperlicher Belastbarkeit.

Bei einem zyanotischen Herzfehler zeigt der so genannte Hyperoxietest kaum eine oder gar keine Besserung der Sauerstoffsättigung durch Applikation von 100 % Sauerstoff (durch Rechts-Links-Shunt gelangt desoxygeniertes Blut in den systemischen Kreislauf). Dadurch kann man zyanotische Herzfehler von respiratorischen Ursachen einer Zyanose unterscheiden, obwohl es natürlich auch bei schweren respiratorischen Problemen trotz hoch dosierter Sauerstoffgabe zu einer prolongierten Zyanose kommen kann. Durch einen Blutstau infolge einer Herzinsuffizienz kann es zu einer palpierbaren Lebervergrößerung (Hepatomegalie) kommen. Auskultatorisch treten – abhängig vom spezifischen Herzfehler – verschiedene systolische Herzgeräusche auf. Bei einer Aortenisthmusstenose kann eine Pulsdifferenz zwischen den oberen und unteren Extremitäten bis hin zum fehlenden Leistenpuls vorliegen.

6.4.4 Erweitertes Management

Eine Infusion von *Prostaglandin E_1* wird bei Ductus arteriosus-abhängigen Vitien notwendig. Hierzu zählen die Ductus-abhängige systemische Zirkulation (Aortenisthmusstenose, hypoplastisches Linksherz, kritische Aortenklappenstenose, unterbrochener Aortenbogen) und die Ductus-abhängige pulmonale Zirkulation (Pulmonalklappenatresie, kritische Pulmonalklappenstenose, Trikuspidalklappenatresie und Ebsteinanomalie mit Zyanose).

Ein Ausgleich einer Azidose sollte kritisch erwogen werden. Ein normaler pH-Wert ist Voraussetzung für eine gute kardiale Funktion und eine adäquate Katecholaminwirkung.

Im Falle eines Lungenödems kann Furosemid in einer Dosierung von 1–2 mg/kg KG i.v. bzw. i.o. appliziert werden. Die Gabe von Digoxin (Loading Dose 25–50 µg/kg KG i.v./i.o.) und Furosemid ist zudem bei azyanotischen Herzfehlern mit Herzinsuffizienzzeichen angezeigt. Eine genaue Differenzierung zwischen den genannten Krankheitsbildern ist überaus schwierig. Sind spezielle Maßnahmen notwendig, so sollte sofort ein Expertenkontakt – etwa per Telefon – hergestellt werden und umgehend ein Rendezvous mit einem Kinder- bzw. Baby-NAW initiiert werden.

Sonderfall: Hypoxämischer Anfall – Fallot-Krise

Bei Kindern mit Fallot-Tetralogie kann es insbesondere nach Mahlzeiten, bei Stress oder Aufregung, aber auch durch die Ausbildung eines Volumenmangels zu dieser besonderen Notfallsituation kommen. Die Ursache ist eine plötzlich auftretende Zunahme des Rechts-Links-Shunts und eine Abnahme des pulmonalen Blutflusses. Gekennzeichnet ist die Fallot-Krise durch Unruhe, schnelle Atmung, Blässe, grau-fahle Haut sowie Zyanose. Bei guter Sauerstoffsättigung ist jedoch auch ein normales Hautkolorit (»Pink Fallot«) möglich. Der Puls ist schnell und auskultatorisch kann ein schwaches oder fehlendes Systolikum verifiziert werden (Merke: Je schwerer die Fallot-Tetralogie, desto kürzer und leiser ist das Herzgeräusch). Mit zunehmendem Verlauf kommt es zu Vigilanzminderungen bis hin zur Bewusstlosigkeit. Auch Krampfanfälle sind infolge der zerebralen Minderperfusion und Hypoxie möglich.

A B Im Rahmen des Primary Survey werden zunächst die Atemwege offen gehalten und es erfolgt eine hohe Sauerstoffgabe. Ist die Atmung unzureichend, ist eine assistierte bzw. kontrollierte Beatmung angezeigt.

C Ist das Kind groß genug und bei ausreichendem Bewusstsein, kann eine Hockstellung eine Steigerung des systemarteriellen Widerstandes und damit eine Reduktion des Rechts-Links-Shunts bewirken. Bei kleineren Kindern wird dies durch den »Klappmessergriff« erreicht. Das Kind mit Fallot-Krise erhält zur Vorlaststeigerung kristalloide Infusionen (10–20 ml/kg KG). Diese Maßnahme kann im Bedarfsfall auch wiederholt werden. Bei extremen Tachykardien kann durch die Gabe von Betablockern (Brevibloc® 0,05–0,1 mg/kg KG) gegengesteuert werden.

D Bei begleitenden Krampfanfällen erfolgt die Gabe von Antikonvulsiva (z.B. Midazolam nasal 0,4–0,5 mg/kg KG). Bei Bewusstseinsstörungen muss der Blutzuckerwert bestimmt werden.

E Wie bei jedem kindlichen Notfall ist für einen ausreichenden Wärmeerhalt zu sorgen.

Ist das Kind unruhig, so sollte eine starke Sedierung (z.B. mit Morphin; Startdosis 0,1 mg/kg KG) so frühzeitig wie möglich erfolgen. Bei längerer Anfallsdauer von > 10 min sollte ein Azidoseausgleich mit Natriumhydrogencarbonat 8,4 % (1 mmol/ml) durchgeführt werden. Dieses ist 1 : 1 mit Aqua zu verdünnen und über 30 min zu infundieren.

6.4.5 *Transport von Kindern mit angeborenen Herzfehlern*

Ist das Kind bei ausreichendem Bewusstsein, so sollte während des Transports immer ein Eltern-Kind-Kontakt ermöglicht werden. Neugeborene werden grundsätzlich mit einem Inkubator transportiert, um einen Wärmeverlust zu vermeiden. Eine Voranmeldung in der Zielklinik ist obligat. Hier sollten die Möglichkeiten zur Durchführung entscheidender Notfallinterventionen bestehen, beispielsweise einer Notfallkatheterintervention (»Rash-kind-Manöver«: Einreißen des Vorhofseptums mittels Ballonkatheter, um über diesen iatrogenen Vorhofseptumdefekt einen Shunt zu ermöglichen) oder Not-OP (Shunt oder Korrektur). Der Transport sollte daher in eine Kinderklinik mit Kinderkardiologie und Anbindung an ein Kinderherzkatheterlabor sowie eine entsprechende Kinderherzchirurgie erfolgen.

6.5 Vergiftungen

6.5.1 *Allgemeines*

Gifte können auf unterschiedlichen Wegen in den Körper gelangen. Kinder nehmen giftige Substanzen sehr häufig *oral* auf. Andere Formen der Giftaufnahme sind die *Inhalation* (Gase, Dämpfe), die *perkutane Aufnahme* durch Kontaktgifte und die Injektion durch beispielsweise Tierstiche und -bisse oder durch Injektionsnadeln.

»Alle Dinge sind Gift – nichts ist ohne Gift. Nur die Dosis macht, dass ein Ding kein Gift ist.« Das Zitat von Paracelsus lässt bereits erkennen, warum Kinder überproportional häufig akzidentelle Vergiftungen erleiden. Stoffe, die in bestimmten Formen oder Dosierungen giftig sind, werden von Kindern nicht als gefährlich eingestuft. Viele Dinge gehören zum täglichen Leben, laden aufgrund attraktiver Verpackungen zur genauen Untersuchung oder zum Probieren ein – oder aber das Kind versucht, ihm geläufige Angewohnheiten der Erwachsenen auf leicht abgewandelte Weise nachzuahmen, wie dies beim »oralen Verzehr« einer Zigarette der Fall ist.

Gerade beim Vergiftungsnotfall ist die Eigensicherung von besonderer Bedeutung. Nur wenn der Einsatz für das Team ohne Gefährdung, etwa Giftaufnahme eines Toxins über die Haut, möglich ist, sollte mit der Arbeit begonnen werden.

Eine kurze aber gezielte Einschätzung der Situation vor Ort sollte möglichst früh wichtige Fragen rund um den Vergiftungsnotfall klären.

Wer hat was wann wie zu sich genommen, und wie viel davon? Die sechste W-Frage, nämlich die nach dem *Warum?*,

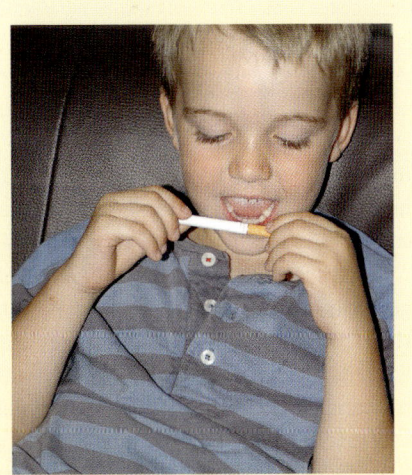

ABB. 11 ▶ Vermeintliche Nachahmung als Unfallursache: Vergiftung durch Ingestion von Zigarettentabak

lässt sich beim Kindernotfall üblicherweise mit »Unachtsamkeit, Versehen oder Neugierde« beantworten. Drogenabusus oder suizidale Absichten spielen bei kleinen Kindern bis zum Schulalter eine eher untergeordnete Rolle. Erst im Laufe der körperlichen Entwicklung, mit aufkommendem Schulstress, Zukunfts- und Versagensängsten, gewinnt diese Möglichkeit als Ursache einer Vergiftung an Bedeutung. In einer sich immer schneller verändernden Welt muss auch bei Kindern mit Suizidgedanken und Abhängigkeitserkrankungen gerechnet werden.

Vor Ort gilt es, Medikamentenpackungen oder Gebinde zu asservieren. In einem Fremdanamnesegespräch mit den Eltern muss schließlich abgeschätzt werden, wie lange die Ingestion zurückliegt. Können Kind oder Eltern keine klare Auskunft geben, ob und inwieweit das Gebinde (z.B. eine Medikamentenpackung) schon vor dem Unfall angebrochen war, so muss von einer Giftaufnahme in Höhe der fehlenden Menge ausgegangen werden.

Schon während des ersten Patientenkontakts können unter Umständen typische Gerüche auffallen, die wichtige Hinweise auf die Art der Vergiftung geben können. Die wichtigsten dieser Gerüche rund um den Kindernotfall sind in der Tabelle 1 aufgeführt.

TAB. 1 ▶ Typische Gerüche bei Vergiftungen	
Geruch	Toxine
Alkohol	Ethanol, Propanol
Azeton	Azeton, Propanol, Salicylate
Bittermandel	Zyanid
Karotten	Wasserschierling
Knoblauch	Arsen, Alkylphosphate
Marzipan	Nitrobenzol
Mottenkugel	Kampfer
Pfirsich	Chloralhydrat
verfaulte Eier	Schwefeldioxid
süßlich-fruchtig	Propanol, Chloroform, Lampenöl

Im Gegensatz zu anderen Notfällen bedarf das Management einer schweren Vergiftung noch einer Giftelimination und gegebenenfalls der Gabe spezifischer Antidote. Hierauf soll später etwas genauer eingegangen werden.

Je nach Toxizität, Dosis und Einwirkzeit der Noxe können die Vitalfunktionen so weit gestört sein, dass beim *Ersteindruck* Zeichen einer kritischen Situation wie Teilnahmslosigkeit, Apathie oder fahle Blässe erkennbar sind. Die Atmung kann angestrengt erscheinen und/oder zu schnell bzw. zu langsam sein. In bestimmten Fällen sind pathologische Atemmuster zu beobachten. Diese weisen beispielsweise auf eine durch die Intoxikation bedingte zentrale Atemstörung hin (z.B. Cheyne-Stokes-Atmung bei der Heroinintoxikation) oder auf eine Stoffwechselentgleisung (z.B. Kussmaul-Atmung bei einer Überdosierung von Antidiabetika).

Im Rahmen des *ABCDE* werden wie üblich die Vitalfunktionen gesichert. Da eine Giftelimination eines gewissen Vorlaufs bedarf und vor der Gabe von Antidota eine eingehende Informationsgewinnung erfolgen muss, sind sie kein Bestandteil des Primary Survey, sondern des erweiterten Managements. Im Primary Survey müssen die besonderen Gefahren, die mit der kindlichen Vergiftung einhergehen, erkannt und gezielt behandelt werden.

A Die oberen Atemwege können durch reizende oder ätzende Stoffe in ihrer Durchgängigkeit beeinträchtigt sein. Für die Beseitigung des akuten A-Problems infolge einer Intoxikation können alle üblichen Formen der Atemwegssicherung eingesetzt werden. Führen einfache Techniken nicht zu einer ausreichenden Sicherung des Atemwegs, kann auch eine Intubation angezeigt sein. Schaumbildner, wie sie in Spül- und Handwaschmitteln enthalten sind, beinhalten ein nicht zu unterschätzendes Aspirationsrisiko (1) – insbesondere dann, wenn durch Ersthelfer eine Verdünnung mit Wasser durchgeführt wurde.

B Der Gasaustausch kann sowohl an der alveolar-kapillaren Membran der Lunge (z. B. durch Lampenöl, Schaumbildner) oder innerhalb der Zelle (z. B. durch Zyanide) kritisch herabgesetzt sein. Andere Gifte wie beispielsweise Alkohol haben einen dämpfenden Effekt auf den Atemantrieb. Das Kind erhält bei ausreichendem Atemantrieb Sauerstoff über Maske mit Reservoir. Wird hierdurch eine bestehende Hypoventilation oder Dyspnoe nicht ausreichend therapiert, erfolgt eine assistierte oder kontrollierte Beatmung.

C Das Herzzeitvolumen kann durch die Einnahme bestimmter Gifte (z. B. β-Blocker, Kalziumantagonisten) kritisch herabgesetzt sein. Aber auch andere Gifte, die primär keine negativ chronotropen oder negativ inotropen Wirkungen erzielen, können über den Umweg einer respiratorischen Insuffizienz und einer hieraus resultierenden Bradykardie zu einer kritischen C-Situation führen. Ätzende Stoffe können zu einer oberen gastrointestinalen Blutung (OGIB) mit hämodynamischer Instabilität führen. Hier muss umgehend eine Volumentherapie eingeleitet werden.

Eine Bradykardie infolge einer Intoxikation wird mit positiv chronotrop wirkenden Medikamenten behandelt (z. B. Adrenalin 0,01 mg/kg KG), falls Instabilitätszeichen vorliegen. Bei einer Bradykardie unter 60 Schlägen/min und gleichzeitigen Instabilitätszeichen ist die kardiopulmonale Reanimation angezeigt.

D Zentral dämpfende Stoffe führen zu einer Herabsetzung des mentalen Status. Hier seien an erster Stelle Benzodiazepine genannt. Aber auch Alkohol, Barbiturate und Antidepressiva können die Vigilanz mindern. Nachtschattengewächse wie die Tollkirsche, die Engelstrompete oder der Stechapfel rufen ein anticholinerges Syndrom hervor, das sich durch die Giftwirkung der enthaltenen Steroide und insbesondere Alkaloide (atropinartige Wirkung) erklären lässt. Es kommt zu einer Beeinträchtigung des mentalen Status mit zentralnervöser Unruhe oder Delirium.

Auch durch die Gifteinwirkung hervorgerufene Beeinträchtigungen der Atmung und des Kreislaufs können selbstverständlich zu einem D-Problem führen, gegebenenfalls mit begleitenden Krampfanfällen. Letztere werden mit Antikonvulsiva (z. B. Diazepam rectiolen® 5 – 10 mg, Midazolam nasal oder Tavor Expidet®) behandelt.

Die Beurteilung der Pupillen kann bei der Identifizierung des Toxins helfen. Eine Miosis wird durch Opioide und Organophosphate (z.B. E 605) hervorgerufen. Eine Mydriasis entsteht unter dem Einfluss von Anticholinergika (z.B. Atropin), Alkaloiden (z.B. durch die Goldregen-Pflanze), sympathomimetisch wirkenden Substanzen (Amphetamin, Ecstasy), Methylphenidat (Ritalin® – ein Medikament zur Behandlung des Aufmerksamkeitsdefizit-Syndroms), Antihistaminika oder durch eine Hypoxie.

E Bei Kindern sind es insbesondere Toxine aus der Gruppe der Anticholinergika (z.B. Atropin), die eine Hyperthermie durch eine maximal gesteigerte zentralnervöse Unruhe auslösen können. Eine Fiebersenkung ist hier jedoch nicht angezeigt. Vielmehr muss die Wirkung des Giftes etwa durch Antidota herabgesetzt bzw. aufgehoben werden.

Monitoring, Anamnese und körperliche Untersuchung

Kinder mit Vergiftungssymptomen werden so früh wie möglich umfassend überwacht, ohne hierdurch allerdings die Durchführung des Primary Survey zu verzögern. Das Monitoring beinhaltet die Anlage eines Extremitäten-EKG zur Frequenzkontrolle, die Pulsoxymetrie, Temperaturmessung und gegebenenfalls eine nicht-invasive Blutdruckmessung.

Neben der AMPLE-Anamnese soll die Klärung der 6 W-Fragen Aufschluss über die Art der Noxe und die Dauer der Wirkung im Körper geben.

Die wichtigsten körperlichen Veränderungen im Rahmen eines Vergiftungsnotfalls lassen sich bereits im Primary Survey identifizieren. Zusätzlich können hierzu noch die Magen-Darm-Tätigkeit und die Schleimhäute beurteilt werden. Ein hoch aktiver Magen-Darm-Trakt kann Indiz für das Vorliegen eines cholinergen Syndroms sein. Dieses wird beispielsweise durch die Einwirkung des Parasympatholytikums E 605 ausgelöst. Eine trockene Mundschleimhaut kann hingegen auf ein anticholinerges Syndrom hinweisen, wie es durch den Verzehr von in Pflanzen enthaltenen Giften ausgelöst wird (4).

Hemmende und anregende Wirkungen, die Gifte auf den Organismus entfalten, sind in Tabelle 2 aufgeführt.

TAB. 2 ▶ Giftwirkung auf den Organismus		
Vitalzeichen	**Steigerung**	**Hemmung**
Pulsfrequenz	Amphetamin, Anticholinergika, Antihistaminika, Ketamin, Kokain, Ritalin®, Sympathomimetika (z.B. Adrenalin, Theophyllin)	Alkohol, Alkylphosphate, Beta-Blocker, Clonidin, Digitalispräparate, Kalziumantagonisten, Ketamin, Opioide
Atemfrequenz	Amphetamin, Koffein, Kokain, Methanol, Salicylate	Alkohol, Barbiturate, Clonidin, Ethanol, Hypnotika, Opioide, Sedativa
Blutdruck	Amphetamin, Anticholinergika, Antihistaminika, Koffein, Kokain, Marihuana, Sympathomimetika	Antihypertonika, Barbiturate, Betablocker, Clonidin, Kalziumantagonisten, Opioide, Sedativa, trizyklische Antidepressiva, Zyanid
Temperatur	Amphetamin, Anticholinergika, Antihistaminika, Ecstasy, Kokain, Nikotin, Ritalin®, Sympathomimetika	Barbiturate, Clonidin, Ethanol, Insulin, Kohlenmonoxid, Opioide, Sedativa

6.5.2 *Erweitertes Management beim Vergiftungsnotfall – Giftelimination und Antidottherapie*

Bei der *Giftelimination* unterscheidet man zwischen der primären und der sekundären Form. Ziel der primären Giftentfernung ist es, den reinen Giftstoff aus dem Körper zu entfernen, bevor dieser vom Körper in den Blutkreislauf aufgenommen wird und seine volle Wirkung entfalten kann. Zur sekundären Giftentfernung zählen Maßnahmen, die nur in einer Klinik durchgeführt werden und die das Ziel haben, bereits in den Blutkreislauf aufgenommene Stoffe wieder zu entfernen oder zu neutralisieren (2).

Zu den primären Formen der Giftelimination zählen das provozierte Erbrechen, die Magenspülung sowie die Gabe von Aktivkohle. Nicht nur beim Kindernotfall haben die ersten beiden Varianten in der Präklinik eine geringe Relevanz. Im Vordergrund steht daher die Kohlegabe (z.B. mithilfe von Ultracarbon® 1 g/kg KG) – dies zumindest, wenn die Giftaufnahme noch nicht länger als eine Stunde zurückliegt (3). Gemäß Informationen der Giftnotrufzentralen kann auch eine deutlich niedrigere Dosierung (z.B. ein Esslöffel der Kohlelösung) beim Kind eine nennenswerte Absorbierung des Giftes bewirken. Je nach Bewusstseinszustand und Kooperationsbereitschaft des Kindes kann das Präparat entweder per Magensonde appliziert oder dem Kind zu trinken gegeben werden. Hierbei sollte der Helfer aber immer damit rechnen, dass das Kind die Lösung in hohem Bogen wieder ausspuckt, denn jeder, der das in Wasser aufgelöste Präparat einmal selbst probiert hat, weiß, dass »gut« anders schmeckt. Als Praxistipp kann an dieser Stelle empfohlen werden, die Kohle in Apfelsaft zu lösen. Das macht das Trinken etwas erträglicher.

Die Wirkung der Kohle erklärt sich durch die Absorptionsfähigkeit der inneren Oberfläche der Kohlenstoffverbindung, die mehrere Hundert Quadratmeter pro Gramm betragen kann (5). In der Tabelle 3 ist die Wirksamkeit der primären Giftelimination mithilfe der Aktivkohlegabe in Abhängigkeit von der Vergiftung dargestellt.

TAB. 3 ▶ Giftelimination durch Gabe von Aktivkohle

Gute Wirkung	Mäßige Wirkung	Geringe bis keine Wirkung
Antidepressiva	nicht steroidale Antiphlogistika	Alkohole
Antihistaminika	Paracetamol	Zyanidverbindungen
Atropin	Salicylsäurederivate	Eisen
Barbiturate	Lithium	
Benzodiazepine	Laugen	
Betablocker	Säuren	
Opioide		
Tetracycline		

Bei der sekundären Giftelimination ist das Gift bereits in den Blutkreislauf gelangt und muss nun von dort entfernt werden. Entsprechende Möglichkeiten stellen neben einer Förderung der renalen Ausscheidung die Hämodialyse, Plasmapherese sowie die Hämoperfusion dar.

Kommt es zur Ingestion von ätzenden Stoffen wie etwa Maschinenreiniger, so sollte eine *Verdünnung* mit Wasser erfolgen (1). Häufig reicht der Verdünnungseffekt nicht aus, um die ätzende Wirkung komplett zu neutralisieren. Dennoch werden hierdurch die ätzenden Stoffe von der besonders gefährdeten Speiseröhre abgewaschen und in den durch die Magenschleimhaut besser geschützten Magen befördert. Eine tiefe Schädigung der Speiseröhre muss unbedingt verhindert werden.

Antidote sind Stoffe, die in den Wirkmechanismus der Gifte eingreifen und dadurch die Giftwirkung mildern oder aufheben. Je nach Präparat können sie die Giftwirkung des Toxins reduzieren oder aufheben, als Antagonist das Toxin von seiner Bindungsstelle verdrängen oder eine forcierte Ausscheidung des Giftes und seiner Metabolite bewirken. In der Tabelle 4 sind die Antidota bei Vergiftungen aufgeführt, die bei Kindern besonders häufig beobachtet werden können.

TAB. 4 ▶ Pädiatrischer Notfall: Gifte und Gegengifte	
Toxin	**Antidot (Kinderdosierung)**
Alkohol	**Physostigmin (Anticholium®)** initial 0,03–0,04 mg/kg KG langsam i.v.
Alkylphosphate	Antagonisierung mit **Atropin** initial 0,01–0,02 mg/kg KG i.v. Repetition bei Wiedereinsetzen des Speichelflusses; in der Klinik Gabe von **Obidoximchlorid (Toxogonin®)** in einer initialen Dosierung von 4–8 mg/kg KG i.v. – langsam appliziert – anstreben
Antihistaminika	**Physostigmin (Anticholium®)** initial 0,03–0,04 mg/kg KG langsam i.v.
Benzodiazepine	**Flumazenil (Anexate®)** initial 0,02–0,05 mg/kg KG i.v.
Betablocker	z.B. **Adrenalin (Suprarenin®)** initial 0,001–0,01 mg/kg KG i.v. – Repetitionsdosen nach Bedarf
Paracetamol	**N-Acetylcystein (Fluimucil®)** initial 150 mg/kg KG in Glukose 5% i.v.; ab 15 Minuten bis 4 Stunden als Infusion 50 mg/kg KG mit 500 ml 5% Glukoselösung
Kohlenmonoxid	**Sauerstoff**
Nachtschattengewächse	**Physostigmin (Anticholium®)** initial 0,03–0,04 mg/kg KG langsam i.v.
Opioide	**Naloxon (z.B. Narcanti®)** initial 0,01 mg/kg KG i.v. Ggf. weitere Gaben in gleicher Dosis bis zum Abklingen der Symptome
Psychopharmaka	**Physostigmin (Anticholium®)** initial 0,03–0,04 mg/kg KG langsam i.v.
Schaumbildner	**Dimeticon (sab simplex®)** initial mindestens 1 Teelöffel (etwa 5 ml) oral. Dosierung dann nach Symptomatik – kein Verdünnen!
Trizyklische Antidepressiva	**Natriumbicarbonat** 1 mmol/kg i.v. Ggf. Weiterbehandlung mittels **Physostigmin (Anticholium®)** 0,03–0,04 mg/kg KG i.v.
Zyanid	**Hydroxocobalamin (Cyanokit®)** initial 70 mg/kg KG i.v. Ggf. 1–2 Wiederholungsgaben bei schweren Vergiftungszeichen

Bei Vergiftungen mit Haushaltschemikalien im Kindesalter sind insbesondere Lampenöle von großer Bedeutung. Schon die versehentliche orale Aufnahme geringer Mengen ab einem Gramm kann zu lebensbedrohlichen B-Problemen führen. Als Lampenöle werden meist hoch gereinigte Erdöldestillate wie Petroleum oder Isoparaffine verwendet, die Geruchs- und Farbstoffe enthalten, die das Interesse der Kinder wecken. Durch ihre sehr hohe Viskosität können die Öle auch bei oraler Aufnahme bis in die Lunge »kriechen«, benetzen dort die alveolar-kapillare Membran und setzen so die Gasaustauschfläche der Lunge drastisch herab. Äußere Zeichen einer Vergiftung mit Lampenölen sind der typische, süßlich-fruchtige Foetor nach oraler Einnahme, ein unmittelbar einsetzender, lang anhaltender Husten und eine zunehmende Dyspnoe.

Dem Rettungsdienst stehen bei einer solchen Vergiftung nur die üblichen Interventionsmethoden bei B-Problemen zur Verfügung, nämlich Sauerstoffgabe und/oder Beatmung. Und auch innerhalb der Kliniken sind die Behandlungsmöglichkeiten eher spärlich bemessen. Wie so oft beim kindlichen Notfall erscheint es auch in dieser speziellen Situation wichtig, eine ausreichende Prävention zu betreiben. Diese lässt sich mit einem Satz beschreiben:

Niemals Lampenöle in der Erreichbarkeit von Kindern aufbewahren!

6.5.3 Transport von Kindern mit Vergiftungen

Kinder mit Vergiftungen, bei denen im Rahmen des ABCDE eine kritische Situation erkennbar wird, müssen in eine Kinderklinik mit Intensivtherapiemöglichkeit transportiert werden. Dies gilt auch für Kinder, die beim ersten Antreffen noch nicht als kritisch eingestuft werden, das aufgenommene Gift jedoch die Potenz zur Beeinträchtigung der Gesundheit hat. Wird das Gift – wie bei Kindern häufig – über den Gastrointestinaltrakt aufgenommen, kann es bis zum Auftreten der ersten schweren Symptome sehr lange dauern.

Während des Transports ist eine ständige Neubeurteilung des Kindes mithilfe des ABCDE durchzuführen, um sich entwickelnde Störungen rechtzeitig zu erkennen.

Informationen zu den aufgenommenen Toxinen, Eliminationsverfahren und Antidoten können – sofern dies nicht schon vorher geschehen ist – jederzeit bei einer der deutschen Giftnotrufzentralen erfragt werden.

Literatur:

1. Bastigkeit M (2005) »Tatort Küche«: Vergiftungen mit Schaumbildnern. Rettungsdienst 28: 270-271
2. Buers D (2006) Rettungsdienst Kompakt Band 1: Vergiftungen. Stumpf & Kossendey, Edewecht
3. Giftinformationszentrum Nord (2010) AACT/EAPCCT – Empfehlungen zu absorptionsvermindernden Maßnahmen (zur primären Giftentfernung), www.giz-nord.de
4. Semmel T (2004) Eine diagnostische Hilfe beim Vergiftungsnotfall: Toxische Syndrome. Rettungsdienst 27: 770-771
5. www.gifte.de/Antidote
6. www.toxinfo.org

7 Fünfmal fünf Trainingssequenzen

7.1 Allgemeines

»Das hört sich doch gar nicht so schwierig an«, könnte nun der eine oder andere nach der Lektüre der vorangegangenen Kapitel meinen. Das ist es eigentlich auch gar nicht. Und unserem Ziel, beim pädiatrischen Notfall sicher und effizient helfen zu können, sind wir so schon ein gehöriges Stück näher gekommen. Doch leider ist dies nur eine Momentaufnahme. Schließlich behalten wir nur einen kleinen Teil der Informationen durch bloßes Erlernen auf Dauer im Kopf. Der Transfer zum Langzeitgedächtnis und die Abrufbarkeit wichtiger Fakten sind so noch nicht gewährleistet.

Dieses Kapitel soll dabei helfen, das Erlernte »in Fleisch und Blut« übergehen zu lassen. Die einfachen Formeln, die zu Beginn vorgestellt werden, sind problemlos in der Notfallsituation abrufbar. Hiermit lassen sich die Dosierungen der wichtigsten Medikamente errechnen. Das Training elementarer Fertigkeiten rund um den pädiatrischen Notfall verbessert dann das »handwerkliche Geschick«. Und zu guter Letzt können schließlich alle Komponenten in der Abarbeitung komplexer Szenarien eingesetzt werden, in denen – wie sollte es anders sein – das ABCDE die zentrale Rolle spielt.

Egal, ob es um Formeln, wichtige Medikamente oder um Übungsstationen geht: Zum Einstieg empfehlen wir, diese fünfmal anzuwenden bzw. zu trainieren. Dies gewährleistet ein gewisses Maß an Grundsicherheit. Danach sollte das Training in regelmäßigen Abständen wiederholt werden, um eine dauerhafte Routine in der Anwendung des Primary Survey und der wichtigsten Techniken zu gewährleisten.

7.2 Fünf Formeln für den Kindernotfall

Körpergewicht

Rechnen ist bekanntlich nicht jedermanns Sache – und schon gar nicht, wenn es am Notfallort darum geht, nebenbei lebenserhaltende Maßnahmen am Patienten durchzuführen. Dennoch darf eine Therapie nicht nach der Formel »Pi mal Daumen« erfolgen. Je kleiner die Patienten sind, desto gravierender können Dosierungsfehler ins Gewicht fallen. Die Folgen sind dann nicht absehbar.

Die wichtigste Formel beim Kindernotfall ist diejenige zur Errechnung des Körpergewichts, denn das Gewicht ist ein entscheidender Faktor zur Bestimmung von Dosierungen und Volumina. Sie gilt sowohl für Jungen als auch für Mädchen und lautet:

Körpergewicht = Alter × 2 + 8

Beim ERC lautet die Formel zur Berechnung des Körpergewichts übrigens (Alter + 4) x 2. Wenden Sie diese Formel aber an, werden Sie bemerken, dass bei beiden Varianten das gleiche Ergebnis herauskommt.

Der kritische Leser wird hier anmerken: »Was aber, wenn ich das Alter des Kindes nicht kenne?« Ein guter Einwand, der jedoch in den allermeisten Fällen unbegründet ist, denn Eltern, Angehörige oder Freunde wissen üblicherweise, wie alt das Kind ist. Und wenn tatsächlich einmal niemand da ist, der dezidiert Auskunft geben kann, so muss das Alter eben abgeschätzt werden – und das ist erfahrungsgemäß leichter als das Abschätzen des Gewichts.

»Was aber, wenn das Kind auffallend dünn oder dick ist?«, könnte eine weitere kritische Anmerkung sein. Und das zu Recht. Denn im täglichen Leben können wir beobachten, dass die Adipositas keinesfalls nur Erwachsenen vorbehalten ist. Auch viele Kinder nehmen es mit der gesunden Ernährung und einer ausreichenden sportlichen Betätigung nicht ganz so genau. In diesen Fällen nutzen die Autoren eine Variante der Berechnung, die allerdings nicht evidenzbasiert ist:

Anstelle des Summanden 8 können Sie in der Formel eine höhere Zahl verwenden, beispielsweise 12 bei einem Kind, das etwas kräftiger ist, bis hin zu 16 bei einem Kind mit sichtbarem Übergewicht. Und selbst diese Anpassung reicht hin und wieder nicht aus, um das tatsächliche Gewicht eines Kindes abzuschätzen, geschweige denn exakt zu berechnen. Aber als Grundlage für die Berechnung wichtiger Dosierungen reicht die Formel – so der Konsens der wichtigsten Fachgesellschaften – hinlänglich aus.

Bei Neugeborenen wird grundsätzlich ein Gewicht von 3 kg angenommen, bei Kindern von einem halben Jahr 7 kg. Diese Angaben entsprechen übrigens auch wieder den aktuellen Leitlinien.

Um die Sache nicht weiter zu verkomplizieren, sollten wir die Formel einfach einmal anwenden. Bitte berechnen Sie das Gewicht folgender Kinder:

Nina, ½ Jahr alt, normal entwickelt	errechnetes Gewicht: _____
Florian, 11 Jahre alt, stark übergewichtig	errechnetes Gewicht: _____
Klara, 4 Jahre alt, normale Statur	errechnetes Gewicht: _____
Mirco, 9 Jahre	errechnetes Gewicht: _____
Yannik, 13 Jahre	errechnetes Gewicht: _____

Tidalvolumen

Gilt es Kinder zu beatmen, so müssen wir genau darauf achten, keine falschen Tidalvolumina anzuwenden. Eine Beatmung mit zu geringem Tidalvolumen kann unter Umständen den Sauerstoffbedarf des Gewebes nicht abdecken. Zu große Volumina bergen die Gefahr einer Überblähung der Lungen bis hin zum Barotrauma und/oder Pneumothorax. Gemäß den Vorgaben des ERC ist ein Beatmungsvolumen bei Kindern angezeigt, durch das sich der Thorax »zu heben beginnt«. Es spielt in diesem Zusammenhang keine Rolle, ob die Atemwege gesichert sind oder nicht, ob Sauerstoff zur Anwendung kommt oder ob die Beatmung mittels Beutel-Masken-Beatmung oder ohne jedes Hilfsmittel erfolgt. Ist das Kind allerdings intubiert und wird eine maschinelle Beatmung durchgeführt, so muss das Tidalvolumen wie folgt errechnet werden:

Tidalvolumen = Körpergewicht × 6 – 8 ml

Bei gesicherten Atemwegen erfolgt die Beatmung bekanntlich unabhängig von der Herzdruckmassage, die ohne Unterbrechung weitergeführt wird. Die Anzahl der Beatmungen pro Minute richtet sich hier nach dem Alter des Kindes. Neugeborene und Säuglinge werden bei Anlage von 100 % Sauerstoff bis zu 12-mal pro Minute beatmet. Kinder, die kurz vor der Pubertät stehen, mit 10 Beatmungen pro Minute (9).

Auch hier sollen die Tidal- und Beatmungsvolumina für eine maschinelle Beatmung bei den zuvor genannten Kindern berechnet werden:

Nina	Tidalvolumen	_____	Atemminutenvolumen	_____
Florian	Tidalvolumen	_____	Atemminutenvolumen	_____
Klara	Tidalvolumen	_____	Atemminutenvolumen	_____
Mirco	Tidalvolumen	_____	Atemminutenvolumen	_____
Yannik	Tidalvolumen	_____	Atemminutenvolumen	_____

Tubusgröße

»Ein zu großer Tubus schadet der Trachea – ein zu kleiner Tubus dem Gehirn« ist ein wichtiger Grundsatz, den es immer zu beachten gilt. Und da, wie wir bereits wissen, der Atemwegswiderstand beim Kind besonders groß ist, ist hier sehr genau auf die richtige Auswahl des Tubus zu achten.

Hinsichtlich der Auswahl des Innendurchmessers eines Tubus bis zum Alter von einem Jahr gilt:

Tubusgröße (ID):	Frühgeborene:	2,5 bis 3,0 mm
	Termingeborene:	3,0 bis 3,5 mm
	Säuglinge bis 1 Jahr:	4,0 bis 4,5 mm

Bei Kindern über einem Jahr bis hin zum Erwachsenenalter lautet die Formel zur Errechnung der Tubusgröße:

Tubusgröße (ID): $= \dfrac{Alter}{4} + 4$

Auch hier sollen die Tubusgrößen bei unseren bereits bekannten Patienten bestimmt werden:

Nina (½ Jahr)	Tubusgröße (ID):	_____
Florian (11 Jahre)	Tubusgröße (ID):	_____
Klara (4 Jahre)	Tubusgröße (ID):	_____
Mirco (9 Jahre)	Tubusgröße (ID):	_____
Yannik (13 Jahre)	Tubusgröße (ID):	_____

Die Ermittlung des Außendurchmessers des Tubus anhand der Größe des Nagels vom kleinen Finger ist eine deutlich ungenauere Variante (8).

Blutdruck

Die Messung des Blutdrucks bei Kindern erfolgt mit speziellen Manschetten. Üblicherweise gibt es vier verschiedene Größen für Neugeborene, Säuglinge, Kinder und Erwachsene. Wird eine zu große Manschette benutzt, kommt es unter Umständen zu einer Erhebung falsch-niedriger Werte. Ist die Manschette hingegen zu klein, so können falsch-hohe Werte erhoben werden. Bei Kindern und Säuglingen gilt:

niedrigster tolerierbarer RR = Alter × 2 + 70

Es ist zu erwähnen, dass bei Kindern unter drei Jahren ein gut zu tastender zentraler Puls als Zeichen eines ausreichend hohen systolischen Blutdrucks angesehen werden kann.

Welchen Blutdruck müssen denn unsere fünf Beispiel-Kinder mindestens aufweisen?

Nina (½ Jahr)	niedrigster akzeptabler syst. Blutdruck	_____
Florian (11 Jahre)	niedrigster akzeptabler syst. Blutdruck	_____
Klara (4 Jahre)	niedrigster akzeptabler syst. Blutdruck	_____
Mirco (9 Jahre)	niedrigster akzeptabler syst. Blutdruck	_____
Yannik (13 Jahre)	niedrigster akzeptabler syst. Blutdruck	_____

Defibrillationsenergie

Bei Kindern unter einem Jahr gilt:

Defibrillationsenergie = 4 Joule / kg Körpergewicht

Bei der Maßgabe von 4 Joule pro Kilogramm Körpergewicht spielt es übrigens keine Rolle, ob es sich bei dem eingesetzten Defibrillator um ein mono- oder biphasisches Gerät handelt. Entscheidend sind letztlich die Herstellerangaben für die einzelnen Geräte, da Abweichungen in der Anzeige- und Abgabeenergie möglich sind.

Stellen wir uns vor, dass die uns bereits bekannten Kinder einen Stromschlag erlitten haben – ein Geschehen, das zu den wenigen Auslösern von Kammerflimmern beim Kind gehört. Mit welcher Energie sollten die Kinder defibrilliert werden?

Nina, ½ Jahr alt, normal entwickelt	Energie:	_____
Florian, 11 Jahre alt, stark übergewichtig	Energie:	_____
Klara, 4 Jahre alt, normale Statur	Energie:	_____
Mirco, 9 Jahre	Energie:	_____
Yannik, 13 Jahre	Energie:	_____

Trainieren Sie das Rechnen mit den Formeln immer wieder. Und das nicht nur bei unseren 5 »Probanden«, sondern auch bei Kindern in Ihrem Umfeld oder bei Kindern, mit denen Sie es während Ihrer Einsatztätigkeit zu tun haben. Das mutet zu Beginn vielleicht ein wenig seltsam an, hilft aber, den sicheren Umgang mit den wichtigen Formeln schnell zu erlernen.

7.3 Fünf Notfallmedikamente und ihre Dosierungen

Das erste und wichtigste Medikament beim kindlichen Notfall ist nach wie vor der Sauerstoff. Über Maske mit Reservoir erhalten Kinder, die im Primary Survey als kritisch eingestuft werden, hoch dosiert Sauerstoff (10 – 15 l/min). Reicht diese Maßnahme nicht aus, um den O_2-Bedarf zu decken, so wird das Kind assistiert oder kontrolliert mit 100 % Sauerstoff beatmet.

Adrenalin

Adrenalin ist das wichtigste intravenös bzw. intraossär zu applizierende Medikament im Rahmen der kardiopulmonalen Reanimation. Über α- und β-adrenerge Effekte soll es insbesondere die Gehirn- und Koronargefäßdurchblutung während verbessern (1). Bei allen Formen des kindlichen *Herz-Kreislauf-Stillstands* soll Adrenalin in einer Konzentration von

Adrenalin (Reanimation) 0,01 mg / kg KG i. v. oder i. o.

appliziert werden. Folgendes Vorgehen bei der Dosierung des Adrenalins im Rahmen der Reanimation hat sich als praktikabel erwiesen:

▶ 1 ml Adrenalin 1 : 1.000 in 50 ml NaCl spritzen

▶ 1 ml der so entstandenen Lösung entspricht etwa 0,02 mg.

▶ Entnahme der Lösung entsprechend dem Gewicht des Kindes (in kg).

Vorbereitung einer Adrenalin-Applikation

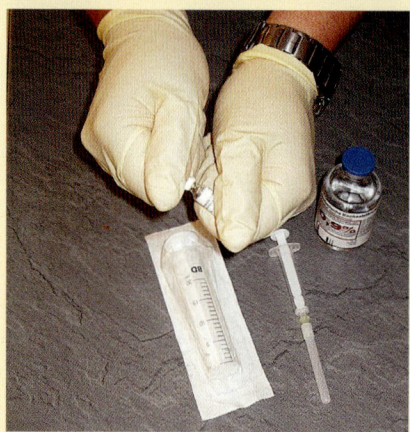

ABB. 1 ▶ Dosierung von Adrenalin im Rahmen einer Reanimationssituation

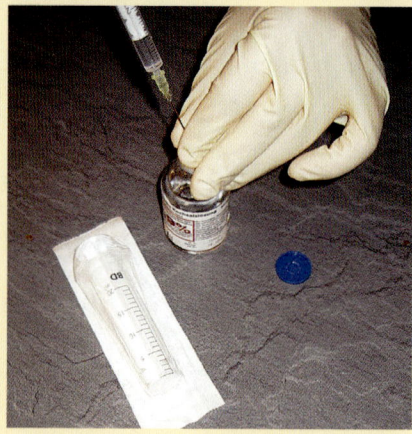

ABB. 2 ▶ 1 mg Adrenalin auflösen in 50 ml NaCl

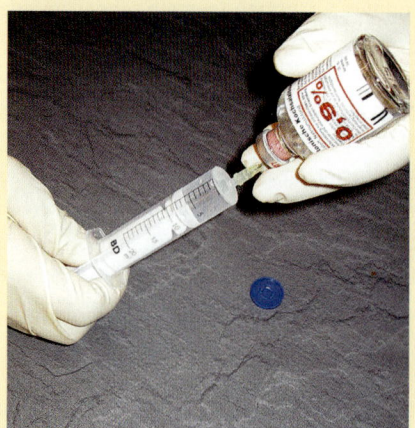

ABB. 3 ▶ Aufziehen der Lösung. 1 ml entspricht nun 0,02 mg Adrenalin

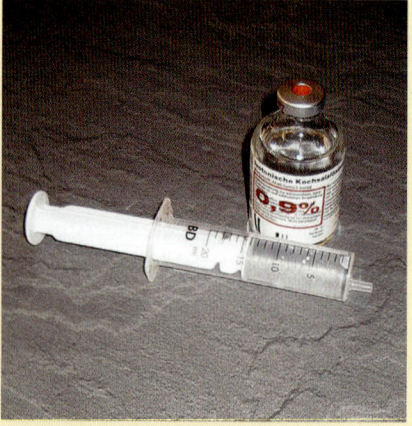

ABB. 4 ▶ Vorbereitete Injektion

Und hier eine Knobelfrage: Auf der Abb. 4 ist zu erkennen, dass 14 ml der fertigen Lösung für eine erste Bolusgabe aufgezogen worden sind. Wie alt ist wohl das Kind, das damit behandelt wird?

Im Falle einer *anaphylaktischen Reaktion* wird heute bei Kindern wegen der schnellen Anwendbarkeit und zur Vermeidung schwerer Nebenwirkungen insbesondere die intramuskuläre Gabe von Adrenalin empfohlen (2). Diese beträgt bei:

Adrenalin (Anaphylaxie)
  - ▶ **Kindern unter 6 Jahren**   0,15 mg i.m.
  - ▶ **Kindern zwischen 6-12 Jahren**   0,30 mg i.m.
  - ▶ **Kindern ab 12 Jahren und Erwachsenen**   0,50 mg i.m.

Zusätzlich kann auch eine inhalative Gabe von Adrenalin erfolgen. Hierzu wird z.B. 1 ml Adrenalin 1:1 000 mit 4 ml NaCl verdünnt und über eine Sauerstoff-Vernebler-Maske appliziert. Eine Wirkung entfaltet sich dann nicht nur infolge der systemischen Aufnahme des Adrenalins in die Blutbahn über die alveolar-kapillare Membran. Das Histamin kann im Rahmen einer anaphylaktischen Reaktion auch an der Larynxschleimhaut (A-Problem infolge einer Schleimhautschwellung) und innerhalb der Lungen (B-Problem infolge Bronchokonstriktion) lebensbedrohliche Störungen hervorrufen. Das Adrenalin dockt hier an die adrenergen α- bzw. β_2-Rezeptoren an und wirkt den pathophysiologischen Prozessen als so genannter *funktioneller Antagonist* entgegen.

Kristalloide Infusion

Beim akuten C-Problem erhält das Kind schnellstmöglich Flüssigkeit appliziert. Es gibt keine Studien, die einen Vorteil des Einsatzes von kolloidalen Lösungen belegen könnten. Da kolloidale Lösungen selbst dazu in der Lage sind, anaphylaktische Reaktionen hervorzurufen, wird vorwiegend der Einsatz kristalloider Infusionen empfohlen.

Infundieren Sie Kindern mit akutem C-Problem initial

kristalloide Infusion 20 – 40 ml / kg KG i.v. oder i.o.

Kommt es nicht zu einer ausreichenden Verbesserung der Symptome, so applizieren Sie nochmals

kristalloide Infusion 20 – 40 ml / kg KG i.v. oder i.o.

Es sollte schnellstmöglich zur Optimierung der Volumentherapie die Infusion von Blutersatzstoffen angestrebt werden. In besonders schweren Fällen wie einer Meningokokkensepsis kann die Gabe weiterer Flüssigkeitsboli bis hin zu einer Gesamtmenge von 200 ml/ kg KG notwendig sein.

Midazolam nasal

Die nasale Gabe des Benzodiazepins Midazolam (Dormicum®) kann sowohl zur schnellen Krampfdurchbrechung als auch zur Sedierung eingesetzt werden. Voraussetzung für die Durchführung der nasalen Applikation ist die Vorhaltung eines so genannten MAD (Mucosal Atomization Device®), der einen fein zerstäubten Nebel innerhalb der Nasenhöhle erzeugt.

Um eine ausreichende Wirkung erzielen zu können, müssen Midazolam-Gebinde mit einer möglichst hohen Konzentration verwendet werden (z.B. 15 mg in 3 ml).

Applizieren Sie zur Krampfdurchbrechung oder zur Vormedikation von Esketamin im Rahmen einer Analgosedierung

Midazolam 0,4 – 0,5 mg / kg KG nasal

Gute Erfahrungen konnten auch bei stark agitierten Kindern gemacht werden, denen während der Notfallsituation ein intravenöser Zugang gelegt werden musste. Hier konnten Angst und Aufregung durch eine vorab erfolgte nasale Midazolam-Gabe deutlich reduziert werden.

Fentanyl-Narkose

Fentanyl ist das Analgetikum, das hierzulande am häufigsten bei der präklinischen Narkoseeinleitung eingesetzt wird. Es ist darauf zu achten, dass es der zusätzlichen Gabe eines Hypnotikums bedarf, um eine Narkose regelgerecht einzuleiten.

Applizieren Sie zur Narkoseeinleitung

Fentanyl 2 – 3 µg / kg KG i.v.

Zur Aufrechterhaltung der Narkose erfolgt eine Gabe in der gleichen Dosierung.

Paracetamol

Paracetamol ist heute das am weitesten verbreitete Antipyretikum in der Kinderheilkunde. Andere Arzneistoffe, beispielsweise Ibuprofen, erzielen eine ähnliche Wirkung. Die Dosierung von Paracetamol Supp. zur Fiebersenkung bei Kindern ist abhängig vom Alter des Kindes:

Paracetamol Supp.

▶ Säuglinge < 1 Jahr	75 – 125 mg
▶ Kleinkind 1 – 6 Jahre	250 mg
▶ Schulkind 6 Jahre bis Pubertät	500 mg
▶ ältere Kinder und Erwachsene	1 000 mg

Es sollte stets daran gedacht werden, dass Paracetamol in hohen Dosen stark lebertoxisch wirkt. Ein bedenkenloser Umgang mit dem nur scheinbar »harmlosen« Kindermedikament ist daher unangebracht.

7.4 Fünf Basisübungen für ein bis zwei Helfer

Die nachfolgend vorgestellten Übungen spiegeln wichtige Maßnahmen zur Beseitigung kritischer Probleme innerhalb des Primary Survey wider. Deren sichere Beherrschung muss von jedem professionellen Helfer gewährleistet werden. Die Übungen sind so gewählt, dass sie von ein bis zwei Helfern ohne aufwendige Vorbereitungen durchgeführt werden können. Vorzuhalten sind lediglich die üblichen Materialien zur Versorgung pädiatrischer Notfallpatienten (z.B. Kinderkoffer, Sauerstoff- bzw. Beatmungseinheit) und eine Säuglings- bzw. Kinderpuppe.

Beatmung ungesicherter Atemwege

Trainieren Sie zunächst die Beatmung ungesicherter Atemwege ohne Hilfsmittel und danach unter Einsatz eines Beatmungsbeutels. Bestandteil dieser Übungsstation ist auch die zuvor durchzuführende Öffnung und Kontrolle der oberen Atemwege. Selbst der professionelle Helfer kann die Durchführung der im Nachfolgenden beschriebenen einfachen Manöver nur dann sicherstellen, wenn er diese ständig trainiert. Der Fokus sollte während der Übung auf folgenden Punkten liegen:

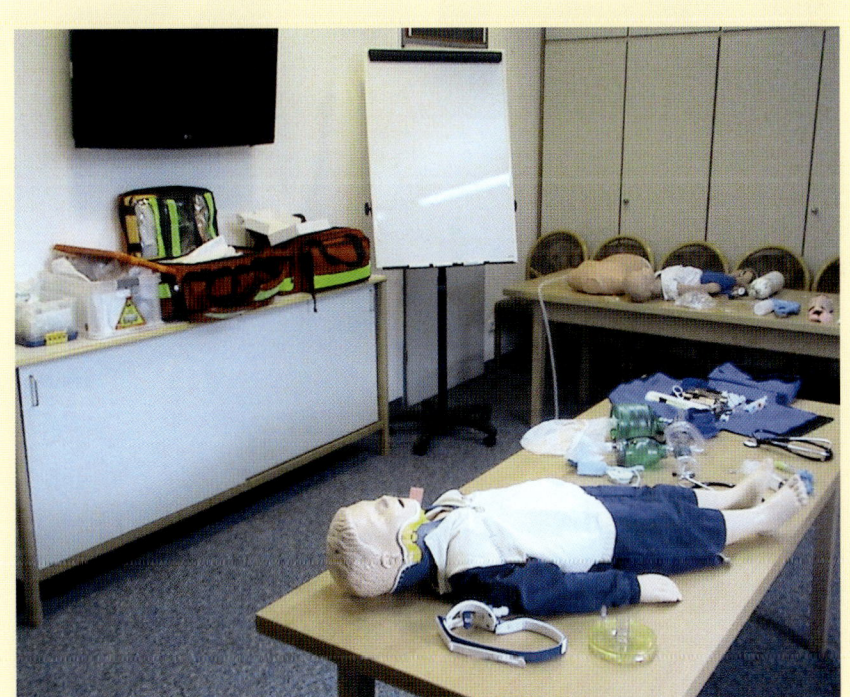

ABB. 5 ▶ Training des kindlichen Atemwegsmanagements. Wichtig ist, dass alle Techniken trainiert werden können, die im eigenen Arbeitsbereich angewandt werden.

1. altersgemäße Positionierung des Kopfes zur Öffnung der Atemwege
2. modifiziertes Öffnen der Atemwege bei Verdacht auf Vorliegen einer HWS-Schädigung
3. wiederholtes Ansetzen des Mundes zur Atemspende bzw. des Beatmungs-beutels zur Beatmung
4. Durchführung einer Atemspende oder Beatmung über 1 – 1½ Sekunden.

Beatmung ungesicherter Atemwege

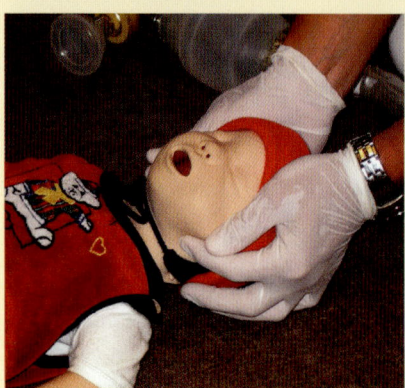

ABB. 6 ▶ Anheben des Kinns beim Säugling (»Jaw Thrust«)

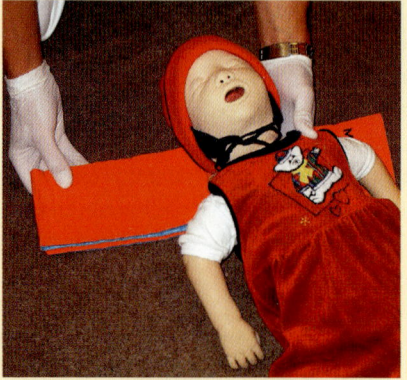

ABB. 7 ▶ Herstellung der »Schnüffel-position«, bei der die Nasenspitze den höchsten Punkt des Körpers bildet, durch Unterpolsterung der Schultern – hier mithilfe einer Sam® Splint-Schiene

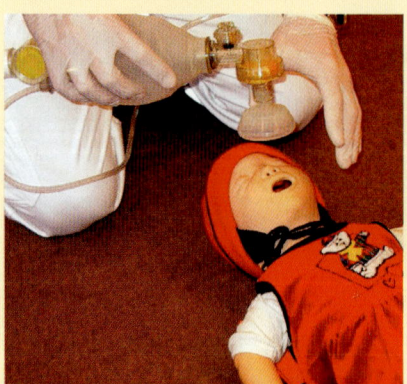

ABB. 8 ▶ Aufsetzen der Beatmungs-maske. Infolge von Undichtigkeiten ist hier in hohem Maß mit Problemen bei der Beatmung zu rechnen. Das stän-dige Training der Maßnahme mini-miert diese Probleme.

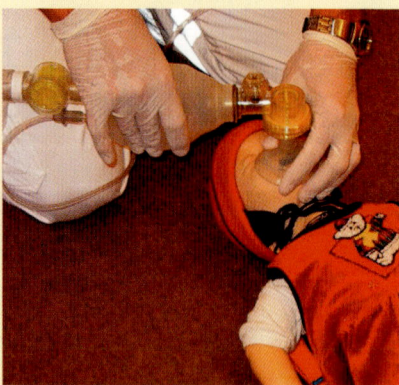

ABB. 9 ▶ Kontrolle der Effizienz der Beatmung über das beginnende Heben und Senken des Brustkorbs

Hauptprobleme bei der Beatmung über ungesicherte Atemwege stellen die Undichtigkeit beim Aufsetzen der Maske sowie die Verlegung des oberen Atemwegs bei falscher Positionierung des Kopfes dar. Nach intensivem Training an dieser Station soll es dem Helfer gelingen, durch kleinere Positionswechsel oder geringfügige Modifikationen in der Handhabung der Gesichtsmasken diese Probleme schnell zu erkennen und zu beseitigen.

Beseitigung eines Fremdkörpers

Verlegt ein Fremdkörper die oberen Atemwege teilweise oder vollständig, so handelt es sich um ein A-Problem, das umgehend beseitigt werden muss. Spontanes Husten des Kindes ist in der Regel effektiver und vor allem sicherer als jedes Manöver durch einen Helfer. Bei spontanem Hustenreiz soll das Kind zu weiterem heftigen Husten ermuntert werden. Bleibt der Husten jedoch aus oder ist dieser zu ineffektiv, so wird das Kind schnell asphyktisch werden (4). Hier kommen verschiedene Techniken zur Beseitigung des Problems zum Einsatz, die in einer definierten Reihenfolge angewendet werden müssen.

Als Ausgangslage wählen wir zunächst den Fall einer Fremdkörperobstruktion der oberen Atemwege (FBAO = Foreign Body Airway Obstruction), bei der das Kind auf ineffektive Weise versucht, den Fremdkörper durch Husten zu entfernen.

Gehen Sie bei Kindern unter einem Jahr wie in den Abbildungen 10 bis 13 dargestellt vor.

Die gleiche Übung führen Sie nun bei einem Kind über einem Jahr durch (Abb. 14 bis 17). Zwei Dinge erschweren in diesem Fall die Durchführung der angezeigten Maßnahmen:

1. Das Kind wiegt mehr und lässt sich nicht so leicht in Position bringen wie ein Säugling.
2. Bei der Durchführung eines Heimlich-Manövers hängt das Kind gegebenenfalls durch, was die Maßnahme zusätzlich erschwert.

Ist der Fremdkörper nicht beseitigt und das Kind noch bei Bewusstsein, sollen die beschriebenen Sequenzen, bestehend aus Rückenschlägen und abdominellen bzw. thorakalen Stößen, weitergeführt werden. Bei bewusstlosen Kindern wird eine Herz-Lungen-Wiederbelebung durchgeführt.

Anlage einer Halskrause

Bei der Anlage einer Halskrause (Abb. 18 bis 23) handelt es sich definitionsgemäß nicht um eine A-Maßnahme. Zwar soll die Halswirbelsäule bei einem entsprechenden Unfallmechanismus oder Zeichen einer HWS-Schädigung parallel zur Sicherung freier Atemwege fixiert werden; dies kann aber auch in Form einer manuellen Ruhigstellung erfolgen.

Trotz des schweren Kopfes kommt es bei kindlichen Unfällen selten zu HWS-Schädigungen. Aufgrund der niemals auszuschließenden Gefahr hoch angelagerter Nervenschädigungen muss jedoch jeder Verdacht auf Vorliegen einer Halswirbelsäulenschädigung ernst genommen werden.

Beseitigung eines Fremdkörpers bei Kindern unter einem Jahr

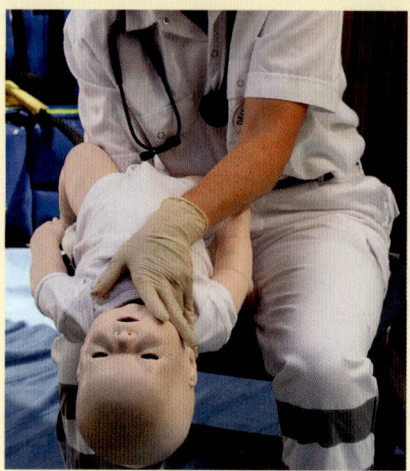

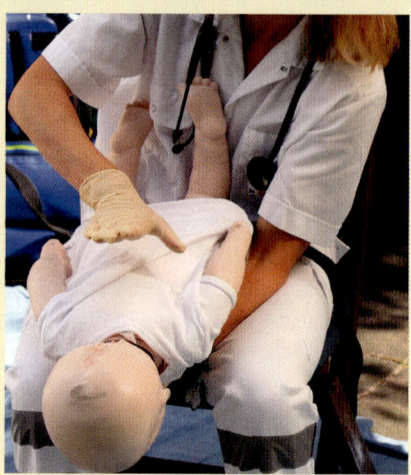

ABB. 10 ▶ Abschätzung der Vitalgefährdung. Dabei wird das Kind für das Umdrehen in die Bauchlage vorbereitet. Daumen und Zeigefinger betten hierfür das Kinn ein und halten so den Kopf.

ABB. 11 ▶ Kind in Bauchlage. Der tief liegende Kopf wird nach wie vor insbesondere durch Daumen und Zeigefinger in einer neutralen Position gehalten. Nun erfolgen zunächst bis zu fünf Rückenschläge.

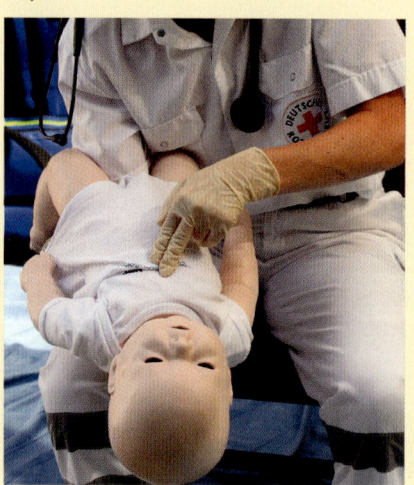

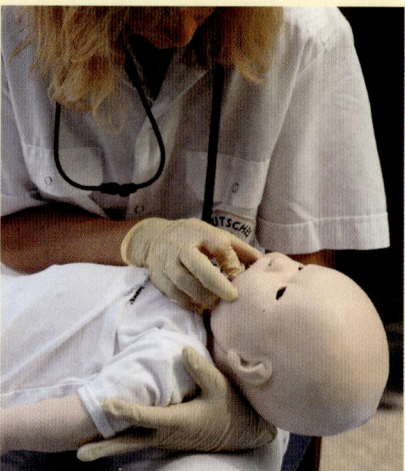

ABB. 12 ▶ Bei Ausbleiben eines entsprechenden Erfolgs wird das Kind wieder in die Ausgangsposition zurückgedreht. Bis zu fünf thorakale Stöße sollen nun bei wiederum tief liegendem Kopf den Fremdkörper aus dem oberen Atemweg verdrängen.

ABB. 13 ▶ Nach fünf thorakalen Stößen wird kontrolliert, ob die Effektivität der Maßnahmen gegeben ist. Hier: Inspektion des Rachenraums

Modifizierter Ablauf bei Kindern über einem Jahr

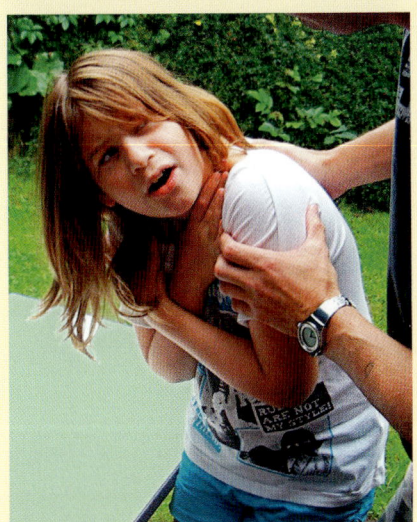

ABB. 14 ▶ Zuerst: Vitalgefährdung abschätzen

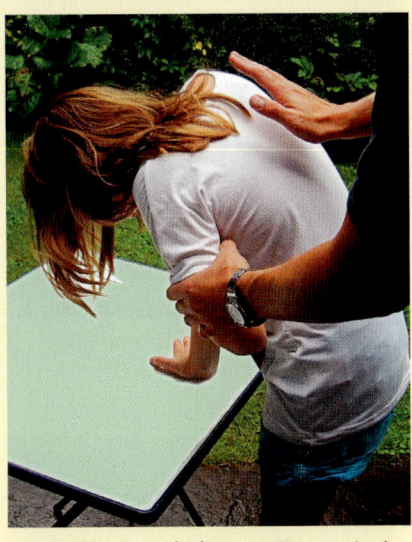

ABB. 15 ▶ Bei erhaltenem Bewusstsein und ineffektivem Husten: zunächst bis zu fünf Rückenschläge durchführen. Das Kind sollte sich hierbei aufstützen oder leicht vornüber gebeugt sein.

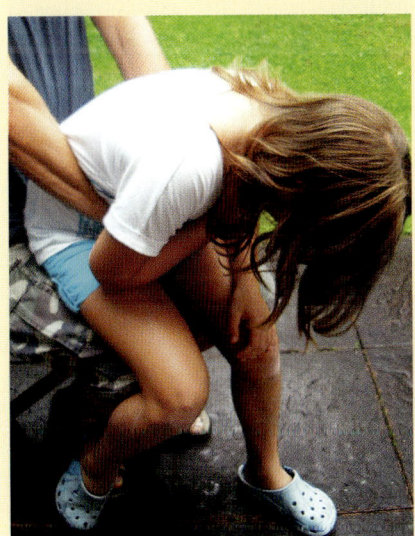

ABB. 16 ▶ Bei ausbleibendem Erfolg: bis zu fünf abdominelle Stöße durchführen (Heimlich-Manöver). Auch hier sollte das Kind vornüber gebeugt sein.

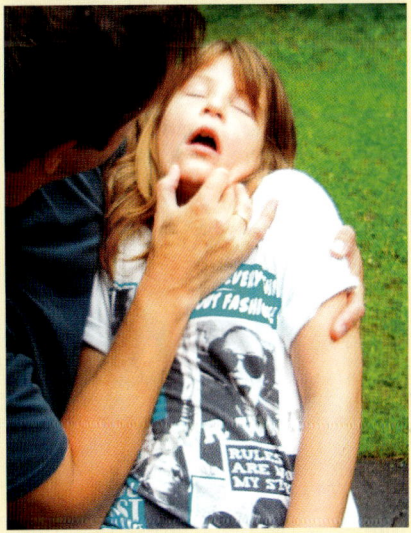

ABB. 17 ▶ Kontrolle der Effektivität der Maßnahmen

Anlage einer Halskrause

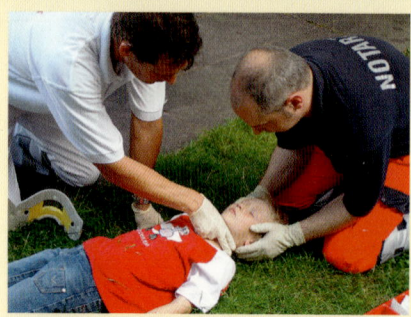

ABB. 18 ▶ Abmessen der Größe der Halskrause zwischen Kinnspitze und Schulter

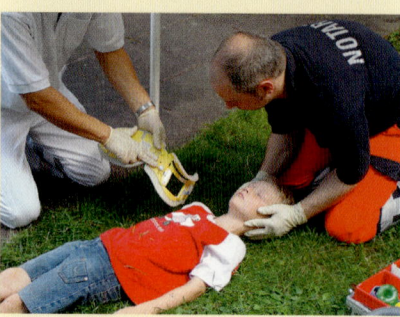

ABB. 19 ▶ Einstellen der Größe

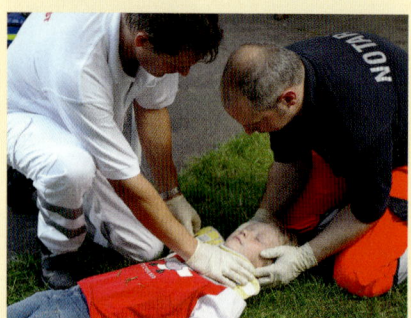

ABB. 20 ▶ Anlage der Halskrause vom Sternum aufwärts bis zum Einbetten des Kinns. Achtung: Keine Extension des Kopfes provozieren!

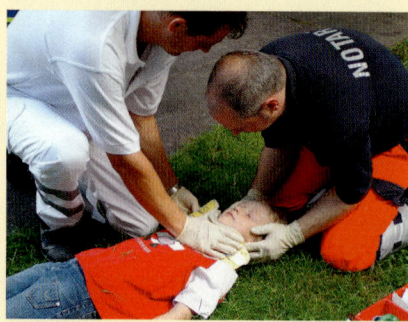

ABB. 21 ▶ Die Rückseite der Halskrause wird unter den Nacken geschoben.

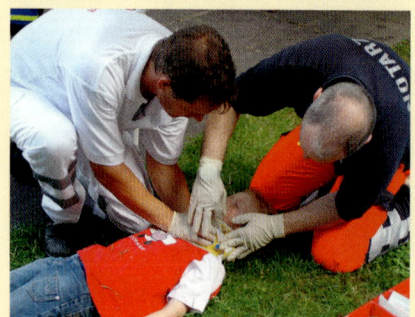

ABB. 22 ▶ Der Helfer an der Seite übernimmt nun das Halten des Kopfes. Der Helfer am Kopf hat beide Hände frei, um die Halskrause zu verschließen.

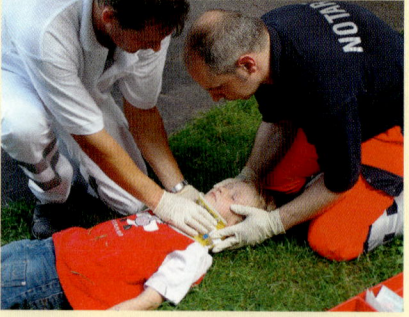

ABB. 23 ▶ Der Helfer am Kopf kann nun wieder die Sicherung des Kopfes übernehmen. Achtung: Eine Halskrause schränkt die Beweglichkeit von Kopf und HWS nur zu etwa 60 % ein!

Ist ein Kind wach und ansprechbar, wird es sich möglicherweise gegen das Anlegen einer Halskrause zur Wehr setzen. In diesem Fall sollte auf die Maßnahme gegebenenfalls verzichtet werden, da durch die Abwehrbewegungen des Kindes der Schaden an der HWS noch verstärkt werden kann.

Beurteilung und Management I – Das ABCDE

Trainieren Sie den Ablauf von Ersteindruck und Primary Survey an einem Trainingsphantom. Die weiteren Untersuchungsgänge wie Monitoring, fokussierte körperliche Untersuchung und Anamneseerhebung werden in den nachfolgend beschriebenen Einstiegsszenarien mit nicht kritischen Kindern noch ausgespart.

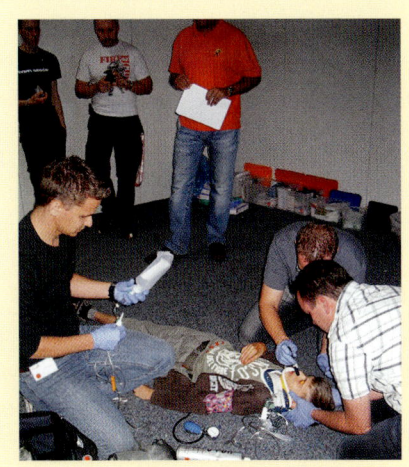

ABB. 24 ▶ Station Beurteilung und Management. Die Einbindung kindlicher Probanden schafft ein realitätsnahes Szenario.

Für das Training müssen Sie mindestens zu zweit sein. Ein Helfer führt die Untersuchungen und einfachen Managementmaßnahmen bei dem Kind durch, der Einweisende informiert über die erhobenen Werte und Beobachtungen. Hierbei muss er genau darauf achten, die Informationen nur dann preiszugeben, wenn der Helfer im Rahmen der von ihm initiierten Versorgung darauf stößt (die Information »Bauch ist bretthart« wird zum Beispiel nur dann gegeben, wenn das Abdomen palpiert wird) oder wenn danach gefragt wird (z.B. »Sehe ich deutliche Thoraxexkursionen?« oder »Höre ich pathologische Atemgeräusche?«).

Szenario 1 → Das Rettungsteam wird zu einem Kindernotfall bei einem 6-jährigen Jungen gerufen. Der Vater teilte gegenüber der Leitstelle mit, sein Sohn sei zu Hause in den Swimmingpool gefallen. Am Notfallort hält der Vater den Jungen (Junior-Puppe), dessen Oberkörper frei ist, auf seinem Schoß. Er gibt an, das Kind sei noch Nichtschwimmer, ins Wasser gefallen und wenige Sekunden komplett untergetaucht gewesen, bevor er es aus dem Pool gezogen habe. Draußen habe das Kind zu Beginn geröchelt und sei »blau um die Lippen« gewesen. Dann habe das Kind erbrochen und zu schreien begonnen. Das Kind schreit noch immer und macht einen verängstigten Eindruck. Es schlottert am ganzen Körper.

▶ Ersteindruck	
Unfallhergang:	Sturz in Pool aus geringer Höhe, kein Hochrasanztrauma
Haut:	rosig, beim Schreien wird die Gesichtsfarbe tiefrot
motorische Reaktion:	Kind hat Angst, fixiert die Helfer skeptisch, versucht gezielt bei den Eltern Schutz zu suchen
verbale Reaktion:	Kind schreit
Atmung:	deutliche Thoraxexkursionen

▶ ABCDE		
A	**Atemweg:**	frei, kein inspiratorischer Stridor, keine Einziehungen Interventionen → ggf. Anlage einer Halskrause
B	**Belüftung:**	rosige Hautfarbe, schnelle Atmung (24/min), Lungenauskultation ohne Auffälligkeiten, gute Belüftung Interventionen → ggf. O_2-Gabe über Maske
C	**Zirkulation:**	keine äußere Blutung zu erkennen, gut tastbarer Radialis-Puls (Frequenz ca. 100), Rekap-Zeit < 1 Sekunde, keine Hämatome, keine abdominelle Abwehrspannung Interventionen → nicht erforderlich
D	**Neuro-Status:**	**A**VPU, Pupillen isokor lichtreagibel Interventionen → nicht erforderlich
E	**Temp./Exposition:**	Kind schlottert, ist noch nass, keine zusätzlichen Verletzungen am Oberkörper und an den Beinen zu erkennen Interventionen → Wärmeerhalt
Entscheidung kritisch/nicht kritisch? → **nicht kritisch!**		

Szenario 2 → Das Rettungsteam wird zu einem Kindernotfall bei einem einjährigen Kind gerufen. Gegenüber der Leitstelle erklärte die Mutter, ihre Tochter habe einen Lego-Stein in den Mund genommen und danach keine Luft mehr bekommen. Bei Eintreffen am Notfallort hält die Mutter ihre Tochter (Baby-Puppe) im Arm. In der anderen Hand hält sie den Lego-Stein, den das Mädchen nach Durchführung eines Heimlich-Manövers ausgespuckt habe. Dieses Manöver habe sie, so die Mutter, »wie beim Erwachsenen mit den Händen im Bauch« durchgeführt.

▶ Ersteindruck	
Geschehen:	Bolusgeschehen, das offenbar behoben wurde, fragliche abdominelle Schädigung durch Heimlich-Manöver
Haut:	rosig
motorische Reaktion:	Kind hat Angst, fixiert den fremden Helfer skeptisch, versucht gezielt bei der Mutter Schutz zu suchen
verbale Reaktion:	Kind wimmert, wenn man ihm zu nahe kommt
Atmung:	gut sichtbare Thoraxexkursionen

▶ ABCDE		
A	**Atemweg:**	frei, kein inspiratorischer Stridor, keine Einziehungen Interventionen → nicht erforderlich
B	**Belüftung:**	rosige Hautfarbe, normofrequente Atmung (24/min), mäßiger Hustenreiz, Lungenauskultation ohne Auffälligkeiten, gute Belüftung Interventionen → nicht erforderlich
C	**Zirkulation:**	keine äußere Blutung zu erkennen, gut tastbarer Brachialis-Puls (Frequenz ca. 100), Rekap-Zeit < 1 Sekunde, Abdomen weich, keine Hämatome am Rumpf Interventionen → nicht erforderlich
D	**Neuro-Status:**	AVPU, Pupillen isokor lichtreagibel, Kind fuchtelt bei Untersuchung mit Armen umher, strampelt mit den Beinen Interventionen → nicht erforderlich
E	**Temp./Exposition:**	Kind ist normotherm; keine zusätzlichen Verletzungen zu erkennen Interventionen → nicht erforderlich
Entscheidung kritisch/nicht kritisch? → nicht kritisch!		

Geben Sie sich gegenseitig nach dem Durchspielen der Sequenzen ein ehrliches, kritisches Feedback. Hierbei sollten Versäumnisse in der Versorgung des Patienten angesprochen werden. Ebenso sollte der zeitliche Ablauf der Maßnahmen reflektiert werden. Und denken Sie immer daran: Bei einem Feedback sollte am Ende der gemeinsamen Auswertung immer eine positive Rückmeldung bzw. ein einfach umzusetzender Verbesserungsvorschlag stehen. Auch dann, wenn das Fallbeispiel vermeintlich »in die Hose gegangen ist«.

Basis-HLW

Die Anwendung erweiterter lebensrettender Maßnahmen der Reanimation kann nur dann zu einem Erfolg führen, wenn die Basis-HLW schnell einsetzt und in ausreichender Qualität durchgeführt wird. Drei Dinge stehen bei dieser Übungsstation im Fokus:

1. den schnellen Einstieg in die Basis-HLW zu finden
2. die Qualität der Maßnahmen der Basis-HLW durch wiederholtes Training zu optimieren
3. das Zusammenspiel zwischen der Beatmung und der Thoraxkompression als wichtigste Maßnahmen der HLW zu trainieren und so die Grundlage für die ALS-Maßnahmen am Kind zu schaffen.

Führen Sie die Maßnahmen der Basis-HLW so durch, wie dies in Kapitel 4 beschrieben wird. Viele professionelle Helfer sehen für sich selbst keinen Bedarf, die einfachen Maßnahmen der Wiederbelebung zu trainieren. Während der Fortbildung oder vereinzelt durchgeführter Trainings werden vielmehr komplexe ALS-Fälle durchgespielt. Dies verbessert zwar die Sicherheit im Umgang mit erweiterten Maßnahmen, der Defibrillation und der Medikamentengabe beim kindlichen Herz-Kreislauf-Stillstand. Die Qualität der Basismaßnahmen kann jedoch erheblich unter einer solchen Fokussierung auf das ALS-Management leiden. Die Autoren empfehlen daher, dass jedem ALS-Training ein mindestens ebenso langes und intensives BLS-Training vorausgehen sollte.

Beginnen Sie mit der Prüfung des Kindes auf Ansprechbarkeit (Abb. 25). Reagiert das Kind nicht, werden die Atemwege durch entsprechende Positionierung des Kopfes freigemacht (Abb. 26). Falls keine normale Atmung vorhanden ist, werden fünf Beatmungen (Rescue Breaths) durchgeführt (Abb. 27). Das Ziel besteht darin, eine der Notfallsituation zugrunde liegende Hypoxie schnell zu beheben. Die richtige Tiefe der Beatmung kann über das sichtbare Heben und Senken des Brustkorbs gesteuert werden.

Kontrollieren Sie, ob Lebenszeichen vorhanden sind. Hierzu zählen beispielsweise Bewegungen, Husten oder eine normale Atmung. Medizinisches Fachpersonal kontrolliert gegebenenfalls den Puls beim Säugling an der A. brachialis und beim Kind an der A. carotis (Abb. 28).

Führen Sie 15 Thoraxkompressionen mit einer Frequenz von 100–120/min in der vorgeschriebenen Tiefe von $^1/_3$ des Thoraxdurchmessers durch (Abb. 29). Diese beträgt bei Säuglingen und kleinen Kindern circa 4 cm und bei Kindern circa 5 cm.

Führen Sie die Basis-HLW zwei Minuten durch und wechseln Sie dann die Positionen. Dies erfolgt nach den Beatmungen. Führen Sie die Thoraxkompressionen außerhalb der Pausen für die Beatmungen kontinuierlich, ohne Unterbrechungen durch (Abb. 30).

Basis-HLW beim Kind

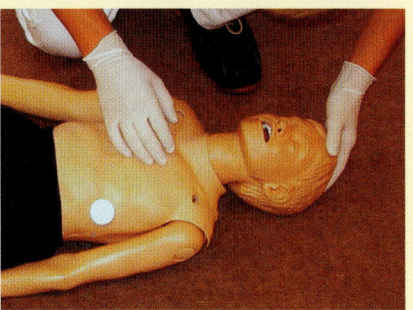

ABB. 25 ▶ Kontrolle der Ansprechbarkeit

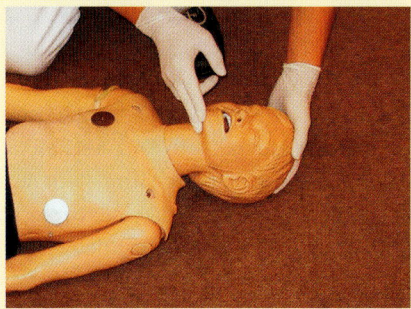

ABB. 26 ▶ Atemwege freimachen, danach: Atmung prüfen

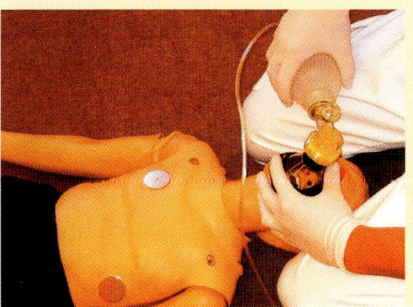

ABB. 27 ▶ Führen Sie fünf Rettungsbeatmungen durch

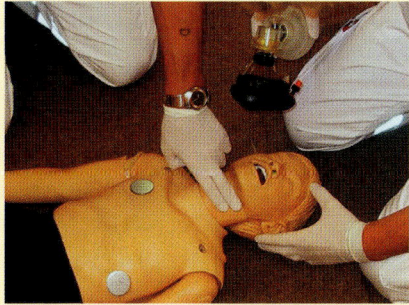

ABB. 28 ▶ Beurteilung der Zirkulation (zentraler Puls tastbar?) und Suche nach Lebenszeichen

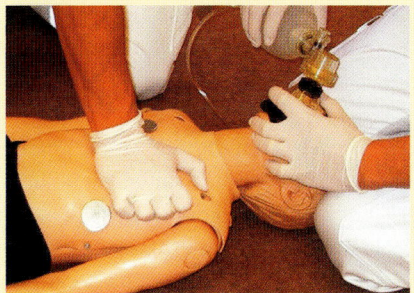

ABB. 29 ▶ Durchführung der Herzdruckmassage im Verhältnis 15 : 2 zur Beatmung (bei ungesicherten Atemwegen). Hier beim kleinen Kind von ca. fünf Jahren mit einer Hand. Bei der Einhelfer-Methode ist auch ein Verhältnis von 30 : 2 möglich. Danach erfolgen zwei Beatmungen über 1 – 1½ Sekunden.

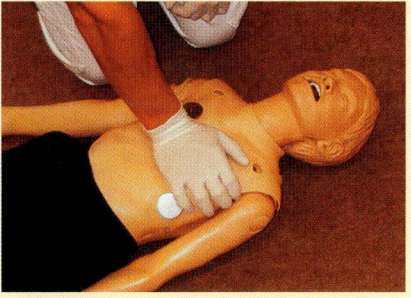

ABB. 30 ▶ Wechsel der Helfer-Positionen

7.5 Fünf Stationen zum Training komplexer Fertigkeiten und Abläufe

Fertigkeits- und Szenarien-Stationen sind heutzutage fester Bestandteil zertifizierter Fortbildungen. Üblicherweise liegt hier das Verhältnis zwischen theoretischen und praktischen Stationen bei etwa 50 : 50. Für den Lernenden ist es wichtig, das neu erlangte theoretische Wissen praktisch umzusetzen, wodurch eine Einprägungsquote von bis zu 90 % erreicht wird (3). Neue Wege kennen zu lernen bedeutet eben auch neue Wege einzuüben. Nur auf diese Weise können wir dauerhaft deren richtige Anwendung sicherstellen.

Die im Nachfolgenden beschriebenen Stationen erfordern – anders als bei den zuvor geschilderten Basisübungen – ein hohes Maß an Vorbereitung. Für das schnelle Üben zwischendurch sind sie nicht geeignet. Weiterhin bedürfen sie des Einsatzes von ein bis zwei Trainern, die die Teilnehmer an der Station anleiten, Ratschläge geben und gegebenenfalls korrigierend eingreifen.

Heutzutage gewährleistet der „Four Step Approach" die Vermittlung praktischer Fähigkeiten (5). Dieser wird wie folgt durchgeführt:

1. Der Trainer demonstriert die Maßnahme/den Handlungsablauf in Echtzeit.
2. Der Trainer demonstriert erneut und erklärt dabei »Schritt für Schritt«.
3. Der Trainer führt die Maßnahme/den Handlungsablauf durch und lässt sich dabei von einem der Teilnehmer anleiten.
4. Ein Teilnehmer führt die Maßnahme/den Handlungsablauf durch und lässt sich dabei von einem anderen Teilnehmer anleiten.

Nachfolgend können alle Teilnehmer der Station das Erlernte unter Aufsicht der Trainer üben. Wiederholungen schaffen hier ein hohes Maß an Sicherheit in der späteren Anwendung. Daher ist es wichtig, dass das Training an den praktischen Stationen nicht zerredet wird. Es gilt: »So wenig reden wie nötig, so viel üben wie möglich.« Gruppengrößen von maximal sechs Teilnehmern bzw. ein Verhältnis Trainer zu Teilnehmer von 1 : 3 führen zu einer optimierten Informationsaufnahme.

Airwaymanagement *(Stationsdauer je nach Gruppengröße 45 – 90 Minuten)*
In dieser Station sollte der Teilnehmer die Möglichkeit haben, alle relevanten Maßnahmen zu üben, die einer verbesserten Atemwegssicherung und Ventilation dienen (A- und B-Maßnahmen). Gehen Sie gemeinsam mit den Teilnehmern alle Maßnahmen durch – vom Einfachen hin zum Invasiven – und führen Sie dabei ein erstes Training nach dem Four Step Approach durch. Nach der Demonstration und dem ersten gemeinsamen Training, das nicht länger als ein Drittel der für diese Station veranschlagten Zeit dauern darf, erhalten die Teilnehmer dann Gelegenheit zum eigenständigen Üben unter Aufsicht des Trainers. Bestandteile der Station Atemwegsmanagement beim Kind können zum Beispiel sein:

- ▶ Wiederholung einfacher manueller Techniken (Kinn anziehen, Jaw Thrust)
- ▶ Einsatz von Guedel- bzw. Wendl-Tubus
- ▶ Einsatz der Kissenmaske beim ungesicherten Atemweg

- ▶ Intubation
- ▶ alternatives Atemwegsmanagement (z. B. Larynxtubus, Larynxmaske)
- ▶ chirurgisches Atemwegsmanagement (z. B. Koniotomie, Jet-Ventilation).

Der Trainer muss darauf achten, dass er ebenso wie die Teilnehmer allen Bestandteilen der Station die gleiche Aufmerksamkeit widmet. Tut er dies nicht, so qualifiziert er eine Maßnahme dadurch herab und suggeriert, dass sie eine geringere Bedeutung gegenüber den anderen hat.

Auch sollte der Trainer sich nicht darüber wundern, dass die meisten Teilnehmer bei Betreten der Station zuerst das Intubationsphantom ansteuern. Warum dies so ist, können Ihnen die Autoren des Buches auch nicht erklären.

Intraossärer Zugang
(Stationsdauer 30 – 45 Minuten)

Bei dieser Station ist es von entscheidender Bedeutung, dass jeder Teilnehmer in ausreichendem Umfang an der Intraossär-Nadel trainieren kann, die er auch an seinem Arbeitsplatz vorfindet. Zwar ist ein Vergleich der unterschiedlichen Systeme durchaus interessant, dieser muss jedoch nicht in einer Fertigkeitsstation thematisiert werden.

Das Training erfolgt entweder an künstlichen Knochen, wie sie diverse Medizinprodukte-Hersteller für diese Fälle anbieten, oder etwa an Hühnerknochen. Die zuletzt genannte Variante ist nicht nur billig, sondern verhindert auch, dass Teilnehmer an völlig perforierten künstlichen Knochen üben müssen, deren Konsistenz rein gar nichts mehr mit echten Knochen gemein hat.

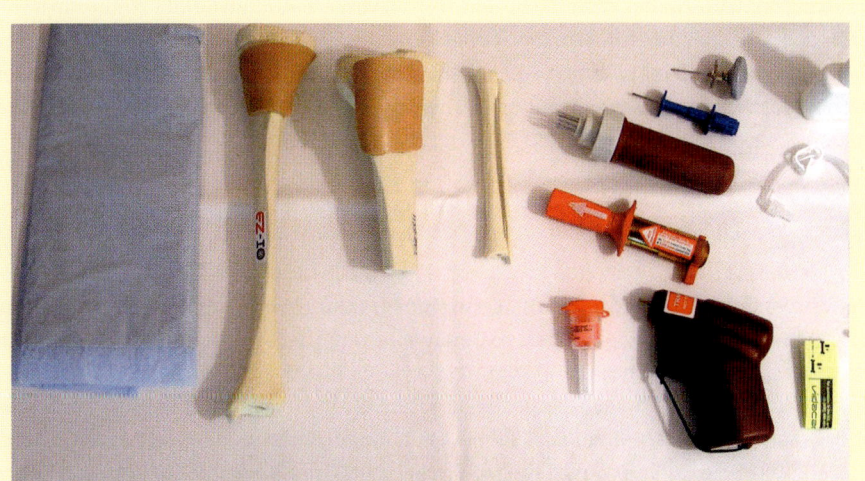

ABB. 31 ▶ Station »Intraossäre Punktionstechniken«. Mehrere Geräte werden vorgestellt. Wichtig ist, ein ausreichendes Üben mit dem System aus dem eigenen Arbeitsbereich sicherzustellen. Jeder Teilnehmer sollte die Maßnahme zur Erlangung einer ersten Sicherheit mindestens fünfmal an Tierknochen oder speziellen Phantomen durchgeführt haben.

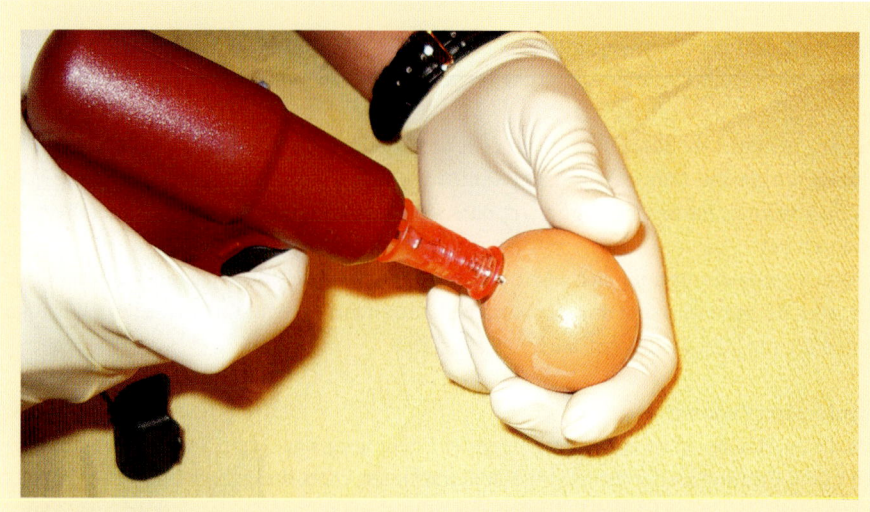

ABB. 32 ▶ Nur mit Systemen ohne Impuls-Injektion der Nadel möglich: Punktion eines rohen Eies

Neue Systeme wie die EZ-IO® ermöglichen eine Punktion ohne den Kraftaufwand, wie er früher beim Einsatz der Cook®- oder Jamshidi®-Nadeln üblich war. Daher können mit der EZ-IO® sogar rohe Eier punktiert werden – eine beeindruckende Demonstration, die jeder Teilnehmer nur zu gerne nachahmt und dadurch die immer noch verbreitete Scheu vor der Technik (»Tut das denn nicht sehr weh?«) verliert. Andere Geräte zur intraossären Punktion, wie die eher für den Einsatz bei Jugendlichen und Erwachsenen vorgesehene F.A.S.T.1® oder die Bone Injection Gun (BIG®), funktionieren zwar auch, ohne dass der Anwender hierbei Kraft aufwenden muss. Den Versuch mit dem rohen Ei sollte man aber bei diesen Geräten besser unterlassen.

Immobilisationstechniken   *(Stationsdauer 45 – 60 Minuten)*
Immobilisationstechniken kommen üblicherweise bei traumatologischen Notfällen zum Einsatz. Beim kritisch verletzten Kind steht die schnelle Immobilisation des Rumpfes und der Wirbelsäule im Vordergrund. Die Versorgung frakturierter Extremitäten hat hier keine Priorität. Auch finden sich nur wenige Geräte innerhalb der Rettungsdienste, die auf Kindergrößen zugeschnitten sind.

Eine Rumpf- und Wirbelsäulenimmobilisation erfolgt ebenso wie beim Erwachsenen mit Vakuummatratze, Spineboard oder Schaufeltrage. Bei kleineren Kindern kann auch die Vakuum-Beinschiene oder das KED®-System zum Einsatz kommen. Wichtigstes Kriterium beim Einsatz der verschiedenen Techniken ist immer die Funktionalität.

Ist nach einem Verkehrsunfall eine isolierte Wirbelsäulenschädigung nicht auszuschließen, so können Kinder auch im Kindersitz immobilisiert werden. Dieser wird hierfür mit weichen Gegenständen wie Decken, Kissen oder Ähnlichem ausgepolstert. Bei einem begleitenden A-, B- oder C-Problem bzw. bei einer kritisch herabgesetzten Vigilanz verbie-

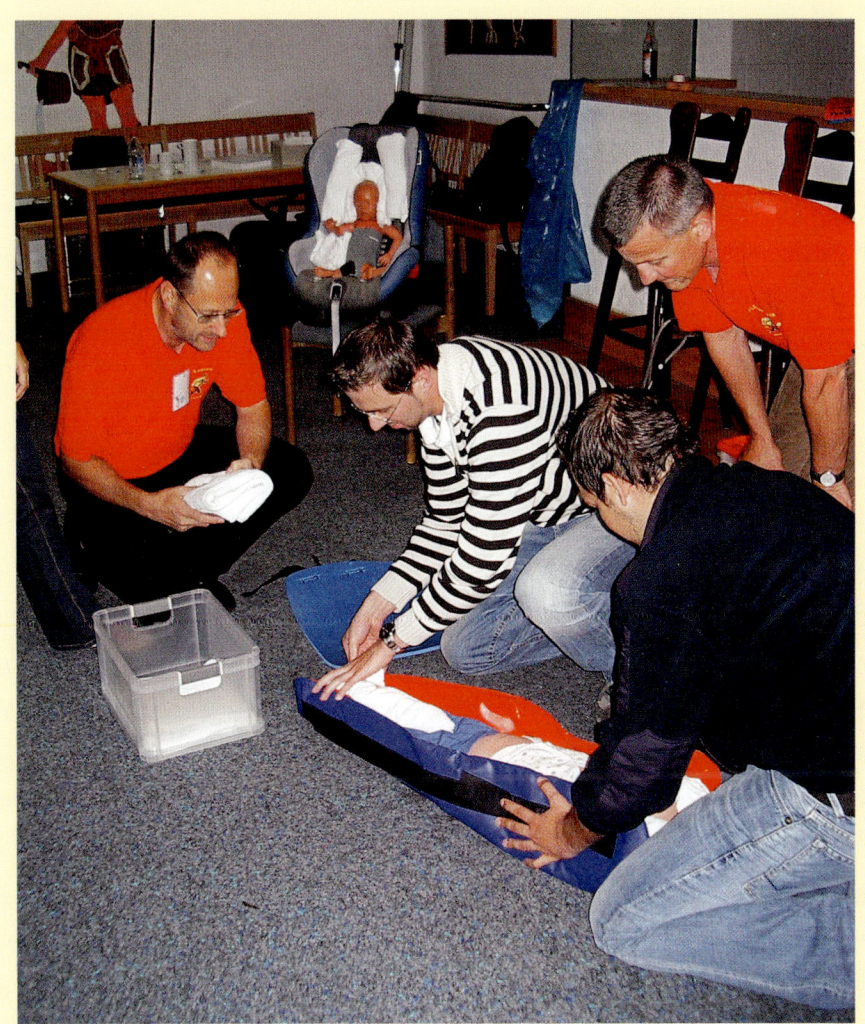

ABB. 33 ▶ Station »Kinderimmobilisation«: Die Anwendung verschiedener Techniken der Ruhigstellung und Transportvorbereitung wird hier trainiert.

tet sich natürlich ein solches Vorgehen. Hier steht die Beseitigung der Gefährdung der Vitalfunktionen im Vordergrund, für die der Patient flach auf dem Rücken gelagert werden muss.

Eine Halskrause kann angelegt werden, wenn das Kind dies toleriert. Wehrt es sich gegen die Maßnahme, sind die hierdurch provozierten Schäden unter Umständen größer als der Nutzen. Da es hinsichtlich einer adäquaten Immobilisation von Kindern nur wenige bindende Maßgaben gibt, kann der Teilnehmer in dieser Station vieles ausprobieren und ein wenig mit den Optionen spielen.

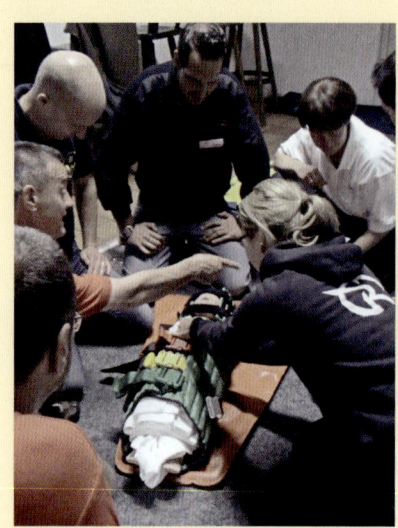

Abb. 34 ▶ Immobilisation eines Kleinkindes in einem KED®-System

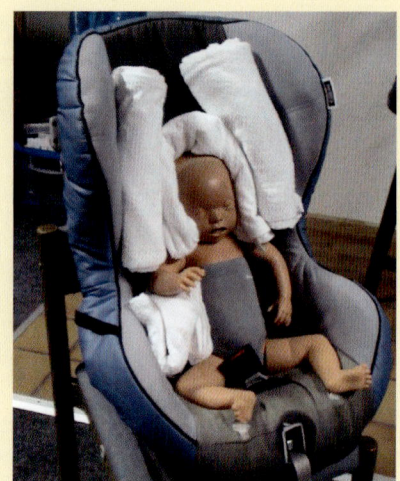

Abb. 35 ▶ Decken können zur Auspolsterung eines Kindes im Kindersitz eingesetzt werden.

Grundsätzlich gilt: Bringe einen vital kritischen Patienten vorsichtig und vor allem schnell in eine achsengerechte Rückenposition. Kinnspitze, Sternum und Bauchnabel müssen dabei eine Linie bilden.

Beim nicht kritischen Kind kann der Immobilisation von frakturierten Extremitäten volle Aufmerksamkeit zuteil werden. Sehr gut geeignet sind Aluminiumkern-Schienen (z. B. Sam® Splint), da diese sich den anatomischen Verhältnissen sehr gut anpassen lassen.

Beurteilung und Management II   (Stationsdauer 60 – 75 Minuten)

An dieser Szenario-Station gilt es nun, die erlernten Abläufe und Fertigkeiten zum Training komplexer Notfallsituationen einzusetzen. Auch kommen die wichtigsten Notfallmedikamente zum Einsatz. Die Teilnehmer der Station müssen deren zeitgerechten Einsatz und die richtige Dosierung sicherstellen.

Szenarien, die Sie an dieser Station durchspielen lassen können, finden Sie in dem nachfolgenden Kapitel 8 (Fünf Fallbeispiele). Vier Kinder werden in diesen Fällen als »kritisch« und eines als »nicht kritisch« eingestuft.

Aus der Gruppe der Teilnehmer sollen sich drei Teams bilden. Ihnen steht das übliche Equipment zur Versorgung des kindlichen Notfalls zur Verfügung. Der Trainer simuliert die Artikulationen des Kindes und spricht für einen Elternteil.

An den »Beurteilungs- und Management«-Stationen gilt: Alle erforderlichen Maßnahmen müssen durchgeführt werden. Aussagen wie »Ich würde jetzt einen intraossären Zugang legen« gehören nicht in ein Stationstraining (2, 7). Vielmehr muss der Trainer im Vorfeld sicherstellen, dass das Szenario nachvollziehbar ist und alle erforderlichen Maßnahmen auch wirklich durchführbar sind.

Beurteilung und Management III   *(Stationsdauer 60 – 75 Minuten)*

In dieser Station werden Kinder unterschiedlichen Alters gemäß den gültigen Richtlinien reanimiert. Es sei jedem Trainer überlassen, eigene Szenarien zu entwerfen oder solche vorzustellen, mit denen er im Einsatzgeschehen schon selbst konfrontiert wurde.

Bedenken Sie bei dieser Station, dass Kinder hinsichtlich des Überlebens nach Reanimation eine denkbar schlechte Prognose haben. Daher ist es auch durchaus legitim, einen Fall mit letalem Ausgang einzuspielen. In der Folge kann dies dann auch noch einmal behutsam thematisiert werden.

7.6   Fünf x drei Schlüsselinterventionen beim Kindernotfall

Und hier noch einmal zur Wiederholung die wichtigsten Schlüsselinterventionen innerhalb des Primary Survey. Bedenken Sie stets, dass es zweifelsohne noch andere wichtige Maßnahmen rund um den kindlichen Notfall gibt. Aber haben Sie diese Schlüsselinterventionen in Ihrem Repertoire, so können Sie schon sehr viel erreichen.

A ▶ Freimachen des Atemwegs durch manuelle Techniken
 ▶ Adrenalinvernebelung bei entzündlichen Prozessen
 ▶ situationsangepasstes erweitertes Atemwegsmanagement

B ▶ hoch dosierte Sauerstoffgabe
 ▶ medikamentöse Bronchodilatation
 ▶ situationsangepasste Beatmung

C ▶ Blutstillung
 ▶ Flüssigkeitsboli mit kristalloiden Lösungen
 ▶ Antibiose bei schwerer Sepsis

D ▶ Krampfdurchbrechung
 ▶ Glukosegabe bei Hypoglykämie
 ▶ Sicherstellung einer Normotension beim ZNS-Trauma

E ▶ Wärmeerhalt
 ▶ Schmerztherapie
 ▶ Ausschluss weiterer Verletzungen

Literatur:

1. American Heart Asssociation (Hrsg.) (2007) Erweiterte Maßnahmen der Reanimation – ACLS-Schulungshandbuch. ABW Wissenschaftsverlag, Berlin

2. Atzbach U (2001) Medieneinsatz und Unterrichtsgestaltung in der Rettungsassistentenausbildung. Rettungsdienst 24: 646-650

3. Birkholz W, Dobler G (2010) Der Weg zum erfolgreichen Ausbilder. 7., überarbeitete Auflage, Stumpf & Kossendey, Edewecht

4. European Resuscitation Council (2006) EPLS-Provider Manual, Pages 26-29

5. Fertig B (2004) »Four Stages«: Neue Methodik zum Lehren und Erlernen praktischer Handlungskompetenzen. Rettungsdienst 27: 57-59

6. Flake F, Brokmann J (2008) ERC Guideline: Notfallmedizinische Behandlung der anaphylaktischen Reaktion. Rettungsdienst 31: 800-805

7. Mensing U, Heinricht T (1996) »Man müsste mal...« Notfallsimulation in der Ausbildung. Rettungsdienst 19: 630-632

8. Rettberg M von et al. (2010) Endotrachealtuben bei Kindern – Publizierte Formeln zur Abschätzung der optimalen Größe. Anästhesist 101007/s00101-010-1756-0

9. European Resuscitation Council (2010) Guidelines for Resuscitation 2010. Section 6: Paediatric Life Support

8 Fünf Fallbeispiele

8.1 Fall 1

Sie werden an einem kalten Märzmorgen zu einem kindlichen Notfall alarmiert. Gemäß dem Meldebild handelt es sich um einen Atemstillstand bei einem 8-jährigen Jungen. Die Anfahrtszeit zum Notfallort – einer Wohnsiedlung im Nachbarort – beträgt ca. acht Minuten. Dort angekommen eilt Ihnen ein ca. 40-jähriger Mann wild gestikulierend entgegen. Während Sie das Material aus dem Fahrzeug entnehmen und ihm in die Wohnung folgen, erklärt er Ihnen, dass es sich bei dem Kind um seinen Sohn handle und dieser nicht mehr atme. Die Mutter kümmere sich um das Kind. Beim Eintritt in das Wohnhaus hören Sie, wie die Mutter um Hilfe schreit.

Situation vor Ort

Die Mutter sitzt auf einem Stuhl, hält ihren zusammengesunkenen Jungen im Arm und führt eine Atemspende durch. Sie ist verständlicherweise agitiert und gibt folgenden Hinweis: »Das Kind ist vor zwei Tagen in der Schweiz bei einem HNO-OP-Termin an der Rachenwand operiert worden.« Heute Morgen habe das Kind dann plötzlich keine Luft mehr bekommen und sei zusammengesackt.

Ersteindruck

Das Kind ist von durchschnittlicher Größe, hat eine graue Gesichtsfarbe und hängt schlaff und völlig regungslos im Arm der Mutter. Eine Atemtätigkeit ist nicht zu erkennen. Zeichen eines Traumas oder einer Gewalteinwirkung liegen nicht vor. Sie gehen von einer kritischen Situation aus.

Primary Survey (ABCDE)

A Als Sie das Kind vorsichtig auf den Boden legen, bestätigt sich Ihr erster Eindruck, dass keine Atmung vorhanden ist. Sie reklinieren den Kopf und versuchen so die Atemwege zu öffnen. Ein kurzer Blick in den Rachenraum zeigt keine sichtbaren Fremdkörper oder Flüssigkeit.

B Da nach Öffnen der Atemwege keine Spontanatmung einsetzt, führen Sie umgehend fünf Rettungsbeatmungen unter Zuhilfenahme des Beatmungsbeutels mit Reservoir und 100 % Sauerstoff durch. Ihre Bedenken, es könnte sich um eine komplette Atemwegsverlegung infolge der von der Mutter beschriebenen Operation handeln, die eine Beatmung unmöglich macht, bestätigt sich nicht. Der Brustkorb des Kindes hebt und senkt sich mit jeder Beatmung. Es dringt keine Flüssigkeit durch das Beatmungssystem zurück.

C Nach Durchführung der fünf Rettungsbeatmungen sind weiterhin keine Lebenszeichen feststellbar. An der A. brachialis ist kein Puls sicher tastbar. Gemeinsam mit Ihrem Teamkollegen führen Sie eine Herz-Lungen-Wiederbelebung im Verhältnis 15 : 2 (Kompression : Beatmung) durch.

D Während der ersten zwei Minuten der Reanimation ist die neurologische Situation unverändert. Das Kind ist tief bewusstlos (AVP**U**). Eine kurze Kontrolle zeigt weite, reaktionslose Pupillen.

E Das Kind trägt normale Straßenkleidung. Ein Blick über dessen Körper während der Reanimation zeigt keine äußerlich sichtbaren Verletzungen. Die Wohnung ist angemessen temperiert. Es droht keine Hypothermie.

Wie immer bei einer Reanimation stufen Sie das Kind auch hier als kritisch ein und kommunizieren dies gegenüber Ihrem Team.

Monitoring
Im Extremitäten-EKG, das Sie während der ersten zwei Minuten der Reanimation anlegen, zeigt sich ein langsamer und Ihres Erachtens unregelmäßiger Sinusrhythmus von anfangs 40 Schlägen. Ein Blutdruck ist zu Beginn ebenso wie die Sauerstoffsättigung nicht messbar. Nach wenigen Minuten zeigt Letztere jedoch einen hohen Wert zwischen 98 und 100 % an.

Fremdanamnese
Die Eltern erklären Ihnen, dass das Kind an einem Schleimhautdefekt im Rachenraum litt, der im Rahmen der OP in der Schweiz vor zwei Tagen operativ versorgt wurde. Welcher Art die OP genau war, können Sie nicht in Erfahrung bringen. Ansonsten habe das Kind keine **A**llergien und nehme außer Paracetamol in geringen Dosen zur Behandlung des Wundschmerzes keine **M**edikamente ein. Es seien keine schwerwiegenden **P**ersönlichen Vorerkrankungen bekannt und das Kind habe am Morgen ein wenig gefrühstückt (**L** = letzte Nahrungsaufnahme). Auslösende **E**reignisse für das Geschehen habe es nach Meinung der Eltern nicht gegeben.

Körperliche Untersuchung
Ein kurzer Blick auf die Jugularvenen zeigt, dass diese nicht gestaut sind. Auch ist am Körper keine Urtikaria erkennbar.

Erweitertes Management
Sie führen die Behandlung gemäß den Leitlinien zur kardiopulmonalen Reanimation durch. Sie legen einen intravenösen Zugang in die rechte Ellenbeuge des Kindes. Hierüber applizieren Sie 0,24 mg Adrenalin und Infusionslösung in mittlerer Fließgeschwindigkeit. Die ohne medikamentöse Unterstützung durchgeführte Intubation mit einem EB-Tubus ID 5,5 gestaltet sich unproblematisch. Bei der laryngoskopischen Einstellung sind keine Besonderheiten feststellbar. Nach Sicherung der Atemwege führen Sie die Herzdruckmassage mit einer Frequenz von 100/min ohne Unterbrechungen durch. Sie beatmen das Kind kontrolliert mit einer Frequenz von etwa 11/min.

Die Herzfrequenz steigt in der Folge auf Werte um etwa 100/min an. Nach kurzer Zeit ist ein kräftiger peripherer Puls an der A. radialis zu tasten und das Kind beginnt, sich gegen die Beatmung zu wehren. Das Kind wird daraufhin mit 4,8 mg Midazolam i. v. sediert, worauf es die Beatmung problemlos toleriert. Im Laufe der Behandlung steigt der über NIBP gemessene Blutdruck kontinuierlich bis auf nahezu normale Werte an.

Da es sich nun um eine Postreanimationssituation handelt, wird das Kind moderat auf eine im Ohr gemessene Temperatur von 34 °C gekühlt. Dies geschieht durch die Applikation kalter Infusionslösungen in hoher Flussgeschwindigkeit sowie durch die Auflage von Coolpacks in den Achseln und an den Karotis-Arterien.

Transport – weiterer Verlauf – Therapieoptionen

Bei der beschriebenen Kasuistik handelt es sich um einen realen Fall. Das Kind wurde in eine Kinderklinik mit Kinderintensivstation geflogen.

Während des Transports zum Hubschrauber und während des Flugs wurden in kurzen Abständen Neubeurteilungen gemäß dem ABCDE durchgeführt. Der frühzeitig initiierte Hubschraubertransport gewährleistete, dass der Junge innerhalb von einer Stunde nach dem Geschehen in der Klinik übergeben werden konnte. Zur Freude aller Beteiligten überlebte das Kind ohne nennenswerte neurologische Schädigungen. In der Epikrise war lediglich ein schweres Durchgangssyndrom zu beobachten.

Als weitere Option hätte eine Kapnometrie bzw. Kapnografie zum Einsatz kommen können. Diese hätte beispielsweise Aufschluss über die Qualität der Herzdruckmassage geben können.

Nicht geklärt wurde die Frage, wie es überhaupt zu der dramatischen Situation einer Atemwegsverlegung bzw. eines Atemstillstandes gekommen ist. Bei der in der Klinik durchgeführten Inspektion der oberen Atemwege wurden keine Schleimhautdefekte erkannt, die auf eine komplette Verlegung hätten schließen lassen. Am wahrscheinlichsten ist, dass ein reflektorischer Verschluss der Stimmritze ursächlich war.

Letztendlich ist die Beantwortung dieser Frage jedoch von sekundärer Bedeutung, denn die effiziente Durchführung des ABCDE bedarf nicht einer zuvor gestellten Diagnose.

8.2 Fall 2

Sie werden an einem kalten Herbstabend zu einem kindlichen Notfall alarmiert. Gemäß dem Meldebild handelt es sich um eine schwere Atemnot bei einem ca. 1½-jährigen Jungen. Die Anfahrtszeit zum Notfallort – eine Neubausiedlung unweit ihrer Wache – beträgt fünf Minuten. Vor dem Haus mit der angegebenen Adresse wartet niemand auf Sie. Sie bemerken jedoch, dass die Haustür geöffnet ist. Sie holen Ihr Material aus dem Fahrzeug, gehen zur Eingangstür und klingeln. Daraufhin gibt Ihnen eine aufgeregte männliche Stimme aus dem oberen Stock zu verstehen, dass Sie nach oben kommen sollen.

Situation vor Ort

Bereits auf dem Weg zum eigentlichen Ort des Geschehens – dem Kinderzimmer im ersten Stock – nehmen Sie das ziehende Atemgeräusch des Kindes wahr, das ab und zu durch Hustenanfälle unterbrochen wird. Im Kinderzimmer sitzt das verängstigte Kind auf dem Schoß der Mutter und bewegt den Oberkörper zur Unterstützung seiner Atemstöße hin und her. Es reagiert zunächst nicht auf das Erscheinen der Helfer. Die Eltern erklären, erste Probleme mit der Atmung seien vor gut einer Stunde aufgetreten. Die Symptome hätten sich seither verstärkt.

Ersteindruck

Die Haut des Jungen ist rosig, eine Lippenzyanose besteht nicht. Die Atmung ist extrem angestrengt, jedoch sind keine Einziehungszeichen zu erkennen. Das Kind jammert und ist verängstigt. Aufgrund der offensichtlich schwer gestörten Atmung gehen Sie von einer kritischen Situation aus.

Primary Survey (ABCDE)

A Während der kurzen Inspirationen nehmen Sie einen deutlichen inspiratorischen Stridor wahr. Alles deutet auf ein A-Problem infolge eines entzündlichen Prozesses hin. Sie leiten umgehend eine Sauerstoffvernebelung von 2 mg Adrenalin ein, das Sie mit 3 ml NaCl auf insgesamt 5 ml Lösung verdünnen.

B Mit ca. 40 Atemzügen pro Minute ist die Atemfrequenz deutlich erhöht. Eine Auskultation der Lungen ergibt keine Zeichen einer Bronchospastik. Der in unregelmäßigen Abständen auftretende Husten mutet seltsam »bellend« an. Sie führen die Gabe von Sauerstoff mit einem Flow von 6 l/min zur gleichzeitigen Vernebelung des Adrenalins durch.

C Die Haut des Kindes ist rosig, die an der Stirn kontrollierte Rekap-Zeit liegt bei unter einer Sekunde. Sie können einen kräftigen Puls an der A. brachialis tasten, der eine Frequenz von etwa 120 Schlägen pro Minute aufweist. Sie sehen keinen Anlass, die Zirkulation durch die Einleitung bestimmter Maßnahmen zu unterstützen.

D Die Vigilanz des Kindes ist nicht eingeschränkt (**A**VPU). Die Pupillen lassen sich nicht auf ihre Lichtreaktion untersuchen, da sich das Kind dagegen »mit Händen und Füßen« wehrt. Sie leiten keine Maßnahmen zur Unterstützung der neurologischen Funktionen ein.

E Das Kind ist mit einem Schlafanzug bekleidet und mit einer Decke zugedeckt. Im Zimmer ist es mäßig warm, jedoch droht aufgrund der Umsicht der Eltern keine Hypothermie. Ein Wärmeerhalt über die bereits getroffenen Maßnahmen hinaus ist nicht notwendig. Verletzungen irgendwelcher Art sind bei dem Kind nicht zu erkennen.

Wegen der nach wie vor bestehenden Probleme bei der Atmung – wahrscheinlich hervorgerufen durch ein entzündliches A-Problem – stufen Sie das Kind als *kritisch* ein.

Monitoring

Das Pulsoxymeter zeigt von Beginn an einen adäquaten Wert von ca. 99 – 100 %. Die Temperatur des Kindes ist mit 37,6 °C minimal erhöht. Auf die Anlage eines EKG verzichten Sie. Zu Recht gehen Sie davon aus, dass dieser kleine Patient wohl kaum einen Infarkt oder ein anderes schweres kardiales Problem haben dürfte. Auch auf die Messung des Blutdrucks und des Blutzuckerwertes wird bei Zeichen guter Organdurchblutung und voller Vigilanz verzichtet.

Fremdanamnese

Die Eltern berichten, dass ihr Sohn schon seit ein bis zwei Tagen leichte Erkältungssymptome (Schnupfen) gezeigt habe. Fieber sei bei dem Kind, das ansonsten an keinen chronischen oder akuten Krankheiten leide (**P** = Persönliche Vorerkrankungen), nicht gemessen worden. **A**llergien seien bei ihrem Sohn nicht bekannt und es seien außer einem Nasenspray zur Behandlung des Schnupfens auch keine **M**edikamente verabreicht worden. Das Kind habe gegen Abend sein übliches Gläschen mit Fertignahrung gegessen und habe in ausreichender Menge getrunken (**L** = letzte Nahrungsaufnahme). Im Vorfeld des akuten **E**reignisses habe das Kind langsam stärker werdende Symptome gezeigt. Die Eltern, die das Gefühl hatten, ihr Sohn bekomme keine Luft mehr, hätten dann den Rettungsdienst gerufen.

Körperliche Untersuchung

Am Körper des Kindes sind keine Besonderheiten wie eine Urtikaria zu erkennen. Die Halsvenen sind nicht gestaut. Der Bauch fühlt sich warm, aber nicht heiß an.

Erweitertes Management

Alles deutet bei diesem Kind auf ein A-Problem als Folge einer Entzündung hin. Sowohl beim Pseudokrupp, wie in diesem Fall, als auch bei der deutlich gefährlicheren Epiglottitis treten die Symptome in zunehmendem Maße und nicht plötzlich auf. So lassen sich diese Formen der A-Probleme durch entzündliche Prozesse anamnestisch auch relativ sicher von einem Bolusgeschehen abgrenzen.

Bei allen Formen des durch Entzündungen ausgelösten A-Problems wird Adrenalin vernebelt, wenn keine Kontraindikationen hierfür vorliegen. Zur weiteren Behandlung und zur Reduktion der Entzündungsreaktion sollte zudem ein Glukokortikoid (z B. Rectodelt®) rektal appliziert werden. In der Notfallsituation können bei Kindern jeden Alters ohne Bedenken 100 mg des Wirkstoffs gegeben werden.

Transport – weiterer Verlauf – Therapieoptionen

Tritt ein Pseudokrupp zum ersten Mal auf, so sollten Sie das Kind in eine Kinderklinik transportieren lassen. Wie haben wir es doch bereits im Kapitel »Beurteilung und Management« festgelegt? Ein Kind, das präklinisch einmal als »kritisch« eingestuft wurde, behält diesen Status auch bis zur Weiterbehandlung in einer Klinik. Sehr wahrscheinlich ist jedenfalls, dass sich die Symptome des Kindes durch die Vernebelung des Adrenalins und die Kortisontherapie schnell bessern werden.

Ebenso verhielt es sich in dem hier beschriebenen realen Fall. Man nahm das Kind sicherheitshalber mit in die nächstgelegene Kinderklinik, wo es über Nacht beobachtet wurde.

Während der Fahrt wurde in kurzen Abständen eine ABCDE-Neubeurteilung durchgeführt. Hierbei wurden keine neu auftretenden vitalen Probleme offensichtlich. Den Eltern gab man den Rat, den Jungen bei erneutem Auftreten der Symptome gut eingepackt in die kalte Nachtluft zu bringen. Auf dem Balkon, vor der aufgedrehten Dusche oder vor dem geöffneten Gefrierschrank führt eine feuchte, kühle Luft schnell zu einer Verbesserung der Symptome.

8.3   Fall 3

Sie werden an einem warmen Sommertag zu einem Fahrradunfall gerufen, bei dem nach Aussagen der Leitstelle ein Kind gestürzt ist. Der Notfallort befindet sich ca. fünf Minuten von Ihrer Rettungswache entfernt. Es handelt sich um einen Offroad-Parcours abseits der Straße, an dem sich die Kinder nachmittags zum Biking treffen. Am Ort des Geschehens angekommen, sehen Sie einen ca. 12 Jahre alten Jungen, der in einiger Entfernung von seinem stark deformierten Fahrrad liegt. Der Junge trägt keinen Helm. Spielkameraden des verletzten Jungen stehen verunsichert herum und weisen Sie ein. Sie fragen eines der Kinder nach dem Namen und dem Alter des Jungen. Die Kinder antworten, dass sein Name Nico und er tatsächlich 12 Jahre alt sei.

Ersteindruck

Die Haut des Jungen ist blass. Er atmet langsam und tief. Auf direkte Ansprache unter Nennung seines Namens reagiert das Kind überhaupt nicht. Aus seiner Nase läuft ein wenig Blut. Sie gehen von einer kritischen Situation aus.

Primary Survey (ABCDE)

A Der Atemweg des Jungen ist frei. Sie nehmen weder pathologische Atemgeräusche wahr noch zeigen sich Fremdkörper oder Flüssigkeiten im Mund-Rachen-Raum. Sie halten den Kopf des Jungen mit den Händen in einer achsengerechten Position.

B Das schnell angelegte Pulsoxymeter zeigt einen Sättigungswert von 92 %. Sie auskultieren die beidseits gut belüfteten Lungen und stellen dabei fest, dass Nico mit einer Atemfrequenz von ca. 12 Atemzügen pro Minute atmet. Da dies für sein Alter zu wenig ist, führen Sie eine assistierte Beatmung mit Beutel-Maske sowie 100 % Sauerstoff durch und sichern seinen Kopf mit den Knien. Der Junge toleriert die Beatmung ohne Probleme.

C Der Junge weist einen kräftigen und regelmäßigen Puls an der A. radialis auf. Die Pulsfrequenz ist mit 64 Schlägen pro Minute (über das Pulsoxymeter gemessen) niedrig. Die Rekap-Zeit liegt unter einer Sekunde. Das Abdomen ist weich, Thorax, Becken und Oberschenkel sind stabil. Sie beauftragen Ihren Kollegen damit, einen intravenösen Zugang in der Ellenbeuge zu legen, was aufgrund der guten Venenverhältnisse problemlos gelingt. Daraufhin bereitet Ihr Kollege gemäß Ihren Anweisungen eine NaCl-Infusion zur langsamen Volumensubstitution vor.

D Das Kind reagiert auf keinerlei verbale Stimuli. Das Setzen eines Schmerzreizes beantwortet Nico durch Grimassieren und dezente Abwehrbewegungen (AVP**U**), der GCS-Wert liegt bei 7 (E = 1, V = 1, M = 5). Die Pupillen reagieren beidseits träge, aber isokor auf Licht.

E Sie können im Moment keine begleitenden Verletzungen ausmachen. Es droht aufgrund der hohen Temperaturen von gut 30 °C keine Hypothermie. Trotzdem veranlassen Sie, dass der Junge zugedeckt wird.

Aufgrund eines B- und D-Problems stufen Sie Nico als *kritisch* ein. Alle Werte und Beobachtungen weisen darauf hin, dass Nico infolge des Sturzes ein Schädel-Hirn-Trauma erlitten hat.

Monitoring
Das Pulsoxymeter zeigt, wie bereits erwähnt, einen Wert von anfangs 92 % an, der unter der Beutel-Masken-Beatmung mit Sauerstoff auf 99 – 100 % ansteigt. Im EKG sehen Sie einen langsamen Sinusrhythmus (HF 64) ohne weitere Auffälligkeiten. Der nicht-invasiv gemessene Blutdruck liegt initial bei 146/60. Dieser hohe Wert in Verbindung mit der langsamen Frequenz weist auf ein so genanntes Cushing-Phänomen hin. Dies untermauert Ihren Verdacht auf ein zugrunde liegendes D-Problem (SHT). Der BZ-Wert liegt bei 89 mg/dl.

Fremdanamnese
Die Spielkameraden des Jungen können keine sicheren Aussagen zu den Punkten **A**, **M** und **P** der AMPLE-Anamnese machen. Sie wissen lediglich, dass Nico seit dem mehrere Stunden zurückliegenden Mittagessen nichts gegessen und nur wenig getrunken hat (**L**). Auslösendes **E**reignis war ein Sturz auf den ungeschützten Kopf, zu dem es bei einem gewagten Sprung über eine Rampe gekommen war. Nach dem Sturz hätte Nico zunächst noch etwas gejammert, jedoch ohne sich zu rühren.

Körperliche Untersuchung
Sie untersuchen das aus der Nase gelaufene Blut mit dem so genannten Tupfer-Test. Eine Beimischung von Liquor ist hier jedoch nicht zu erkennen. Bei der vorsichtigen Palpation der Schädelkalotte verifizieren Sie nichts Auffälliges.

Während Sie den Jungen weiter untersuchen, bemerken Sie, dass er ein schnarchendes Atemgeräusch entwickelt, sobald Sie den C-Griff für die Beatmung etwas lockern. Zur Behebung dieses A-Problems haben Sie diverse Optionen, beispielsweise den Einsatz von pharyngealen Tuben (Guedel- bzw. Wendl-Tubus), die Intubation oder das alternative Atemwegsmanagement. Machen Sie sich während der im Folgenden beschriebenen Neubeurteilung gemäß ABCDE Gedanken, welche Option die richtige Wahl darstellt.

A Schnarchendes Atemgeräusch als Zeichen einer teilweisen Atemwegsverlegung. Ansonsten keine Veränderungen zum vorherigen Status.

B Spontane Atemfrequenz nun bei 10/min. Sättigung unter Beutel-Masken-Beatmung nach wie vor 100 %. Keine Veränderungen zum vorherigen Status.

C Keine Veränderungen zum vorherigen Status. Eine NaCl-Infusion läuft mit mäßiger Tropfgeschwindigkeit.

D Nur noch leichtes Grimassieren auf Schmerzreiz erkennbar (AVPU). GCS liegt nun bei 6 – 7. Bei der erneuten Kontrolle der Pupillenlichtreaktion zeigt sich eine Anisokorie mit linksseitig dilatierter Pupille.

E Keine Veränderungen zum vorherigen Status.

Erweitertes Management – Transport – Therapieoptionen

Zwei Punkte müssen beim Vorliegen eines isolierten D-Problems infolg von Traumata (z. B. SHT, schweres Wirbelsäulentrauma) sichergestellt sein:

- ▶ eine optimierte Oxygenierung des Blutes zur ausreichenden Sauerstoffversorgung des Gehirns und
- ▶ ein ausreichend hoher mittlerer arterieller Druck zur Sicherstellung einer adäquaten Gehirnperfusion.

Weiteren medikamentösen Therapieoptionen fehlt zurzeit noch die Evidenz.

Den sichersten Weg zum Schutz des oberen Atemwegs im beschriebenen fiktiven Fall stellt sicher die Intubation oder der Einsatz des alternativen Atemwegsmanagements (z. B. Larynxtubus) dar. Ob diese auch tatsächlich im präklinischen Bereich zum Einsatz kommen sollen, ist von verschiedenen Faktoren abhängig:

- ▶ der Sicherheit im Umgang mit der Maßnahme bei einem 12-jährigen Jungen
- ▶ dem Gefahrenpotenzial einer Regurgitation bzw. Aspiration ohne weitere Atemwegssicherung
- ▶ dem Vorliegen und Umfang etwaiger Begleitverletzungen, die einen schnellen Transport notwendig machen (z. B. C-Problem infolge stumpfer Bauchverletzung)
- ▶ der Effizienz der bis dahin durchgeführten Beutel-Masken-Beatmung
- ▶ der Entfernung und Transportoptionen zur nächsten (Kinder-)Klinik.

Schließlich muss man sich vergegenwärtigen, dass der beschriebene Patient nur durch die vorherige Einleitung einer ausreichend tiefen Narkose von einer Intubation profitieren würde. Unterbleibt diese, so ist die Gefahr einer zusätzlichen Hirndrucksteigerung immens. Halten Sie sich während der Klärung der Frage, welche Form der Atemwegssicherung bei diesem speziellen Patienten angezeigt ist, immer eine wichtige Erkenntnis vor Augen:

> **Ein Patient überlebt nicht aufgrund der Intubation per se, sondern wegen des Sauerstoffs, der in die Lunge gelangt.**

Entschließen Sie sich nach zeitnaher Abwägung der Vor- und Nachteile für eine pharmakologisch unterstützte so genannte *Rapid Sequence Intubation* (RSI), so könnten folgende Pharmaka zum Einsatz kommen.

Thiopental als Einleitungshypnotikum für die RSI senkt zusätzlich den Hirndruck (5 – 8 mg/kg KG). Fentanyl ist immer noch das am meisten genutzte Opiat zur Analgesie im Notfall (1 – 3 µg/kg KG) und sollte zur Vermeidung eines Hirndruckanstigs durch Pressen und Husten auf jeden Fall eingesetzt werden. Ist der Patient hypoton, so ist auch die Gabe von Ketamin in Erwägung zu ziehen, da hierdurch ein weiterer Blutdruckabfall reduziert wird. Die Frage der Muskelrelaxierung bleibt weiter umstritten. Gerade Kinder können in tiefer Narkose auch ohne Muskelrelaxanzien intubiert werden. Allerdings kann ein Einsatz die Intubation vereinfachen.

Zur Aufrechterhaltung der Narkose ist eine Kombination aus Fentanyl und Midazolam denkbar. Beim kreislaufinstabilen Patienten mit Schädel-Hirn-Trauma oder beim Status asthmaticus können Ketamin und Midazolam zum Einsatz kommen.

Im Falle einer größeren Entfernung zur nächsten Kinderklinik mit neurochirurgischer Interventionsmöglichkeit ist zweifelsohne ein Hubschraubertransport angezeigt. Diese Erkenntnis hat natürlich wiederum Auswirkungen auf die Entscheidungsfindung hinsichtlich der Form der Atemwegssicherung. Ist das Team in der Durchführung der Maßnahme routiniert, kann diese ohne Zeitverlust erfolgen, während man auf den Hubschrauber wartet.

8.4 Fall 4

Sie werden an einem heißen Nachmittag im Juni zu einem Badeunfall alarmiert. Die Leitstelle teilt Ihnen mit, dass nach Aussage der anrufenden Mutter ihre fünfjährige Tochter in den elterlichen Pool gefallen sei. Das Mädchen sei für »mehrere Augenblicke« untergetaucht gewesen. Der Notfallort befindet sich in einer vornehmen Wohngegend in einer Nachbargemeinde, ca. sieben Minuten von Ihrem Stützpunkt entfernt. An der beschriebenen Adresse kommen Ihnen mehrere Personen entgegen, die Sie mit mäßiger Aufregung zum Ort des Geschehens führen und Ihnen beim Tragen des Equipments helfen. Eine der Personen äußert, dass das Kind inzwischen wieder bei Bewusstsein sei. Diese Aussage führt dazu, dass Sie sich deutlich entspannter fühlen.

Als Sie den Pool erreichen, erblicken Sie das Kind in den Armen des Vaters. Es jammert, schlottert mit dem Unterkiefer und wirkt verängstigt. Man erklärt Ihnen, dass das Kind ins Wasser gefallen und einige Augenblicke (die Angaben reichen von »wenigen Augenblicken« bis zu »einer halben Minute«) untergetaucht sei. Der Vater – ein Zahnarzt – habe das Kind dann aus dem Wasser gezogen und eine Atemspende durchgeführt, weil seine Tochter nicht mehr geatmet habe. Danach habe das Kind einmal erbrochen.

Ersteindruck

Das Kind fixiert Sie argwöhnisch mit den Augen, die jeder Ihrer Bewegungen folgen. Die Atmung wirkt nicht angestrengt, jedoch muss das Kind in unregelmäßigen Abständen husten. Es reagiert auf Nennung seines Namens und zeigt keine Auffälligkeiten hinsichtlich der motorischen Funktionen. Aufgrund des beschriebenen Unfallhergangs gehen Sie zunächst von einer kritischen Situation aus.

Primary Survey (ABCDE)

A Das Kind jammert und spricht leise. Sie nehmen kein pathologisches Atemgeräusch wahr. Eine Intervention zur Wiederherstellung oder Sicherung eines freien Atemwegs erscheint Ihnen zurzeit nicht notwendig.

B Das Kind atmet mit einer Frequenz von ca. 20 Atemzügen pro Minute. Bei der Auskultation, gegen die sich das Kind zunächst zu wehren versucht, verifizieren Sie auf beiden Lungenflügeln ein reguläres Atemgeräusch. Jedoch muss das Kind nach wie vor in unregelmäßigen Abständen husten. Die Sauerstoffsättigung beträgt von Beginn an 99 %. Da das Kind auch das Anlegen einer Sauerstoffmaske vehement ablehnt, verzichten Sie auf die Durchführung der Maßnahme.

C Am Handgelenk des Kindes tasten Sie einen regelmäßigen und kräftigen Puls mit einer Frequenz von etwa 100 Schlägen pro Minute. Die Frequenz wird durch das Pulsoxymeter bestätigt. Die Rekap-Zeit lässt sich an den Handballen des Mädchens nicht sicher bestimmen, da die Extremitäten recht kalt sind. An der Stirn zeigt sich eine Rekap-Zeit von unter einer Sekunde. Das Abdomen ist weich, Thorax, Becken und Oberschenkel sind stabil. In der Kinematik waren jedoch auch keine Anzeichen auf eine physikalische Schädigung dieser Bereiche zu erkennen. Sie führen zunächst keine Maßnahme zur Stützung der Zirkulation durch.

D Das Kind zeigt bei Ihrem Eintreffen eine uneingeschränkte Vigilanz (**A**VPU). Der GCS-Wert liegt bei 15. Eine Pupillenlichtreaktion können Sie aufgrund mangelnder Kooperation des Kindes nicht testen.

E Das Kind schlottert nach wie vor, obwohl es von seinen Eltern gut mit trockenen Handtüchern eingewickelt wurde. Verletzungen lassen sich nicht erkennen. Sie legen ein paar warme Infusionsflaschen unter die Decke. Danach breiten Sie eine Rettungsdecke über das eingewickelte Kind.

Da Sie im Rahmen des Primary Survey keine Anzeichen für eine akute Gefährdung der Vitalfunktionen erkennen können, stufen Sie das fünfjährige Mädchen nun als nicht kritisch ein.

Monitoring

Das S_pO_2-Messgerät zeigt kontinuierlich einen Wert von 99–100 %. Die Pulsfrequenz von anfangs 100 Schlägen pro Minute sinkt langsam auf einen Wert von 85 ab. Die im Ohr gemessene Temperatur beträgt 36,4 °C. Der Blutzuckerwert liegt bei 93 mg/dl. Nach einer Weile wird das Kind etwas ruhiger und toleriert eine manuelle Blutdruckmessung. Der Wert liegt bei 104/65. Im EKG ist ein Sinusrhythmus ohne Auffälligkeiten zu erkennen.

Fremdanamnese

Bei dem Kind sind nach Angaben der Mutter, die ihre Tochter in das Innere des Rettungswagens begleitet, keine **A**llergien bekannt. Weiterhin nimmt das Kind keine **M**edikamente ein und leidet an keinerlei akuten oder chronischen Erkrankungen (**P** = Persönliche
Vorerkrankungen). Als **L**etzte Nahrungsaufnahme nennt die Mutter das drei Stunden zurückliegende Mittagessen. Getrunken hat ihre Tochter danach ein wenig. Das auslösende
Ereignis für das Beinahe-Ertrinken war nach Aussage der Mutter ein Stolpern des Mädchens über eines der Spielzeuge, die verstreut um den Pool herumlagen.

Körperliche Untersuchung

Es zeigen sich keine Besonderheiten.

Erweitertes Management

Im Rettungswagen führen Sie den Wärmeerhalt weiter. Eine Neubeurteilung der Vitalfunktionen gemäß ABCDE zeigt keine Veränderungen.

Transport – Therapieoptionen – weiterer Verlauf

Das Kind wird ohne die Inanspruchnahme von Sonderrechten in die nächste Kinderklinik
gefahren, die 35 km entfernt ist. Während der Fahrt wird das Kind schläfrig. Dabei handelt
es sich um eine Reaktion, die häufig im Nachgang von Stresssituationen bei Kindern zu
beobachten ist. Eine Gefährdung der Vitalfunktionen lässt sich bei unverändert stabilen
Parametern aufgrund der zunehmenden Schläfrigkeit nicht ableiten.

8.5 Fall 5

*An einem warmen Sommerabend kommt ein völlig aufgeregter Mann von Mitte dreißig in
die Notaufnahme des Krankenhauses. Er trägt einen ca. 1½ -jährigen Jungen auf dem Arm,
der mit einem leichten zweiteiligen Babyanzug bekleidet ist. Das Kind ist nahezu reglos und
auffallend blass. Äußere Verletzungen sind nicht zu erkennen. Der Vater berichtet Ihnen, der
Junge sei aus ca. einem Meter Höhe vom Wickeltisch in die Badewanne auf den Kopf gefallen, als er ihm eine neue Windel anziehen wollte. Danach sei er apathisch geworden. Da er in
unmittelbarer Nähe zur Klinik wohne, sei er mit dem Jungen in die Notaufnahme gelaufen.*

Ersteindruck

Sie legen das Kind auf eine Behandlungsliege. Der Muskeltonus ist deutlich herabgesetzt
und der Junge reagiert in keiner Art und Weise auf Ansprache. Auch das Setzen eines
Schmerzreizes führt nur zu einem leichten Grimassieren (AV**P**U). Die Atmung ist flach und
auffallend schnell. Sie gehen von einer kritischen Situation aus und alarmieren sogleich
das Schockraum-Team. An der Stirn des Kindes sehen Sie eine leichte Beule.

Primary Survey (ABCDE)

A Sie nehmen ein leicht schnarchendes Atemgeräusch bei dem Jungen in Rückenlage
wahr. Sie heben die Kinnspitze an, worauf umgehend eine Besserung eintritt. Eine kurze

239

Inspektion des Mundraumes mit einer kleinen Stablampe zeigt keine Fremdkörper, Blut oder sonstigen Flüssigkeiten.

B Die Atemfrequenz ist extrem hoch. Sie schätzen sie auf ca. 50 Atemzüge pro Minute. Sie sehen die Gefahr einer »Totraumventilation« und entschließen sich zur Durchführung einer assistierten Beatmung. Hierbei beantworten Sie etwa jeden zweiten bis dritten Atemzug des Kindes mit einer Beutel-Masken-Beatmung unter Verwendung eines Reservoirs und unter Gabe von 100% Sauerstoff. Die sogleich angelegte Sauerstoffsättigung zeigt keinen Wert an. Die Auskultation der Lungen gestaltet sich aufgrund der äußerst flachen Spontanatmung schwierig. Bei der assistierten Beatmung können Sie beidseits reguläre Beatmungsgeräusche verifizieren. Die Lippen des Kindes sind ebenso wie das Gesicht extrem blass und »blutleer«.

C Sie können keinen Puls an der A. brachialis oder an der A. carotis tasten. Die Rekap-Zeit, die Sie an der Stirn bestimmen, ist maximal verzögert (> 4 sec). Sie auskultieren daraufhin das Herz des Kindes und können einen sehr schnellen Herzschlag mit einer Frequenz deutlich über 120/min erkennen. Das Abdomen des Kindes, das Sie durch das Oberteil des Anzugs und den darunterliegenden Strampler palpieren, ist hart und angespannt. Während dieser manuellen Untersuchung grimassiert das Kind erneut und jammert leicht. Thorax, Becken und Oberschenkel erscheinen Ihnen stabil.

Aufgrund des massiven C-Problems mit Verdacht auf Vorliegen einer intraabdominellen Blutung streben Sie umgehend eine Infusionstherapie an. Da auf den ersten Blick keine peripheren Venen zu erkennen sind, entschließen Sie sich für den sofortigen Einsatz einer intraossären Punktion mittels EZ-IO®. Der Zugang lässt sich binnen einer Minute problemlos legen und Sie applizieren unter Druck einen ersten Flüssigkeitsbolus von 240 ml vorgewärmter NaCl-Lösung 0,9 %. Zuvor haben Sie Laborblut inklusive Kreuzblut zur Bestimmung der Blutgruppe abgenommen.

D Die Vigilanz des Jungen verbessert sich infolge der ersten Flüssigkeitsgabe nicht (AV**P**U). Die mittelweiten Pupillen reagieren träge, aber seitengleich auf Licht.

E Zum Erhalt der Körperwärme decken Sie das Kind zusätzlich mit einer Decke zu. Hierunter legen Sie weitere warme Infusionsflaschen. Ein erneuter Blick über den Körper des Kindes offenbart außer der Beule an der Stirn keine weiteren sichtbaren Verletzungen.

Monitoring
Das Pulsoxymeter zeigt nach wie vor keinen Wert an. Im EKG erkennen Sie einen schnellen Sinusrhythmus von 145 Schlägen pro Minute. Ein Blutdruck kann weder manuell noch durch NIBP (nicht-invasive Blutdruckmessung) bestimmt werden. Eine Sonografie des Abdomens durch einen hierin erfahrenen Pädiater wird vorbereitet, steht aber zurzeit noch nicht zur Verfügung.

Fremdanamnese

Bei dem Jungen sind nach Angaben des Vaters keine **A**llergien bekannt. Weiterhin nimmt das Kind keine **M**edikamente ein und leidet an keinerlei akuten oder chronischen Erkrankungen (**P** = Persönliche Vorerkrankungen). Als **L**etzte Nahrungsaufnahme nennt der Vater das Trinken eines Nachtfläschchens vor ca. 1½ Stunden. Das auslösende **E**reignis für das Geschehen war nach Angaben des Vaters der Sturz des Kindes vom Wickelbrett in die darunterliegende Badewanne.

Körperliche Untersuchung

Die Schädelkalotte ist fest, die Fontanelle bereits geschlossen. Es tritt kein Blut aus Ohr oder Nase aus. Sie legen das Abdomen des Kindes frei und erkennen ein deutliches Hämatom im linken Bauchbereich. Auf der Suche nach weiteren, versteckten Verletzungen finden Sie ältere Verletzungszeichen, die auf Misshandlungen hinweisen.

Erweitertes Management

Sie führen die Volumentherapie weiter durch, worauf Sie bei dem Kind einen leichten Vigilanzanstieg beobachten können. Der hinzugerufene Allgemeinchirurg diagnostiziert in der Sonografie des Abdomens freie Flüssigkeit im Bereich der Milz und stellt in Absprache mit den Kollegen der Anästhesie sofort die Indikation zur Laparotomie des kleinen Patienten. Sie veranlassen die Ausgabe von 0-negativen Erythrozytenkonzentraten aus der Blutbank und klären den Vater des Kindes kurz über die weiteren Maßnahmen auf. Das Kind wird umgehend in den OP verbracht. Dort erhält es nach Narkoseeinleitung noch einen großlumigen Zugang, um Blut und Blutprodukte oder andere Flüssigkeiten schnell applizieren zu können. Im Anschluss wird das Kind so schnell wie möglich laparotomiert.

Dieses Beispiel – wie sich im weiteren Verlauf herausstellte, handelte es sich um einen Fall schwerer Kindesmisshandlung durch den Vater – unterstreicht die Einsetzbarkeit des ABCDE auch innerhalb der Klinik. Sie können das ABCDE-Schema als roten Faden für jede Art von Notfallsituation verwenden – völlig unabhängig davon, ob es einen traumatologischen oder internistischen Grund für die akute Situation gibt.

Autoren

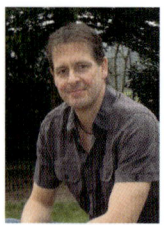

Ulrich Atzbach
Rettungsassistent
PHTLS- und AMLS-Instruktor
Nationaler Koordinator PHTLS-Deutschland
An der Marbach 31
64720 Michelstadt
atzbach@t-online.de

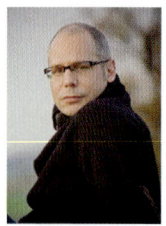

Dr. med. Alin Schaumberg
Facharzt für Anästhesiologie, Notfallmedizin
Funktionsoberarzt, Leiter des Gießener Simulationszentrums
für Anästhesiologie und Notfallmedizin – GISIM
Leiter der Arbeitsgruppe Leitliniengerechte Ausstattung von
Rettungsmitteln der AG Notfallmedizin der DGAI
Universitätsklinikum Gießen und Marburg GmbH – Standort Gießen
Klinik für Anästhesiologie und Operative Intensivmedizin
Bereich studentische und notfallmedizinische Lehre
Rudolf-Buchheim-Str. 7
35392 Gießen
alin.schaumberg@chiru.med.uni-giessen.de

Abbildungsnachweis

Alle hier nicht aufgeführten Abbildungen stammen aus dem Lehrbuch für präklinische Notfallmedizin oder wurden von Ulrich Atzbach und Dr. Alin Schaumberg zur Verfügung gestellt.

Detlef Dahlstrom
Edewecht
Kap. 3.4 Abb. 3

Frank Flake
MHD Oldenburg
Kap. 2 Abb. 10; Kap. 3.2 Abb. 16

Dr. med. Peer G. Knacke
Eutin
Kap. 3.1 Abb. 33; Kap. 3.4 Abb. 2;
Kap. 6.3 Abb. 7

Dr. med. Christian Poets
Universitätsklinik für Kinder- und Jugendmedizin Tübingen
Kap. 3.1 Abb. 4

Prof. Dr. med. Klaus Püschel
Institut für Rechtsmedizin Hamburg
Kap. 6.2 Abb. 2 - 5

Prof. Dr. med. Holger Rupprecht
Klinikum Fürth
Kap. 3.5 Abb. 4, 11

Fotoagentur Gerrit Schneider
Hannover
Kap. 3.3 Abb. 14; Kap. 6.4 Abb. 9

Thomas Semmel
Ausbildungskoordinator
Rettungsdienst beim Landkreis Fulda
Kap. 2.4 Abb. 27

LMD Dr. med. Uwe Straubel
Ltd. Polizeiarzt Erfurt
Kap. 2 Abb. 4

PD Dr. med. Felix Walcher,
Universitätsklinikum Frankfurt/Main
Kap. 3.3 Abb. 3

Mathias Wosczyna
Rheinbreitbach
Kap. 3.5 Abb. 11

Danksagung

Wir möchten uns herzlich bei folgenden Personen bedanken, die uns bei der Erstellung des Buches unterstützt haben:

Stephan Dönitz, Bernhard Gliwitzky, Thorsten Hauer, Martin Sassen, Timo Schädler, Susanne Schaumberg, Thomas Semmel und Ralf Tries. Sie gaben uns wichtigen Input aus ihren Fachgebieten und halfen bei der Durchsicht der einzelnen Kapitel.

Des Weiteren bedanken wir uns bei Jan, Ben, Tom und Karen Müller, Julian und Sandra Riff, Bastian und Martina Töws, Luca, Levi und Magdalena Schneider, Darleen, Yannik und Astrid Atzbach, Marius Heim, Marek Hasenkopf, Markus »Wuchdi« Hofmann und Steffi Schneider für die Mitarbeit bei den ausgedehnten Foto-Sessions. Bei 38 °C im Schatten war dies alles andere als ein Kinderspiel.

Weitere Fotos entstanden unter Mithilfe von Andreas Schwarze, Ralf Schnelle und Alexander Piecha.

Jürgen Baier und die Firma MEDIDA unterstützten uns mit notfallmedizinischem Equipment bei der Erstellung der Bilder.

Register

C

D

Primary Survey 12
Primitivreflexe 121
Projektion 31
Propanol 196
Pseudokrupp 45, 233
psychische Faktoren 45
Pulsdifferenz 193
Pulskontrolle 15
Pulsoxymetrie 28
Pupillenlichtreaktion 23, 119
Purpura 121
P-Wellen 93

Quincke-Ödem 45

Rapid Sequence Induction 66
Rapid Sequence Intubation 237
Rashkind-Manöver 195
Rauchgasinhalation 181
Reanimation 151
Rechts-Links-Shunt 190
Rechts-Links-Shunt, intrapulmonaler 14
Recovery-Position 51, 54
Rectodelt® 69, 87, 233
Re-entry-Mechanismen 93
Reevaluation 26
Regulationsmechanismen 28
Regurgitation 58
Rekapillarisierungszeit 23, 95
Rendell-Baker-Maske 57
Renin-Angiotensin-Aldosteron-System 91
Reproterol 84
Rescue Breaths 152, 220
Respiration 13
Rettungsbeatmungen 152
Rezeptoren 209
Rezeptoren, adrenerge 209
Rhinitis 45
Rhythmusstörungen 93
Ringknorpel 52

Riva Rocci 120
ROSC 160
Rötungen 181
Routine 10
Rückenmark 115
Rückenschläge 53, 214
Rußablagerungen 183

SABA 186
sab simplex® 200
Salbutamol 37, 84, 86, 111, 186
Salicylate 196
Sam® Splint-Schiene 212
Sauerstoff 207
Sauerstoffbedarf 13, 43, 73, 204
Sauerstoffkonzentration 80
Sauerstoffmaske 79
Sauerstoffpartialdruck 14
Sauerstoff-Vernebler-Maske 209
Saug-Kind 15
Säugling 163
Säure-Basen-Verschiebungen 117
Säuren 46
Schädel-Hirn-Trauma 235, 237
Schalenblut 139
Schaufeltrage 177, 224
Schau-Kind 15
Schaumbildner 74, 197
Schienbeinhöcker 40
Schläfenkopfschmerz 182
Schleimhautbeschaffenheit 100
Schleimhautschwellung 209
Schlüsselinterventionen 227
Schmerz 129
Schmerzbehandlung 142
Schnappatmung 153
Schnittstelle 22
Schnüffelposition 58, 212
Schock 91, 94
Schock, dekompensierter 94
Schock, distributiver 92
Schock, kardiogener 93
Schock, kompensierter 94